U0033571

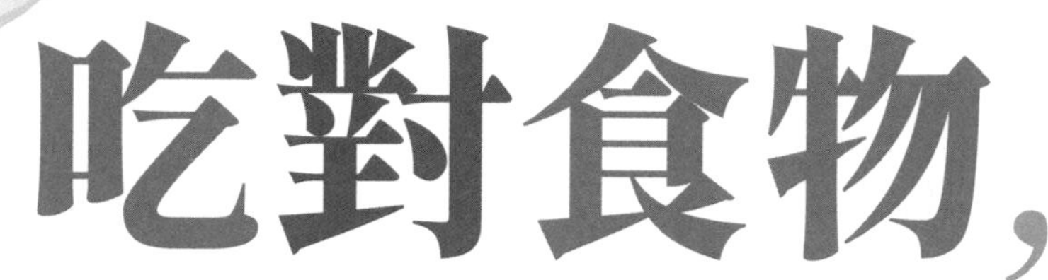

全面揭開長命百歲的飲食智慧

吃出健康

李寧・編著

序

在經濟發展的過程中，國人的健康水準明顯提高，精神面貌煥然一新。然而，社會發展和經濟進步在帶給人們豐富物質享受的同時，也在改變著人們的飲食起居和生活習慣。不良生活方式引發的疾病已經成為影響國人健康素質的大敵。健康是福，但是有相當多的人難以享受到健康帶來的幸福與和諧。這些人群中有很大一部分緣於健康知識的匱乏，由於不懂得健康知識，亞健康的人因生活方式的放縱轉變成疾病患者；由於不懂得健康知識，原本可以治癒的疾病因延誤造成殘疾或死亡甚至因病返貧。由此可見，沒有健康知識的普及就沒有真正健康的國人。全民健康生活方式倡議書中指出：「追求健康，學習健康，管理健康，把健康投資作為最大回報。」而實現這一舉措的前提和基礎就是健康知識的普及。

長期以來，我們的健康教育存在著缺少用國人容易理解和接受的通俗語言，去闡述健康知識的問題。另一方面，健康領域的個別企業為了商業利益利用健康教育以各種方式向消費者宣傳，以其產品為核心的帶有片面性的健康理念，影響健康教育的效果，這樣就形成了一種現象，那就是國人渴求健康卻得不到正確有效的健康教育。同時也造成了一種需求，那就是全社會呼喚健康科普教育，而這套《會吃才健康》及時地滿足了社會的健康需求。

《會吃才健康》是中國保健協會組織眾多健康科普專家精心編撰而成。內容涵蓋了人們日常生活方式的各個方面。這套叢書最大的特點就是站在科學的角度，以通俗易懂的語言向國人闡述人體的健康機理和應該遵循有利於健康的生活方式。致力於向民眾宣傳正確的健康理念，提高他們的健康意識，指導他們進行科學的健康管理和健康投資，進而提升整個中華民族的健康形象。作為健康產業的從業人員，也可以從中汲取適應消費者需求的健康知識，生產和銷售具有市場前景的健康產品，滿足國人對健康的需求。

中國保健協會作為保健行業的社團組織，以編寫《會吃才健康》為契機，開展形式多樣的科普教育活動，目的是為了樹立保健行業積極健康的社會形象，弘揚行業的社會職責，引領行業企業誠信經營，健康發展。真誠地希望這套叢書能夠喚起民眾尊重科學、關注健康的意識，以積極健康的生活方式，實現自己的健康需求，塑造健康、向上的國民形象。

中國保健協會理事長

張鳳樓

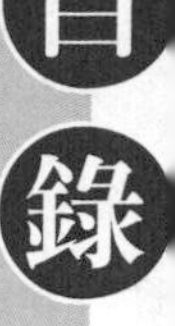

第一章 食物是最好的醫藥

適當的食物可以治病，而且沒有副作用。被西方譽為「現代醫學之父」的希波克拉底在西元前四〇〇年曾指出：「人類應該以食物為藥，飲食是人類首選的醫療方式。」

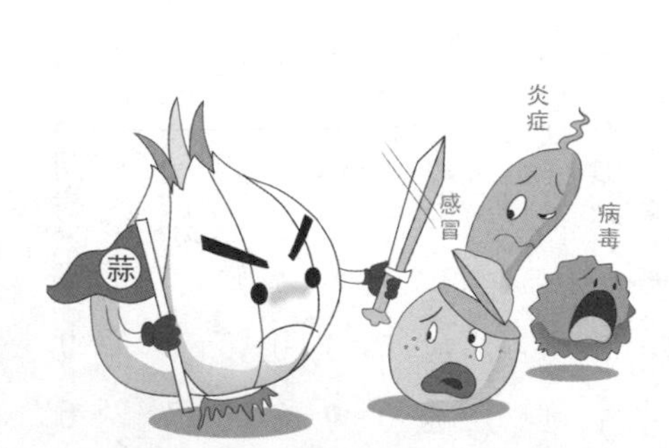

第二章 健康是吃出來的

人的一生以七〇歲的壽命計算，包括飲水在內，大約要攝入約六〇噸的食物。如此龐大的膳食庫足以改變人的健康走向。

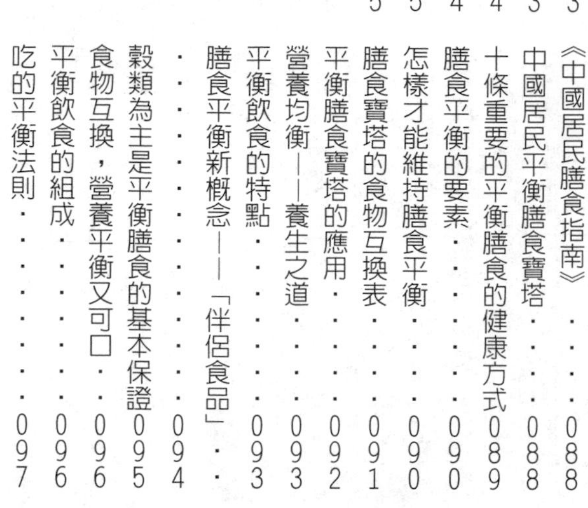

第三章 平衡膳食是養生之道

我們吃東西不僅是為了填飽肚子，更是為了獲得維持健康所需要的各種營養素，膳食搭配是否合理，營養是否平衡很重要。

第四章 科學飲食，遠離肥胖

肥胖不是天生的，是吃出來的。怎樣遠離肥胖，又不讓自己餓肚子？正確的方法是要合理膳食，講究飲食的科學，讓自己健康而又美麗地變瘦。

第五章 男人吃出強壯來

現代社會快節奏的生活狀態不斷透支著男人的精力，怎麼吃才能使男人精力充沛，強壯健康呢？

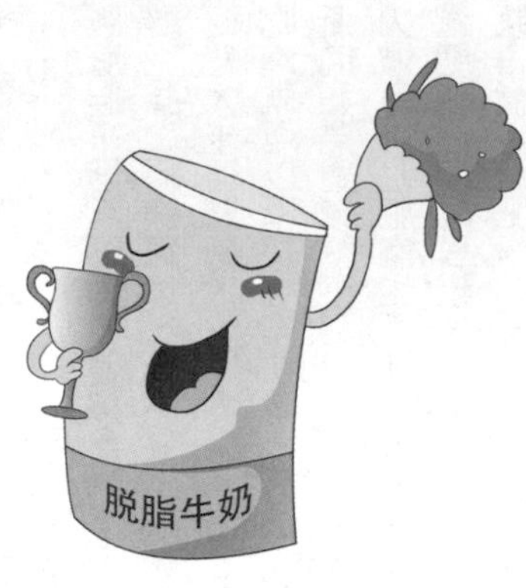

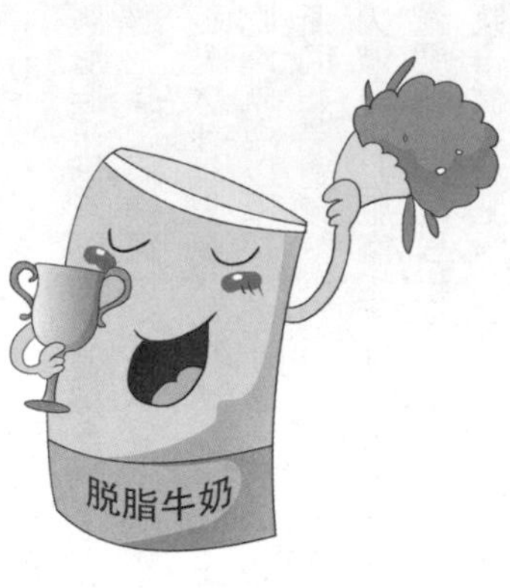

第六章 女人吃出美麗來

生活中太多的壓力侵蝕著女性的容顏，影響著女性的魅力，怎麼吃才能使女人美麗依舊，青春永駐呢？

第七章 老人吃出長壽來

老齡化的社會逐漸向我們走來，老年人更加注重保健養生，怎麼吃才能使老人更加長壽，更加健康？

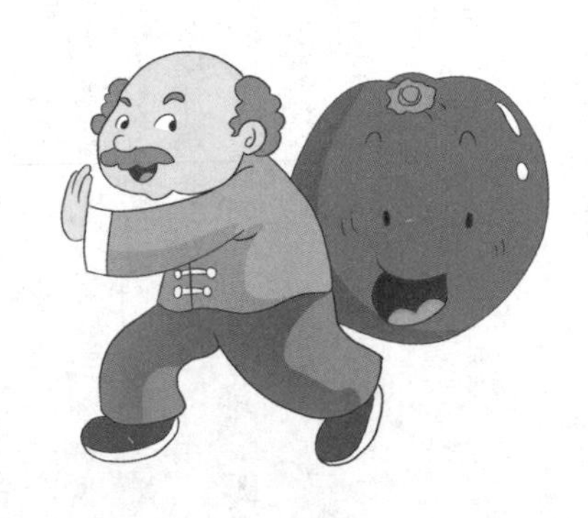

第八章 孩子吃出聰明來

在競爭激烈的社會裏，孩子的成長發育牽動著每個父母的心，孩子的聰慧甚至影響著他們一生，怎麼吃才能使孩子更加聰明伶俐？

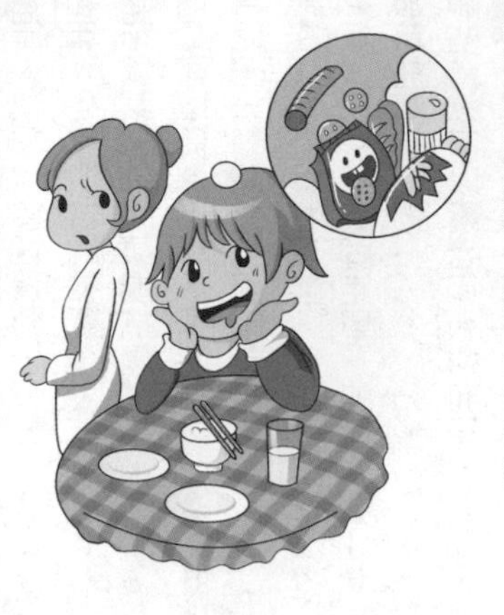

第九章 大自然的恩賜——家常食材保健康

「冬吃蘿蔔夏吃薑，不用醫生開藥方」，那些最家常的食材，卻對我們的身體健康有著至關重要的作用，常吃這些食材，為我們的健康加分，不辜負大自然的恩賜。

雜糧類

第十章 神奇的中藥

自神農嚐百草至今，中藥的神奇功效讓人們驚歎，用最簡單的方法也能收到神奇的效果。

第十一章 影響一生的飲食細節

細節決定成敗，健康的身體源自對平日細節的注意，我們不能忽略那些影響一生的飲食細節。

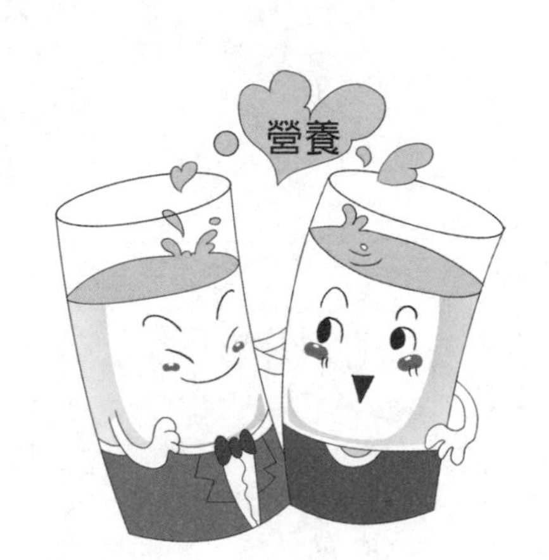
營養

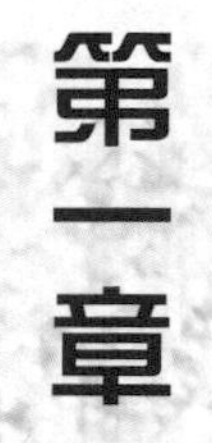

食物是最好的醫藥

適當的食物可以治病，而且沒有副作用。

被西方譽為「現代醫學之父」的希波克拉底在西元前四〇〇年曾指出：「人類應該以食物為藥，飲食是人類首選的醫療方式。」

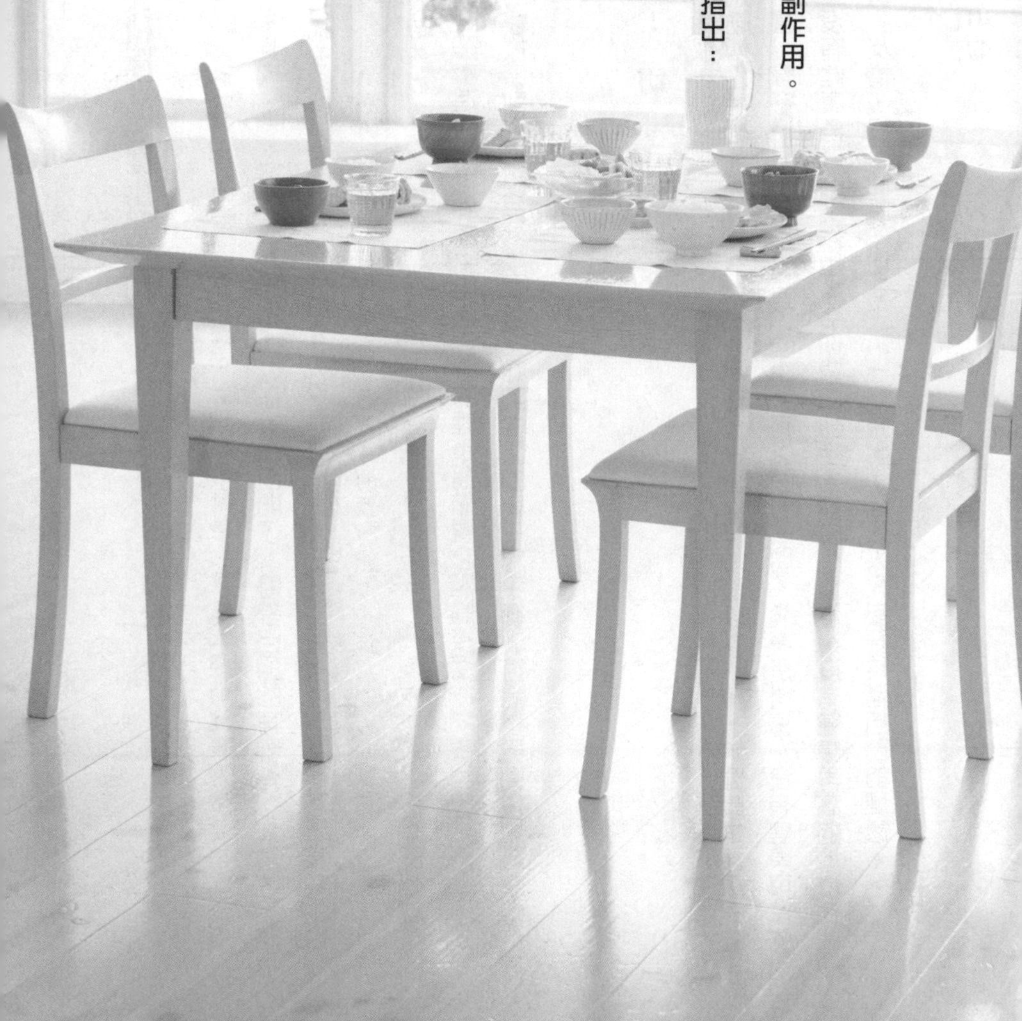

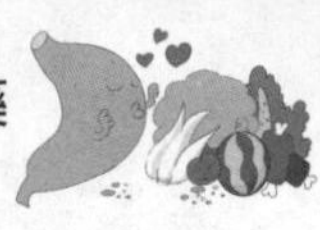

世界衛生組織（WHO）積極宣導健康醫學觀

一九九六年，世界衛生組織（WHO）莊嚴宣佈：「二十一世紀的醫學應該以人類的健康為主要研究方向，而不能繼續以疾病為主要的研究領域。」二十世紀九〇年代，在美國召開了《醫學目的的再審查》會議，結論指出：「世界性醫療危機是由近代醫學模式造成技術統治醫學的長期結果。」現代醫學的醫學模式應當向生態醫學、健康醫學、穩態醫學（把對症治療的診治觀上升到提高人體自身的預防能力、抗病能力和調節能力上，以恢復自身的穩態為擁有真正健康的基礎。穩態的保持是健康，穩態的偏離是百病，穩態的打破是死亡。）方向轉化。而在幾千年前中醫學提出的基本理論與世界衛生組織宣導的健康醫學觀念極為接近。

中醫貫徹「以人為本」的醫療原則，崇尚自然生態觀，強調機體的統一和平衡，符合世界衛生組織宣導的健康醫學觀。

沒有健康，等於失去了一切

原世界衛生組織總幹事馬勒博士說過：「健康並不代表一切，但沒有健康就沒有一切。」健康是最重要的，可以這樣比喻：健康是一，財富、聲譽、家庭是〇，有了健康才有後面的一切。健康是財富，沒有健康再多的財富也屬於別人；健康是工作，沒有健康再好的工作也會令你望而卻步；健康是地位，沒有健康再高的地位也將被別人取代；健康是親情、愛情、友情，沒有健康一切盡失，一切歸零。所以人人都要珍惜自己的健康。

把搶救費用於疾病的預防

人在晚年（六〇歲以後），花費的醫療費用約占一生所花費醫療費用的四〇％，其中有相當一部分醫療費是在人生的最後一段時間花費的，也就是搶救費用。大家想一想，如果把如此巨額的搶救費用改為用於預防，就能夠有效地防止疾病的發生，提高我們的生存品質，延長我們的壽命。

世界衛生組織的一項研究報告指出：人類三分之一的疾病通過預防保健是可以避免的，三分之一的疾病通過早期的發現是可以得到有效控制的，三分之一的疾病通過資訊的有效溝通能夠提高治療效果，成本最低。

營養不良與營養過剩並存

由於中國經濟、文化發展的不平衡，造成營養不良與營養過剩並存。目前中國營養不良的人口是全世界最多的幾個國家之一，每年因此所帶來的損失約三〇〇〇億～五〇〇〇億元。另外，中國有一．六億成年人患高血壓，一．六億成年人血脂異常，另有二〇〇〇多萬人罹患糖尿病。在大城市中，每一〇〇個成年人中就有三〇個人超重、一二．三個人過於肥胖。高血壓、糖尿病等慢性非傳染性疾病住院所花費的醫療費用為八二七．三億元人民幣，而與膳食營養相關的慢性病已占死亡原因的七〇％。

因此，應根據中國的國情，在廣大的農村地區，改善兒童生長發育水準和營養狀況，加大營養改善的力度，提高膳食中優質蛋白質的比例，加強衛生保健服務；在經濟較發達的地區引導國人的膳食結構向「吃好求健康」的方向發展刻不容緩。

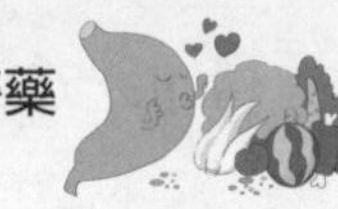

飲食是人類首選的醫療方式

被西方譽為「現代醫學之父」的希波克拉底在西元前四〇〇年曾指出：「人類應該以食物為藥，飲食是人類首選的醫療方式。」國際營養學界近年對膳食指南的認識也發生了方向性的轉變：從過去以營養素為基礎，轉向以食物為基礎。因為研究發現食物中存在許多所謂「非必需營養素」——即大量的香菇多糖、低聚糖、黃酮類化合物、番茄紅素、穀維素、葉綠素、茶多酚和二十八烷醇等具有生物活性的物質，同樣也在為人類的健康發揮著重要的作用。它們可以預防心血管疾病、糖尿病、腫瘤等疾病，提高免疫力，延緩衰老，在膳食中的地位十分重要，而這些生物活性物質大多存在於蔬菜和水果等植物性食物中。中國的中醫方劑中收載的天然藥物和漢方中也常見家常穀物、蔬菜、水果、香辛料等。

美國政府和醫學界正是認識到中醫食療的巨大科學價值——可以以極低的代價，有效地預防和治療疾病，大大降低醫療費用，一九九四年十月二五日美國允許中草藥等植物進入美國市場。

健康投資，一生受益

現任中國醫學科學院院長助理、中國協和醫科大學校長助理黃建始教授，通過他在美國主流社會十幾年的生活觀察，他發現在美國，無論是小孩，還是老人，無論是學校企業，還是政府軍隊，從上到下，不分男女，沒有貴賤，都非常重視健康投資，健康投資可以說是美國人從總體上比國人健康長壽的秘密武器。

但對國人來說，真正能讓他們受益的是宣導他們採取健康的生活方式，重視營養知識！這是一種進行健康投資的指導，能真正讓國人在亞健康和疾病的狀態下及時尋求有效的幫助。比如向他們宣導吃得過飽、營養過剩、運動量不足，是許多慢性非傳染性疾病的發病率不斷增加的原因，然後倡導他們在日常生活中主動規避，積極地預防慢性非傳染性疾病。

用營養提高免疫力，趕走疾病

人要想身體健康，就要有良好的免疫力，有了良好的免疫力就能減少疾病的發生，因為一旦病原體侵入人體，人體的免疫系統能夠有效地防禦病原微生物及其毒性產物的侵襲，並將它們消滅或中和。

人體的免疫系統是由免疫器官（骨髓、胸腺、脾臟、淋巴結、扁桃體、小腸集合淋巴結、闌尾等）、免疫細胞（淋巴細胞、單核吞噬細胞、中性粒細胞、嗜鹼粒細胞、嗜酸粒細胞、肥大細胞、血小板等），以及免疫分子（補體、免疫球蛋白、細胞因子等）組成。當病毒、細菌和其他各種抗原侵入人體時，機體內會迅速產生種類繁多的抗體進行防禦。

而營養是維持人體正常免疫功能的物質基礎，營養狀況與免疫功能息息相關，營養不均衡的人群對疾病的易感性增加。一旦營養狀況改善，傳染病的發病率就會減少。所以，為了提高免疫系統的抗病能力，首要措施就是合理、平衡的膳食營養。

排出腸毒，一身輕鬆

在正常的生理狀態下，食物殘渣一般在大腸內停留一〇小時以上，在此過程中形成糞便。糞便中還包括脫落的腸上皮細胞、大量細菌、肝排出的膽色素衍生物以及由腸壁排出的某些重金屬。當這些有毒物質產生過多，蓄

積日久不能及時排出時，就可能產生毒素，危害人體。因此要及時排便。

現代人生活節奏快，缺乏運動，飲食又常大魚大肉，讓許多人都罹患便秘的毛病，有的甚至好幾天才排一次大便。要想減少有毒物質在腸道內的滯留與吸收，一是要養成良好的定時排便習慣；二是要常吃富含膳食纖維的食物，如新鮮蔬菜、水果；每日足量飲水，一般以每日不少於一五〇〇毫升為宜，保持腸道內有充足的水分軟化糞便；除非有禁忌（如糖尿病患者），可經常飲用一些蜂蜜水，因為蜂蜜具有良好的通便功效。如採取上述方法仍然便秘者，可適當服些緩瀉藥，可服麻仁潤腸丸，每日一～二次，每次一～二顆，或每晚睡前服一顆；也可服石蠟油一〇～十五毫升，每晚睡前服一次。

除蔬菜、水果以外，綠豆、動物血、黑木耳、海帶等也有清腸、解毒的功效。綠豆對農藥中毒、鉛中毒、酒精中毒以及各類食物中毒均有一定作用；動物血中的血漿蛋白被人體內的胃酸分解後，能產生一種解毒、清腸的分解物，這種物質能與侵入人體內的粉塵、有害金屬微粒發生生化反應，然後從消化道排出體外；黑木耳所含有的膠質，有較強的吸附消化系統內的灰塵、雜質的能力，起到清胃滌腸的作用；海帶具有排除重金屬毒物鎘的作用，其所含的褐藻酸能抑制放射性物質鍶的吸收，並可將其排出體外。

常吃蘿蔔有益健康

蘿蔔是一種極平常極不起眼的蔬菜，可是不可小看其價值。民間把蘿蔔稱做「小人參」。作為一種普通蔬菜，蘿蔔不但營養豐富，還有較高的食療價值。

①蘿蔔含有大量維生素A、維生素C，這是保持細胞間質的必需物質，能夠抑制癌細胞生長。美國、日本

等國家研究發現，蘿蔔中的維生素A可把已經形成的癌細胞轉化為正常細胞。

②蘿蔔含有較多的木質素，能讓人體內的巨噬細胞吞吃癌細胞的活力提升二～四倍。蘿蔔中的蘿蔔素即維生素A原，能夠促進血紅素的增加，提高血液的濃度。

③蘿蔔含有糖化酵素，能分解食物中的亞硝胺，可大大減少該物質致癌的作用。

④蘿蔔所含有的芥子油和膳食纖維，可幫助胃腸蠕動，促進大便排出。

⑤常吃蘿蔔可穩定血壓、軟化血管、降低血脂，預防冠心病、動脈硬化、結石症等疾病。

所以說蘿蔔上市，郎中下鄉，常吃蘿蔔對人的健康有益。

受膳食因素影響最大的惡性腫瘤

受膳食因素影響最大的惡性腫瘤大致包括兩類：一類是前列腺癌、乳腺癌等與激素水平相關的腫瘤；另一類是食道癌、胃癌、腸癌等消化系統腫瘤。

(1)飲食與乳腺癌

乳腺癌發病主要受生理、生物學、生活環境及營養四個因素的影響，在營養因素中，與飲食中脂肪的攝入量最為密切。高脂肪飲食可促進乳腺癌的發生和發展。中國學者對北京等六大城市婦女乳腺癌與飲食的關係研究證明：飲食高脂肪成為乳腺癌發生的危險因素。脂肪攝入量高，可以引起人體內分泌的改變，延長雌激素對乳腺上皮細胞的刺激，增加患乳腺癌的危險性。動物實驗也證明，高脂肪食物促進了某些激素的生成和釋出，從而促使了乳腺癌的發生。

(2)過量肉食引發前列腺疾患

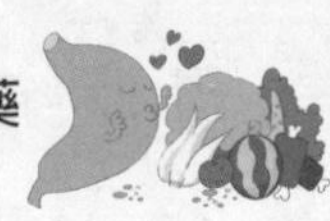

醫學研究發現，飲食與前列腺癌關係密切。美國學者對前列腺癌死亡人群的飲食調查報告發現，前列腺癌患者的死亡率與肉類攝入量成正比，與麥片、果仁及魚類的攝入量成反比。提示食用肉類過多的人，患前列腺癌的可能性較大。

此外，美國科學家日前公佈研究報告稱：肉類烤焦後會生成一種化合物，該物質會促使小白鼠的前列腺發生癌變。由此表明，吃烤肉也可能是患上前列腺癌的誘發因素之一。

(3)飲食與消化系統腫瘤

飲酒可增加某些癌症的發病率，醫學界已經比較普遍地接受酒精是食道癌、咽喉癌、口腔癌等上消化道癌症直接誘因的觀點。美國七五%的食道癌患者是由於長期大量飲酒引發的，五〇%的口腔癌、咽喉癌患者是酗酒者。

膳食纖維攝入量不足，是增加患大腸癌的風險之一。增加膳食纖維的攝入能顯著降低大腸癌的發病率。其原因可能是膳食纖維有較強的吸水性，可增加糞便的體積，使糞便成形，利於排便。這樣既可縮短糞便在腸道內的停留時間，減少致癌物質與腸壁的接觸，降低腸道中致癌物質的濃度，從而減少發生大腸癌的危險。此外，有研究表明，增加可溶性膳食纖維的攝入還可能減少動物性脂肪和膽固醇的吸收，這也在一定程度上降低了大腸癌發病的機會。

飲食過鹹是胃癌發生的危險因素。飲食過鹹的人患胃癌的危險性約是其他人的兩倍。攝入過量的鹹食會對胃黏膜造成直接的損害。動物實驗發現，在給大鼠喝下高濃度（一二%～二〇%）的食鹽水後，發現其胃黏膜發生了廣泛彌漫性的水腫、充血、糜爛和壞死；而低濃度的食鹽水則不會引起這些後果。此外，一些含鹽量較高的醃製食物中，一般均含有較多的亞硝基化合物和多環芳烴類化合物，這兩類化合物現已被證實與胃癌的發病有一定的關係。

自我免疫，對抗疾病

免疫力的強弱決定著人體的抵抗力強弱，它對人體的健康程度及人類壽命的長短具有十分重要的作用。今天，我們的健康面臨著各種威脅：食物污染、環境污染、癌症、愛滋病……面對無藥可醫的可怕疾病，增強自身的免疫力以提高抵抗各種疾病的能力是我們應該做到而且是很容易選擇的方法。也正是基於這種觀點，英國科學家宣佈：「研究如何提高免疫力，從而預防疾病才是最根本的。」因為不同個體的免疫力不同，對傳染病的易感性差異較大，病原體一般不容易感染具有正常免疫功能的個體。那免疫力不好的人如何對抗疾病呢？只要保持樂觀、自信的情緒，平衡、合理的營養，充份的睡眠和充足的休息，體內就會產生足夠的抗體來對抗外源性的病毒，其中平衡、合理的營養是增強免疫力的關鍵。

治療糖尿病：「飲食＋運動」

「飲食＋運動」是糖尿病綜合治療的一項基礎措施，是最有效的治療方法，不論是哪一類型的糖尿病，均應長期和嚴格遵守。對所有糖尿病患者來說，有規律、適當的運動可以在一定程度上降低血糖，提高胰島素的敏感性，還可以糾正血脂紊亂，降低血壓，增強心肺功能，防治骨質疏鬆。同樣，只要改變飲食的數量和品質，就可以減輕餐後的高血糖，從而減輕胰島細胞的負擔，反之，一個血糖控制較好的患者如果不再進行飲食控制，可迅速引起血糖的升高。運動和飲食治療並稱糖尿病治療的兩大基石，只有基礎牢固，藥物才能最大地發揮其效果。

蔬菜生吃，抗病防癌

醫學研究和實踐證明，生吃蔬菜能最大限度地保留其營養，並具有防癌、抗癌及預防多種疾病的功效。這是因為，蔬菜中大都含有一種免疫物質——干擾素誘生劑，它可作用於人體細胞的干擾素基因，並產生干擾素，成為人體細胞的健康「衛士」，具有抗病毒感染和抑制人體細胞癌變的作用。而這種「干擾素誘生劑」不耐高溫，只有生食蔬菜時才能令其抗癌、保健的作用充份發揮。此外，新鮮蔬菜在烹調時，其維生素、無機鹽以及某些抗癌物質均會受到不同程度的損失或破壞。只有生吃蔬菜時，它們才能更有效地與人體的細胞黏膜接觸，進而更好地發揮其功效。所以，能生吃的蔬菜儘量生吃；不能生吃的蔬菜，也不宜長時間烹調，以減少其營養的損失。

食五穀治百病

五穀雜糧是個「大家族」，包括小米、玉米、蕎麥、燕麥、高粱米、秈米、秫米、黑豆、蠶豆、紅豆、綠豆及甘薯等。據營養學家分析，五穀雜糧比起精製的麵粉和稻米，其營養價值更高，並具有防癌抗癌的功效。玉米中含有亞油酸和維生素E，能使人體內膽固醇水平降低，從而減少動脈硬化的發生；小米有養腎氣、除胃熱、消渴、利小便的療效。常喝高粱米粥，可治積食等消化不良症；燕麥則是預防動脈粥樣硬化、高血壓、冠心病的理想食物。

養生《粥食歌》

歷史上研究養生的人都非常重視粥的食療功效。古代有「粥乃世間第一補人之物」的說法。中國醫書所記載的食療藥粥有五〇〇餘種，只要因人、因地、因時靈活運用，便會獲得較好的保健、食療功效。清代養生學家曹慈山的《粥食歌》，就對藥粥的功效做了較好的總結：

若要不失眠，煮粥加白蓮；要得皮膚好，米粥煮紅棗；
氣短體虛弱，煮粥加山藥；治理血小板，花生衣煮飯；
心虛氣不足，桂圓煨米粥；要治口臭症，荔枝能除根；
清退高熱症，煮粥加蘆根；血壓高頭暈，胡蘿蔔粥靈；
要保肝功好，枸杞煮粥妙；口渴心煩躁，粥加奇異果；
防治腳氣病，米糖煮粥飲；腸胃緩瀉症，胡桃米粥燉；
頭昏多汗症，煮粥加薏仁；便秘補中氣，藕粥很相宜；
夏令防中暑，荷葉同粥煮；若要雙目明，粥中加旱芹。

早晨第一杯水是您的救命水

人體經過一夜的新陳代謝之後，體內的所有垃圾都需要洗刷一遍，這個洗刷的過程中需要給一個外力，這個外力就是一杯清澈的水。我們的細胞會像一個乾燥的海綿，當水進去以後就捕捉這個水，四〇分鐘左右這杯水就被排泄出來了，排泄這個水就是體內新陳代謝的一個過程，就是我們經常說的排毒。當把體內的廢棄物排出去之後，我們所攝取的食物就是能被人體吸收的淨化營養素了。

有人說早晨這杯水我習慣喝蜂蜜水，這裏所說的水是沒有任何糖份和其他營養物質的，喝了就排泄，如果喝

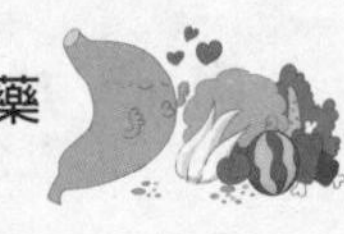

了蜂蜜水，水中就有了糖份，在體內就會有其他的轉化過程，這個過程就不能急速地把我們體內的垃圾帶走。

新鮮素食，防病良藥

素食也叫蔬食，主要是指植物性食品，如：蔬菜、水果、穀物等。經常吃些植物性食物，可以讓身體少生病。這是什麼道理呢？人的體質有酸鹼性之分，健康體質呈弱鹼性，即pH值為正常值七．四左右。一切疾病多數是從體液的酸中毒開始的。有關資料表明，人類七〇%的疾病發生在酸性體質的人身上。蔬菜、水果為鹼性食物，進入人體後可以中和體內過多的酸性物質，使人體酸鹼平衡，增強體質，減少生病的可能性。

所以植物性食物應占日常飯菜的三分之二以上，尤其是蔬菜和水果的保護作用明顯，如常吃些大蒜和洋蔥能有效預防食道癌、胃癌、前列腺癌、腸癌等；常吃番茄能預防食道癌、胃癌、腸癌、乳腺癌和前列腺癌。此外，常吃豆類能預防皮膚癌、食道癌、乳腺癌、前列腺癌、腸癌等；常吃些菌類食物能預防食道癌、胃癌、肺癌、腸癌、白血病等；經常喝茶能預防食管癌、胃癌、肝癌和肺癌等。

家常粥飯治貧血

紅糖紅棗粥

紅棗中維生素C的含量豐富，大米含有豐富的B群維生素；取一五枚紅棗、一〇〇克大米一同煮粥，加紅糖食用即可。

蓮子紅棗糯米粥

蓮子可補脾胃、止泄瀉、益腎澀精和補養心氣；大棗具有益氣補脾、養血安神的功效。取蓮子、紅棗各一五克，糯米五〇克，同煮至稠粥，加紅糖食用即可。

枸杞龍眼粥

枸杞可補腎、補血安神；龍眼能養血安神，補益心脾。取一〇克枸杞、一五克龍眼肉、二〇枚紅棗、五〇克大米一同煮成粥食用即可。

菠菜桑葚粥

菠菜富含人體必需的氨基酸；桑葚能滋陰養血、補益肝腎。取桑葚三〇克、大米五〇克煮成稠粥，再放入二五克菠菜末煮二分鐘，加調味品食用即可。

豬肝花生粥

豬肝富含蛋白質、維生素及微量元素；花生維生素B1含量豐富。取二〇克花生、一〇〇克大米同煮成粥，將五〇克豬肝切末後放入粥中煮熟，加調味料食用即可。

每天一馬鈴薯，養胃防中風

馬鈴薯中含有豐富的B群維生素和膳食纖維，可起到延緩人體衰老的作用。馬鈴薯富含的蔗糖、膳食纖維，有助於防治消化道癌症和控制血液中膽固醇的含量；其所含有的黏體蛋白質，能預防心血管疾病。與其他富含鉀元素的食物，如香蕉、杏、桃一樣，馬鈴薯能降低罹患中風的危險，且經常食用也無任何副作用。有學者指出，每天吃一個馬鈴薯，即可使罹患中風的機率下降四〇%。此外，中醫認為馬鈴薯能和胃調中、健脾益氣，對治療胃潰瘍、習慣性便秘等疾病有幫助，同時具有解毒、消炎的功效。

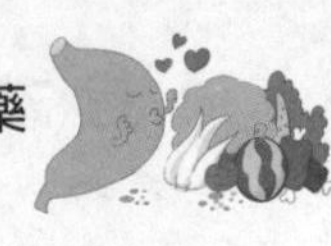

食療勝於藥物治療

十八世紀英國的航海業非常發達，但是，他們的船員出海幾個月後就會莫名其妙地生病。於是，英國科學家對此展開研究，發現這些船員是因為長期在海上吃不到新鮮的蔬菜和水果，體內缺乏維生素C。英國科學家成功地從植物中提取出維生素C，並製成維生素C片劑，用於給船員補充維生素C。但五年之後，船員再次生病，輕者患上缺鐵性貧血，重者患上敗血症。科學家再次進行研究後發現，船員們是因為長期服用維生素C片劑而導致的慢性維生素C中毒。而中國古代的船員卻從沒有患敗血症的記載。從明代鄭和下西洋的有關史料中了解到，當時在中國船隊的食譜中，包括用新鮮蔬菜製成的「泡菜」及用黃豆生出的黃豆芽，並沖泡綠茶飲用。中國船員正是食用了這些富含維生素C的食物，才會即使生活在補給缺乏的海上身體還能保持健康。這是食療勝於藥療的生動例子。

飯前先喝湯，勝過良藥方

俗話說：「飯前先喝湯，勝過良藥方。」這話是有科學道理的。湯既富於營養又易消化。美國營養學家的一項調查表明，那些營養狀況良好的人，他們經常喝湯。因為從口腔、咽喉、食道至胃，好像一條通道，這是食物的必經之路，吃飯前先喝幾口湯，等於給這段消化道加了「潤滑劑」，使食物能順利被嚥下，防止乾硬食物刺激

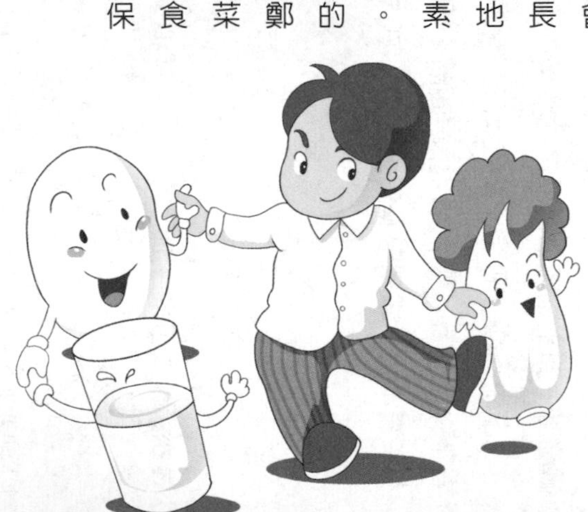

消化道黏膜，還可以減少食道炎、胃炎的發生。

吃飯時進點湯水也是有益的。因為這有助於食物的稀釋和攪拌，有益於胃腸對食物的消化和吸收。如果飯前不喝湯，吃飯時也不進湯水，則飯後容易因胃液的大量分泌使體液喪失過多而產生口渴，這時喝湯會沖淡胃液，影響食物的消化和吸收。

胡椒水漱口，感冒好得快

相信每個人都有過這樣的經歷，每次感冒後，吃藥雖然能緩解感冒症狀，但會讓人無精打采、昏昏欲睡，有沒有更好的辦法對抗感冒病菌呢？美國維吉尼亞夏洛特健康中心的臨床預防醫學專家推薦了一種簡便易行的食物療法——用胡椒水漱口，同樣能「藥到病除」。

胡椒富含維生素，能有效緩解鼻塞。研究表明，胡椒能刺激人體的感受神經，使人流鼻涕和眼淚，這恰恰是一種自我清潔的過程，能同時幫助清理病菌。對於那些持續時間特別長的感冒，專家們建議把胡椒用溫水浸泡製成漱口水使用，每天四次。

常吃黑木耳防病

黑木耳不但是我們餐桌上的常菜，還有多種藥用價值，具有防病的功效。

黑木耳所含有的植物素和生物鹼有助於化解結石，腎結石初期的患者每天堅持吃二～三次黑木耳，可使結石消失；慢性腎結石患者如果經常食用黑木耳，能使結石逐漸縮小。

近年來在醫學實驗中發現，黑木耳有阻止血液中膽固醇沉積和凝結的作用，可改變血液凝狀，緩解動脈硬

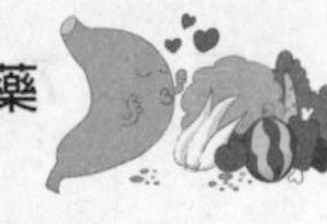

化，對冠心病和心腦血管疾病患者有益。

另外，黑木耳所含的膠質，有較強的吸附力，能吸附無意吃下的難以消化的頭髮、穀殼、木屑、沙子、金屬屑等異物，起到清理消化道的作用。

宣導正確飲食，遠離慢性胃炎

(1)營養足夠

所供給的營養素一定要足夠，在食物的種類上仍以六大類食物為主，盡可能廣泛地選擇各種食物，以獲得全面的營養素。

(2)選好烹調方法

蒸、煮、燉、糊泥狀的食物，比較容易消化。油炸、煎及烤的食物較不易消化。

(3)無刺激性

少吃或不吃生冷、帶有辛辣味的食物。

(4)適量食用膳食纖維

膳食纖維大多來自植物性食物，在人體內不被消化吸收，但卻是人體不可缺少的營養素。能刺激腸道蠕動，有利於糞便排出。如：穀物的麩皮、蔬菜中的纖維組織、豆類的外皮、水果的皮及種子等。

常吃黃色食物，減少感染又抗腫瘤

美國的一份專項研究表明，食用黃色食物可使腫瘤發病率下降二〇％。南瓜、老玉米、黃豆等黃色食物最大的特點和優勢是富含維生素A、維生素D等，具有減少感染及腫瘤發病等作用。維生素A可保護胃腸黏膜，防止胃炎、胃潰瘍等疾病的發生；維生素D能壯骨強筋，對兒童佝僂病、中老年的骨質疏鬆等常見病有防治作用。

八角、茴香是對付流感的關鍵武器

二〇〇五年一〇月三一日，法新社發表了一篇題為「中國烹飪調料成了對付流感的關鍵武器」的文章。這是因為八角、茴香被發現是世界上對抗流感的唯一良方。國人一直把八角、茴香當作一種調料使用，當流感鬧得人心惶惶之時，科學家們卻發現，它們竟然還有令人意想不到的抵制流感病毒的獨特作用。八角、茴香是莽草酸的主要來源，而莽草酸就是製造抗流感藥物——達菲的材料。

用食物預防動脈硬化

燕麥：燕麥含有B群維生素、卵磷脂，能降低膽固醇和甘油三酯，常食可防治動脈粥樣硬化。

紅薯：紅薯可供給人體大量的膠原和黏多糖類，能保持動脈血管的彈性，預防動脈粥樣硬化。

洋蔥：洋蔥含有含硫氨基酸和二烯丙基二硫化物，可降低血脂，防治心肌梗死和動脈粥樣硬化。

茄子：茄子含有較多的維生素P，能增強毛細血管的彈性，可防治動脈粥樣硬化、高血壓及腦溢血。

海魚：海魚所含有的魚油中含有較多的不飽和脂肪酸，能降血脂。

甲魚：甲魚能降低高脂肪飲食後的血膽固醇含量。

木耳：木耳含有一種多糖物質，能降低血中膽固醇，亦有減肥和抗癌的作用。可長年煎服和烹湯佐膳。

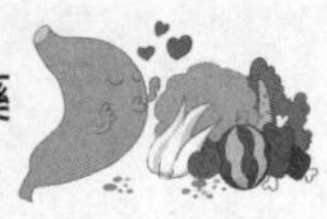

大豆：大豆含有皂苷，可以降低血液中膽固醇的含量。

生薑：生薑含有含油樹脂，具有降低血脂和膽固醇的作用。

大蒜：大蒜含有揮發性辣素，可消除積存在血管中的脂肪，降脂效果顯著。

牛奶：牛奶富含鈣質，能起到減少膽固醇吸收的作用；牛奶含有一種因數，能降低血清膽固醇的濃度。

蜜橘：蜜橘含有豐富的維生素C，常吃能提高肝臟的解毒能力，加速膽固醇轉化，降低血清膽固醇和血脂的含量。

山楂：山楂含有三萜類和黃酮類的成份，具有加強和調節心肌，增強心臟收縮功能及冠脈血流量的作用，還能降低血清膽固醇，心血管病人多食有益。

茶葉：茶葉含有咖啡鹼與茶多酚，經常飲茶，可降脂，防止人體內膽固醇的升高。

夏天常吃醋，胃腸保健康

在炎熱的盛夏，食物容易變質，因此夏季是胃腸炎的高發季節。胃腸炎是極易傳染的疾病，一個人染病後，會在短時間內導致整個家庭的成員被感染。

醋對許多有害微生物，如傷寒桿菌、葡萄球菌、赤痢菌等有明顯的抑制和殺滅作用。醋中含有二〇餘種有機酸，能收心、瀉肝、補肺。夏季氣溫較高，容易讓人覺得渾身乏力，免疫力下降。吃涼菜或拌菜時加點醋，不僅味道好，還能殺菌消毒，可有效阻斷胃腸道疾病的傳染。

四季常吃薑，防病保健康

生薑具有養生防病、延年益壽的功效。因為生薑裏含有一種特殊物質，其化學結構與阿司匹靈裏的水楊酸接近，可有效預防心血管疾病。生薑中的薑酚還有較強的利膽作用，常食生薑，可預防和治療膽囊炎和膽結石。醫學專家還發現生薑汁可以有效抑制癌細胞的生長繁殖，並且能減輕抗腫瘤藥物的副作用，有助於人體抗癌和保健。生薑能止牙痛，具有鎮痛、消炎、殺菌的作用。生薑還具有某些抗生素的作用，尤其是對沙門菌引起的炎症有明顯的消炎作用。所以，一年四季常食薑，養生防病保健康。

多吃大蒜，防感冒

大蒜中含有的辣素，其殺菌能力可達到青黴素的十分之一，對病原菌和寄生蟲均有較好的殺滅作用，可以起到防止傷口感染、輔助治療感染性疾病、驅蟲和預防流感的作用。大蒜能保護肝臟，提高肝臟的解毒能力，阻斷亞硝胺致癌物質的合成，能有效預防癌症的發生。大蒜具有明顯的降血脂及預防冠心病和動脈硬化的作用，並可防止血栓的形成。經常接觸鉛或有鉛中毒傾向的人常吃些大蒜，能有效地防治鉛中毒。此外，近年來，由於人們的膳食結構不合理，硒的攝入量減少，使得胰島素合成下降，而大蒜富含硒，對人體胰島素的合成可起到促進作用，所以，糖尿病患者常吃大蒜有助於降低血糖，緩解病情。

冬天常吃些蒜，既能預防感冒，又能在一定程度上治療感冒。因為大蒜能抗病毒和消炎，在臨床上也常被用於防治消化道疾病和傳染病。

大蒜用於對抗感冒，主要是應用了它的抗病毒功效。如果處在感冒初期，比如出現了嗓子疼、流鼻涕等症狀，及時吃幾瓣蒜就能夠起到促使身體發汗的作用，將感冒病

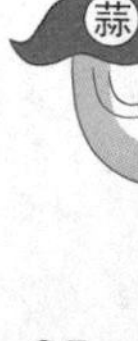

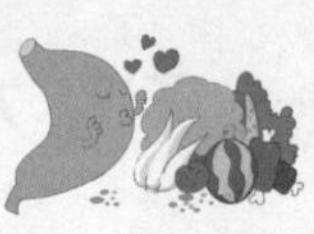

毒「扼殺在搖籃中」。

在冬天，經常喝點大蒜湯，能夠有效地對抗感冒。做法是將四瓣大蒜、四片生薑、一小撮茶葉，加上三枚大棗或適量紅糖，加水煮沸後飲用即可。

藥食兩用百合香

百合色白如玉，肉質細膩，香糯爽口，微帶苦味，可增強食慾，易於消化吸收，對人體可起到保健的功效，有「佳蔬良藥」的美譽。可用於烹製甜食，可炒食、煮食或作清涼解暑的飲料。百合的藥用價值也較高，中醫學認為，百合性平、味甘微苦，具有清心安神、消暑止渴、健胃、潤肺止咳、清熱利尿、促進血液循環的功效。可用於久咳、痰血、腳氣、浮腫、心煩、驚悸、失眠及熱病後餘熱未消等病症的調養，對神經官能症、更年期綜合徵、體質虛弱、高血壓、慢性支氣管炎、肺結核等多種疾病均有食療價值。現代藥理研究還證明，百合有升高白細胞的作用，對多種癌症放、化療後白細胞降低有較好療效。

雜糧紅豆，食療藥效好

紅豆中鐵和鈣的含量豐富，對血色素的提高大有幫助，可幫助產婦補血、去寒。處於哺乳期的女性吃紅豆可起到催乳的功效。

紅豆富含膳食纖維，可通腸、降血壓、降血脂、解毒抗癌、調節血糖、預防結石、健美減肥。

紅豆富含皂苷，經常食用可刺激腸道，具有良好的利尿作用，能解毒、解酒，心臟病和腎病、肝硬化、水腫患者宜多食用。

長壽少疾吃紅薯（地瓜）

紅薯富含膳食纖維，吸水性好，可預防便秘和腸道疾病，保持大便通暢，具有排毒養顏的功效，還有利於維持人體正常的生理平衡，從而減緩機體衰老。國外研究成果還表明：紅薯含有的一種叫「去氫表雄酮」的物質，對預防癌症有一定的效果。

《本草綱目》中提到：「紅薯食之使人長壽少疾」，「紅薯能補中，和血，暖胃，肥五臟，充糧食，延年益壽」。二〇世紀九〇年代初中國人口學者在考察長壽地區的生活水準品質後曾指出：長壽者除了生活運動有規律之外，還與常吃紅薯有一定關係。

經專家研究表明：紅薯中所含的大量黏液蛋白對人體有特殊保護作用。它能保持人體心血管壁的彈性，防止動脈粥樣硬化，減少皮下脂肪，還能防止肝臟和腎臟中結締組織萎縮，潤滑消化道、呼吸道、關節腔和漿膜腔，防止疲勞，提高人體免疫力。

常食蓮藕，滋補養生

中醫認為，藕性寒味甘，入心、肝、脾、胃四經，分生熟，且生熟藥性有別。蓮藕生食能生津止渴、止嘔、清熱潤肺，涼血行淤血；熟吃可養血補虛、健脾開胃、止瀉固精。婦女產後忌吃生冷食物，唯獨不忌藕，是因為藕能消淤血。藕有清肺止血的功效，最適宜肺結核病患者食用。老年人常吃藕，可以安神健腦、益血補髓、調中開胃，具有延年益壽的功效。常吃藕粉可補髓益血、安神開胃、輕身延年。此外，感冒引起咽喉疼痛時，可以用

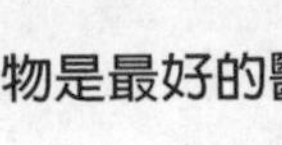
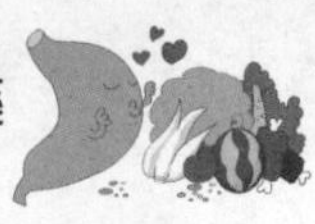

藕汁加蛋清漱口；用藕汁與生薑汁攪勻後飲用，或將藕汁倒開水飲用，能解醉酒；藕搗成汁加少許食鹽後飲用，能緩解更年期的不適症狀。

但由於藕涼拌生吃較難消化，脾虛胃寒者、便溏腹瀉者應將其煮熟再吃。同時烹調藕時忌用鐵鍋，以防藕的顏色發黑。

抗癌防病吃袖珍菇（平菇）

袖珍菇是一種抗癌食品，因為袖珍菇中的蛋白多糖體對癌細胞有較強的抑制作用，並能增強機體的免疫功能。

袖珍菇性微溫、味甘，能補脾胃、除濕邪，具有舒筋活絡的功效，患有腰腿疼痛、手足麻木等病症的人經常吃些袖珍菇可以緩解和調養上述病症。

袖珍菇能夠降低血壓和血液中的膽固醇，是高血壓和心血管病患者理想的保健食品。

經常吃些袖珍菇能夠防治胃潰瘍、十二指腸潰瘍、肝炎等病。除此之外，還能改善婦女更年期綜合徵症狀，改善人體的新陳代謝，增強體質。

洋蔥——降脂佳蔬

洋蔥是蔬菜中唯一含前列腺素A的蔬菜，能降低血液黏度，增加冠狀動脈的血流量，預防血栓形成。而且，洋蔥含有二烯丙基二硫化物和少量含硫氨基酸，有降血脂和抗動脈硬化的功效。因此，常吃洋蔥對高脂血症和心腦血管病人均有保健作用，能降低血脂、預防心肌梗死和腦血管病。有資料顯示，每天吃六〇～七〇克洋蔥，其降血脂作用比服用某些降脂藥還要理想。

歐洲人普遍生吃洋蔥，在歐洲民間有一個降血脂的食療方——取二個中等大小的洋蔥撕去老膜，去蒂，洗淨，切成八等分裝入玻璃瓶內，倒入四〇〇～五〇〇毫升紅酒（可以加適量蜂蜜），密閉後存放在陰涼乾燥處，五～八天後打開玻璃瓶，把洋蔥和汁分別裝入瓶中放冰箱冷藏。一天喝一次，每次二〇～五〇毫升，具有較好的降脂功效。飲汁時吃洋蔥療效更好。

預防膽結石，鮮棗＋青椒

醫學研究發現，喜歡吃鮮棗和青椒的人很少患膽結石。因為鮮棗和青椒中含有豐富的維生素C，維生素C可以使體內多餘的膽固醇轉變為膽汁酸，而膽結石的主要成份就是膽固醇，將膽固醇轉變為膽汁酸，就失去了形成膽結石的原料，也就不能形成膽結石了。

一般成年人，特別是身體肥胖女性，常吃一些富含維生素C的食物——如鮮棗、青椒，可起到預防膽結石的作用。已患膽結石的朋友，吃富含維生素C的食物，對緩解病情也有好處。做完膽結石手術的患者應長期補充維生素C，每天補充二〇〇～四〇〇毫克，能預防和減少膽結石的復發。

葡萄——補血良果

葡萄含有豐富的鐵質，所以具有補血的功效，葡萄乾的含鐵量更高，貧血患者及經期婦女宜常食用。

葡萄富含果糖和葡萄糖，大約有三〇%左右的果糖和葡萄糖能直接提供給人體熱能，對運動前的熱量補充和

病後的體力恢復有益。

葡萄含有番茄紅素，常吃葡萄可增加男性的精子數量，對原因不明的不育症有較好的療效。

葡萄能降低人體血清膽固醇水平，阻止血栓形成，能預防心腦血管病。

葡萄含有的類黃酮，是一種強力抗氧化劑，可清除體內自由基，對抗衰老。

羊肉補氣養血賽人參

羊肉性溫、味甘，能助元陽，補精血，益虛勞，是一種較好的溫補強壯食物。藥理研究表明，羊肉含蛋白質較高，脂肪比牛肉略多，而膽固醇含量低。古人對羊肉的補益功效大加讚譽，古代醫學家李東垣指出：「羊肉甘熱，能補血之虛，有形之物也，能補有形肌肉之氣。」

羊肉同人參相比，雖然兩者都有「補可去弱」的相似功效，但羊肉屬血肉有情之食物，「人參補氣，羊肉補形」，因此羊肉補氣養血的效果可以與人參相媲美，甚至比人參高出一籌。羊肉的食用方法有許多，如清燉、紅燒、油炸等。但是對於牙齒咀嚼能力下降、脾胃消化功能減弱的老人來說，把羊肉剁碎煮粥，或者把羊肉與蘿蔔同燉等烹調方法為佳。這樣做出來的羊肉營養豐富，軟爛可口，適合給老人食補。

苦瓜——治療糖尿病的佳蔬

苦瓜既是佳蔬，又是一味良藥，苦瓜性寒，味苦，入心、肝經。有清暑解熱、解毒、去火、清肝明目的功效。可用於中暑發熱、煩熱口渴、痢疾、癰腫瘡癤、尿痛尿少等病症的調養。

一九七四年，科學家從苦瓜中發現了一種類似於人胰島素的蛋白質多肽，其具有與胰島素類似的氨基酸雙肽鏈結構，無依賴性，無毒，被稱為植物胰島素。苦瓜所含有的植物胰島素具有降低血糖、提高免疫力的作用。同時，苦瓜的果實或種子的萃取物也能促進人體糖份分解，具有使過剩糖份轉化為熱量的作用，改善體內的脂肪平衡。此外，它也可消除成為糖尿病原因的肥胖和便秘。因此，糖尿病患者和血糖值較高的人，不妨每天吃些苦瓜或喝苦瓜汁。

花菜萵筍湯，常喝防感冒

季節更替的時候，氣候變化無常，人體免疫力會下降，容易讓感冒病菌乘虛而入。補充充足的維生素C是較好的預防感冒的方法。用萵筍（A菜）和花菜煮湯食用，在補充維生素C的同時，可以輕鬆預防感冒。

花菜的維生素C含量比大白菜、黃豆芽要高三~四倍，比柑橘高出二倍。中醫有「白色入肺」的說法，潔白的花菜不但能預防感冒等呼吸道疾病，還是一種非常好的血管清理劑。

萵筍中的含碘量高。萵筍葉的營養遠遠高於萵筍莖，秋季愛患咳嗽的人常吃萵筍葉可平咳。

花菜萵筍湯的做法：將花菜擇洗乾淨，掰成小朵；萵筍去皮和黃葉，洗淨，葉子切成小段，萵筍莖切片；雞胸肉洗淨，切薄片，用水澱粉和料酒抓勻；鍋置火上，加水燒沸，放入薑末、雞肉煮沸，倒入萵筍和花菜煮三分鐘，用鹽和雞精調味，淋上香油即可。

得了結核病，巧吃蔬菜療效好

(1)菠菜 具有清熱除煩、生津養血、健脾益胃等功效。適合陰虛內熱所致乾咳、咯黏痰的肺結核病患者食

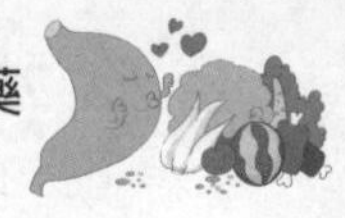

用。

(2)韭菜 具有溫中開胃、暖肝散淤、補腎壯陽及消症止痛等功效。適合肺結核及肺腎兩虛者食用。

(3)芥菜 具有清熱利濕、涼血止血、瀉火定眩、健脾養血和利尿消腫等功效。適合腎結核病患者食用。

(4)苦瓜 具有清熱解毒、消暑除濕、涼血止血、清肝明目及散結止驚等功效。適合頸部淋巴結核患者食用。

(5)南瓜 具有生津止渴、化痰排膿、健脾益氣、潤肺平喘及驅蛔安胃等功效。適合結核性腦膜炎引起的胸痛者食用。

(6)蘿蔔 具有清熱化痰、順氣止咳、健胃消食、健脾益氣等功效。適合燥熱咯血的肺結核病患者食用。

(7)蓮藕 具有清熱生津、涼血止血、健脾益胃及散淤通淋等功效。適合肺結核乾咳者食用。

(8)大蒜 具有行氣解毒、祛痰止咳、健胃消食、利便殺蟲等功效。治療肺結核時吃些大蒜，有利於控制病情。

親近油菜，消腫化淤

油菜又稱芸苔、胡菜、寒菜、苔菜等，傳說唐代名醫孫思邈頭部曾長一腫物，疼得死去活來，忽然想起古書中有芸苔治風遊丹腫的記載，馬上取來油菜搗爛後外敷，很快腫痛得癒。油菜既可消腫，又能化淤。外用油菜可治乳癰、瘡癤、丹毒、無名腫毒等。女性常食用些油菜，不僅能行淤散癬、消腫解毒、溫經散寒，還能治療經期小腹下墜疼痛，對產後淤血腹痛、乳癰陰疽等症也有療效。

油菜含有大量胡蘿蔔素和維生素C，有助於增強機體免疫力和肝臟的解毒能力。油菜中所含的植物激素，能夠促進酶的形成，對進入人體內的致癌物質有吸附和排斥作用，具有防癌的功效。油菜富含膳食纖維，能與膽酸鹽和食物中的膽固醇及甘油三酯結合，並從糞便中排出，從而減少脂類的吸收，能降血脂。此外，油菜還能緩解便秘，預防腸道腫瘤。

防治濕疹，多親近三種蔬菜

(1)韭菜 韭菜內含蛋白質、胡蘿蔔素、纖維素、B群維生素、維生素C及鈣、磷、鐵等，具有解毒祛濕的功效，所以用韭菜汁外搽可治濕疹。

(2)番茄 番茄富含維生素A、維生素B_1、維生素B_2、維生素C、煙酸、維生素E，還含有蘋果酸、檸檬酸、鈣、磷、鐵及番茄鹼等物質。具有生津止咳、健胃消食、涼血平肝、清熱等功效。番茄中的番茄鹼有抑菌消炎、降低血管通透性的作用，所以外用番茄汁治療濕疹可起到止癢收斂的作用。

(3)苦瓜 苦瓜內含奎寧，具有清熱解毒、祛濕止癢的功效。

學做魚鱗美食，營養又防病

營養學家研究發現，魚鱗其實是很好的保健食品，可以預防心血管疾病。此外，魚鱗還含有豐富的蛋白質、脂肪和多種維生素，還有鐵、鋅、鈣、磷等人體必需的多種微量營養素，其中鈣、磷的含量較高，能幫助老年人預防骨質疏鬆和骨折。

製作方法：先用清水將魚身洗淨，刮下魚鱗，洗淨後瀝乾水份，放進高壓鍋內，加入適量的醋（除腥味）。以五〇〇克魚鱗加八〇〇克水的比例，用大火煮一〇分鐘，再改用小火煮二〇分鐘，熄火減壓。開鍋後將蜷縮的鱗片及雜渣撈出，餘下的湯汁倒入容器中，靜置冷凝成膠凍狀，切片，加入蒜泥、醋、白糖、少許辣椒油、香油

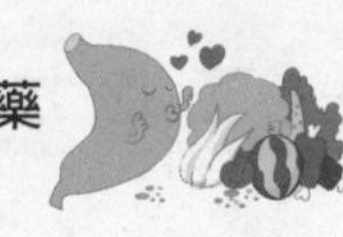

或芝麻醬爲蘸料食用即可。

一杯豆漿一塊豆腐巧護血管

香港大學最新研究發現，每日攝取二〇毫克大豆異黃酮，對預防心血管病大有益處。

每天從日常飲食中吸取二〇毫克的異黃酮，相當於每天喝二一〇毫升豆漿（一杯水約二五〇毫升）或吃八〇克豆腐（一塊豆腐約二五〇克）。但他不建議靠服食藥物或補充劑攝入異黃酮，最好是從日常食物中吸收。因為異黃酮有抗氧化作用，能增強血管功能，修補血管，從而減低中風和血管粥樣硬化的風險。

常吃大豆預防老年癡呆

老年癡呆是老年人的常見病，目前臨床上尚無有效的治療方法，醫學研究表明，常食大豆，可有效預防老年癡呆的發生。

美國科學家對大豆異黃酮的腦保健作用進行了為期三年的動物試驗，結果發現，與人類非常接近的靈長類動物如果長期攝入大豆，很少發生阿茲海默症（老年癡呆症），而對照組發病率則與西方人相似。由此得出結論，大豆異黃酮很有可能對靈長類動物大腦細胞的澱粉樣變性（老年癡呆症的主要病因）有干擾作用。

大豆異黃酮的化學性質較為穩定，無論採取哪種烹調方法均不會破壞其結構，也不會影響其效果。

常飲牛奶，趕走冠心病和高血壓

牛奶營養豐富，含有優質蛋白質、B群維生素及鈣、磷、鉀、鐵等。具有預防冠心病和高血壓的作用。

通過對小白鼠的實驗證實，牛奶中所含的蛋白質，有清除血中過量鈉的作用，所以能防止動脈硬化、高血壓的發生；其中的蛋白還有助於保持血管的彈性，延緩動脈硬化。牛奶中含一種耐熱的低分子化合物，可以抑制膽固醇的合成。牛奶中所含的乳清酸能影響脂肪的代謝。牛奶中所含的膽鹼和鈣質，具有促進膽固醇從腸道排泄、減少其被機體吸收的作用。所以，牛奶是一種可以降低膽固醇的食物。同時牛奶富含鈣、鉀等元素，對防治冠心病和高血壓有好處。

日啖十顆栗，腎虛不用慌

冬天是吃栗子的好季節，無論是生食、炒食還是煮食，都可以達到理想的滋補效果。

①吐血、便血者適合食用生栗子。

②脾胃虛寒者適合食用炒熟或煮熟的栗子。

③早晚各生吃一～二顆栗子，對老年腎虧、小便頻繁者有益。

④每天吃豬腎粥同時再吃一〇顆栗子，可輔助治療腎虛引起的腰腿無力。

栗子食用過量易傷脾胃。產婦、小兒便秘者不宜多食栗子。食積停滯、脘腹脹滿者忌食。

每天一杯鮮橘汁，輕鬆遠離腦中風

鮮橘汁富含維生素C，每天一杯鮮橘汁可以遠離腦中風。芬蘭的一項研究發現，血中維生素C濃度較低的男性患中風的機率比其他男性高近三倍。

中風的主要原因是動脈硬化，而導致動脈硬化的原因之一是低密度脂蛋白（LDL）損傷，抗氧化劑如維生素C發揮作用的時間減慢。但是，維生素C血濃度較高的男性可能因為平時經常吃蔬菜、水果或攝食低鹽且低脂的食物，所以身體健康狀況較為良好。

目前還不能單純用維生素C來解釋這一調查結果。但可以明確的是，有高血壓和肥胖並有血液維生素C水平低下的男性是中風的高危險人群。

雞肉——健身良藥

雞肉具有益五臟、補虛損、溫中益氣、補精填髓的功效。

雞肉含有半胱氨酸，對治療支氣管炎有一定輔助療效。所以在感冒流行的季節，喝些雞湯可提高身體免疫力，對抗病毒。如果已經感冒，多喝點雞湯有助於緩解感冒引起的鼻塞、咳嗽等症狀。

雞肉含有B群維生素和葉酸，有助於改善憂鬱症狀，情緒容易抑鬱的人平時常吃些雞肉，會漸漸保有一份好心情。

雞肉富含維生素B_{12}，常吃些雞肉，可改善記憶力減退、食慾不振及貧血等症狀，還有助於解除疲勞。

雞心具有補心鎮靜的作用，適合心悸、虛煩者食用。

雞肝能明目、補肝、養血，適合視力下降、夜盲、貧血者食用。

兒童常吃魚，可防糖尿病

常吃魚類等富含Ω－3脂肪酸的食物，有助降低有糖尿病家族史的孩子患糖尿病的風險。這是美國科羅拉多大學的一項研究。同時建議魚類最好選擇海魚，因為海魚中含有大量的Ω－3脂肪酸和牛磺酸，這兩種營養素的含量均比淡水魚高出許多。

有糖尿病家族史的孩子，特別是七歲以下的兒童體內Ω－3脂肪酸含量低，常吃魚類等富含Ω－3脂肪酸的食物，可使人體的TG（甘油三酯）含量降低，能增強機體對胰島素的敏感性，從而改善胰島素抵抗狀態，使糖尿病脂類代謝紊亂得到調整。美國糖尿病協會推薦給糖尿病人的飲食中就特別強調要攝入Ω－3不飽和脂肪酸。

海魚的烹飪方法最好用清蒸，這樣烹調能最大限度地保留海魚中的營養成份，並且易於兒童消化，家長可以每週給孩子吃幾次海魚。

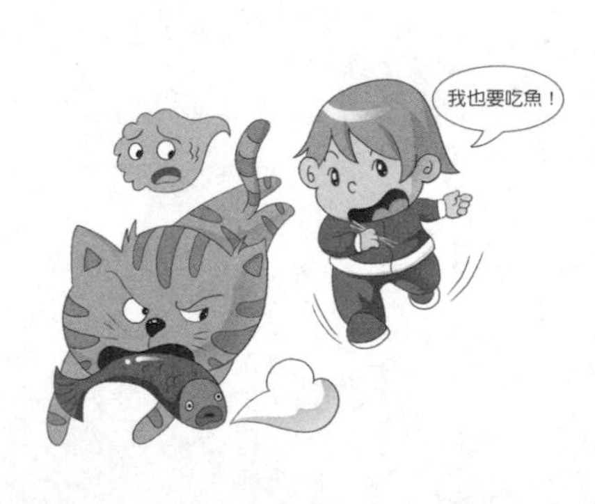

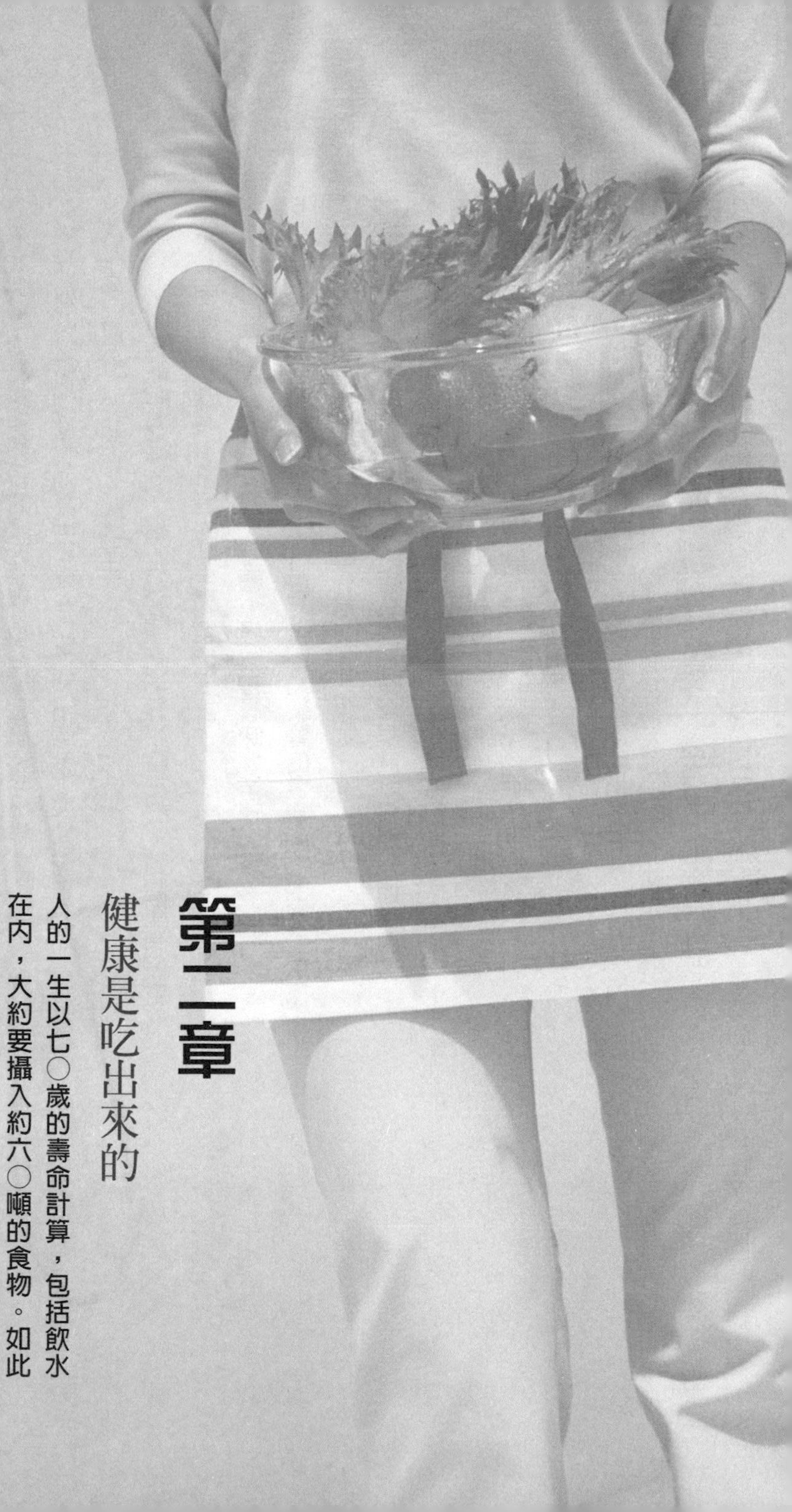

第二章

健康是吃出來的

人的一生以七〇歲的壽命計算，包括飲水在內，大約要攝入約六〇噸的食物。如此龐大的膳食庫足以改變人的健康走向。

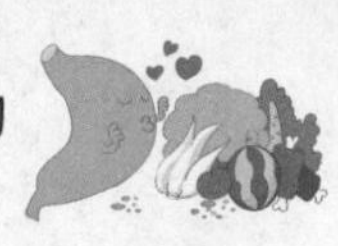

十種健康的吃飯方式

（1）雜食 所吃的食物種類多樣，充份獲取各種營養素。

（2）素食 是以吃植物性食物為主，不是一點葷也不吃，這樣更有益於身體健康。此外，素食可有效預防糖尿病、高血壓等「文明病」的發生。

（3）慢食 吃飯時細嚼慢嚥，一頓飯最好能吃半個小時左右，對健康有好處。

（4）定食 定時定量進食，符合人體生物鐘的要求。

（5）淡食 日常飲食少鹽、少油、少糖，忌肥甘厚味、辛辣刺激。

（6）鮮食 提倡「鮮吃鮮做」、「不吃剩」，因為新鮮的食物所含的營養豐富。

（7）潔食 所吃的食物無塵、無細菌病毒、無污染物。

（8）早食 即三餐皆需早。早餐早食能益智；晚餐早食可預防多種疾病。

（9）溫食 吃溫度過高的食物，有損食道健康。溫度適合的食物可增強消化系統功能。

（10）生食 適合生食的儘量生食，並非一切食物均生食。

飲食酸鹼平衡，遠離酸性體質

隨著生活水準的提高，營養過剩成了現代人的健康大敵。過剩的營養在體內產生大量的酸性物質，破壞了體內酸鹼平衡，導致酸性體質。而酸性體質是糖尿病、高血壓、心腦血管疾病、高血脂、痛風、癌症等現代文明病的主要發病根源之一，可以說上述疾病絕大部份與酸性體質不斷惡化有著密切的關係。酸性體質既是百病之源，也是很多疾病不易治好的重要因素。

人們日常所吃的食物可分為酸性食物和鹼性食物兩大類。所謂的酸性食物，是指食物在體內的代謝產物是酸性的，如魚、肉、禽、蛋、油、米、麵等；所謂的鹼性食物，是指食物在體內的代謝產物是鹼性的，如蔬菜、水果、乳製品等。人體本身有一個調節酸鹼平衡的系統，這個系統就是血漿裏的緩衝系統以及肝、腎、肺等器官。通過人體酸鹼平衡調節系統的調節，可以保證人體在合理飲食條件下的酸鹼平衡。但如果人們飲食不當，攝入的酸性食物過多，超過了人體酸鹼平衡的調節能力，人體的酸鹼平衡就會被破壞，使體內酸鹼失衡，甚至出現輕度酸中毒反應，這就是我們所說的酸性體質。

預防酸性體質要從飲食入手，注意酸性食物和鹼性食物的合理搭配，千萬不要認為多吃大魚、大肉、山珍海味就是健康。

酸性食物對大腦功能的影響

現在許多人大量偏食酸性食物，使血清等體液酸性化，抵抗力差，易感冒，易感染。這樣的體質稱為酸性體質，它能直接影響人腦和神經的功能，表現為易煩躁，可導致記憶力和思維能力差，嚴重時導致神經衰弱和精神疾病。

什麼是酸性食品呢？酸性食品是指含有磷、硫和氯等營養素，食後可使體液表現為酸性的食品。常吃的精米、白糖、肉類、魚類、蛋黃和啤酒等均為酸性食品。長期偏食酸性食物就會影響大腦功能。

被中醫譽為藥王的唐代名醫孫思邈就有關食物結構對人的腦力、體力功能的影響有著如下非常生動的描述：

「食肉者，則勇猛而多嗔；食草者，則愚癡而多力；食穀者，則有智而勞神。」

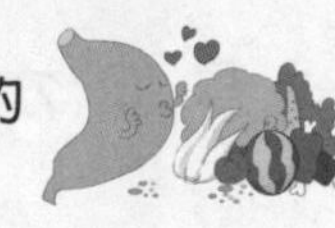

以形補形——中醫理論為健康加分

所謂「以形補形」就是以動物身體的某一臟器來滋補人體臟器的不足。中醫認為，動物臟器屬「血肉有情之品」，人食用後可以滋補人體相應的臟腑。從生物學觀點看，獸類與人在長期演變、發展過程中，其臟腑組織結構、生理功能及化學成份等方面，都有相似的特點，容易產生中醫所說的「同氣相求」的效果。「以形補形」不單是「補」，而是通過動物內臟所含的物質，調控人體有關臟器的生理功能，達到治療疾病的目的。

動物骨骼中含骨髓、鈣、骨細胞、蛋白、多糖等物質，這些均有利於促進人的骨折癒合。

動物腦中富含腦磷脂，用豬、牛的腦組織與甘草、黨參配合製成的「參腦散」，對治療人的神經衰弱、植物神經功能紊亂、腦外傷後遺症等效果較好。

用豬的胃內黏膜可製造胃蛋白酶和胃膜素。胃蛋白酶能助消化，可治消化不良、食慾不振；胃膜素能抗胃酸，臨床用於治療潰瘍病和胃酸過多。

現代醫學從動物心臟中提取的輔酶A、細胞色素C等，現已廣泛應用於臨床治療心臟疾患。中醫認為，腎與泌尿、生殖系統關係密切，用動物腎中提取的特異性細胞治療慢性腎炎療效較好。

總之，「以形補形」還是有一定科學依據的。不過，我們必須選擇適合自己體質的食物，才能收到較好的食療效果，否則只會適得其反。

大豆對腦健康好處多

大豆中富含磷脂，磷脂是一種天然營養活性劑，是建築聰明大腦的重要物質。由於人的大腦二〇%～三〇%

由磷脂構成，所以常食富含磷脂的大豆可使腦中乙醯膽鹼的釋放量增加，從而提高人的記憶和接受能力。大豆中的植物蛋白也是有益健康的重要物質，因為它是大腦從事複雜智力活動的基本原料。增加大豆蛋白的攝入量，能增加大腦皮層的興奮和抑制功能，提高學習和工作效率，避免沮喪、抑鬱的進一步發展。

少吃甜食，健眼明目

許多人都知道吃甜食容易發胖，其實，甜食吃多了還會影響眼睛的健康，誘發或加重一些眼睛疾病。國內的一項調查表明，中小學生近視眼的發生與血鈣偏低有密切關係。人長期過量食用甜食，是造成血液中鈣含量減少的一個重要原因。腎臟在排出葡萄糖的同時，對鈣離子的濾過率也隨之增加，長此以往會導致大量鈣從尿中流失。人體缺鈣可使眼球鞏膜彈性降低、作用減退，睫狀肌處於緊張狀態，晶狀體受壓前凸，眼球前後徑拉長而發展為近視。

維生素B1缺乏是視神經炎的誘發因素之一。因為維生素B1是視覺神經的營養來源之一，而糖份在體內代謝需要消耗大量維生素B1，如果過量吃甜食，眼睛不僅容易疲勞，視神經還會因為「營養短缺」而出現「故障」。

據調查，老年性白內障患者中有三分之一的人愛吃甜食。經常進食甜食可引起血糖升高，即使升高後的血糖值仍處在正常範圍內，同樣會增加晶狀體硬化的危險，進而提高患白內障的機率。

為了眼睛的健康，喜歡吃甜食的人應減少攝入蔗糖、葡萄糖、果糖，適當增加瘦肉、蛋、奶、魚、蝦等富含鉻、鈣的食物，及糙米、芝麻等富含維生素B1食物的攝入量，可幫助眼睛補充營養、緩解疲勞。已經患有眼疾的人，可選用木糖醇等甜味劑製造的食品，它的味道雖然也是甜的，但對眼睛的健康沒有不良影響。

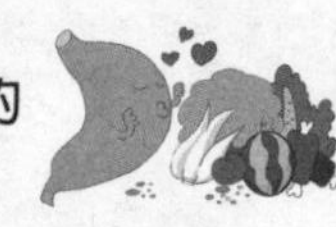

爲了健康著想，吃飯請關電視

邊吃飯邊看電視很不健康。

(1)影響食慾 邊吃飯邊看電視往往以電視為主，可口的飯菜也容易吃不出其中的味道，使本來已經出現的食慾因受到電視節目的影響而降低或消失。特別是少年兒童，經常邊吃飯邊看電視，在半饑不飽時便放下筷子，容易造成營養不良，影響其身體發育。

(2)影響食物的消化與營養的吸收 邊吃飯邊看電視會分散精力，容易出現咬舌、嗆飯及咀嚼不細等。時間長了會使消化器官的功能減退，引起慢性胃腸疾病，造成食物消化不全，影響營養的吸收。另外，邊吃飯邊看電視，眼睛、耳朵會不斷向大腦內傳送信號，大腦要不停地綜合、分析、判斷這些信號，需要的能量就會增加，這就要求更多的血液來為大腦服務。這樣，流經胃腸的血液就會相對減少，使消化和吸收功能受到影響。

合理飲食，擺脫亞健康

亞健康是介於健康和生病之間的一種狀態，其主要表現是疲乏無力、精神不振、失眠、便秘等。亞健康狀態實際上就是酸性體質，合理飲食，可以消除一些亞健康狀態。

(1)筋疲力盡時 在口中嚼些花生、腰果、杏仁、核桃等乾果，對恢復體能有較好的功效，因為乾果中富含蛋白質、植物性脂肪、B群維生素、鈣和鐵，不含膽固醇。

(2)眼睛疲勞時可吃些韭菜炒豬肝，因為豬肝富含維生素A，對眼睛的健康有益，可緩解眼睛疲勞。

(3)大腦疲勞時 吃些花生、瓜子、核桃、松子、榛子等，對健腦、增強記憶力有較好的效果。
(4)壓力過大時 身體會消耗比平時多八倍的維生素C，此時要多吃富含維生素C的食物，如菜花、甘藍、菠菜、橘子、奇異果等。
(5)脾氣不好時可吃些富含鈣質的牛奶、奶片、優酪乳等乳製品及小魚乾等，因為鈣具有安定情緒的效果。
(6)失眠煩躁健忘時 多吃富含鈣、磷的食物，如菠菜、馬鈴薯、大豆、雞肉、牡蠣、蛋類、牛奶、鮮橙、栗子、葡萄等。

飲料健康喝，病菌難入口

人們飲用易開罐飲料時，往往只是簡單地擦一擦罐口或者根本不擦罐口就打開飲用，忽略了易開罐與口唇接觸的地方。易開罐在出廠後的運輸、銷售等諸多環節中早已不乾淨了。特別是飲用一些軟包裝飲料時，許多人為了方便，往往用牙齒咬開一個小口飲用。這除了給病菌創造了「病從口入」的條件外，還有一種健康危害：那就是軟包裝外表上印刷的文字及圖案所用的顏料往往含有微量的重金屬，其進入人體後會損害身體健康。所以建議大家在飲用易開罐和軟包裝飲料時，最好是用無毒塑膠管吸著喝或倒入乾淨的杯子裏飲用更衛生。

食物中的有毒天然成份要警惕

新鮮的金針菇中含有秋水仙鹼，它對胃腸黏膜和呼吸道黏膜有強烈的刺激作用，大量食用會出現中毒症狀。秋水仙鹼很怕熱，大火煮一〇分鐘左右就能將其破壞，所以在食用金針菇前最好用沸水焯燙金針菇，或把金針菇

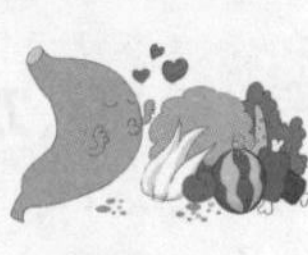

放在冷水中浸泡一～二個小時，也能讓一部份秋水仙鹼溶解在水裏。黃豆含有一些有毒物質，所以豆漿一定要煮至熟透後再飲用，為了防止中毒，煮豆漿的方法很重要，當生豆漿加熱到八〇～九〇℃的時候，會出現大量的白色泡沫，很多人誤以為豆漿煮到這樣就是煮熟了，實際上這是一種「假沸」現象，這時鍋內的溫度還不足以破壞豆漿中的有毒物質。正確的煮豆漿方法應該是，在出現「假沸」現象後繼續加熱三～五分鐘，使泡沫完全消失即可安全飲用。發了芽的馬鈴薯由於含有大量的龍葵素，一般的烹調方法不能破壞這種毒素，所以不宜食用發芽馬鈴薯，不然輕者會嘔吐、腹痛、腹瀉，重者可中風、昏迷，甚至死亡。此外，也不宜食用青番茄，青番茄一般均未成熟，含有與發芽馬鈴薯相同的毒性物質龍葵素，食用後會出現噁心、嘔吐、頭暈等中毒症狀。

食物排毒保健康

(1)海帶 海帶所含有的褐藻膠在腸內能形成凝膠狀物質，有助於排除毒素物質，阻止人體吸收鉛、鎘等重金屬，排除體內放射性元素。

(2)黑木耳 黑木耳中的植物膠質有較強的吸附力，可將殘留在人體消化系統內的雜質排出體外，起到清胃滌腸的作用。黑木耳對體內難以消化的穀殼、木屑、沙子、金屬屑等具有清理作用。

(3)綠豆 中醫認為綠豆可解百毒，能幫助體內毒物的排泄。可解酒毒、野菌毒、砒霜毒、有機磷農藥毒、鉛毒、丹石毒、鼠藥毒等。

(4)胡蘿蔔 胡蘿蔔是有效的解毒食物，與體內的汞離子結合之後，能有效降低血液中汞離子的濃度，加速體內汞離子的排出。

(5)南瓜 南瓜富含的果膠，可以延緩腸道對糖和脂質的吸收，還可以清除體內重金屬和部份農藥，故有防癌防毒的作用。

(6)花椰菜　花椰菜是很好的血管清理劑，能夠阻止膽固醇氧化，防止血小板凝結成塊，減少心臟病與中風的危險。常吃花椰菜可增強肝臟解毒能力，減少乳腺癌、直腸癌及胃癌等癌症的發病機率。

(7)菠菜　菠菜能清理人體腸胃裏的熱毒，防治便秘，使人容光煥發。

細嚼慢嚥可防癌

有些人吃飯速度較快，這對健康非常不利。科學家研究發現，人的唾液有較強的抗衰老和防癌的功效。實驗中將發黴食物中的致癌物質——黃麴黴素與唾液混合，發現原來具有較強致癌的毒性幾乎全部消失。唾液還能消除亞硝酸、苯並芘等多種致癌物質的毒素。

科學家指出，唾液的這種強大的滅毒作用，在於它能夠消除致癌物質所產生的「超氧自由基」。進食時儘量細嚼慢嚥，一口食物最好能咀嚼三〇次左右。因為在咀嚼的過程中，可使口腔中的唾液腺分泌出足夠的唾液，並使其與食物充份混合，這樣可將食物中的「超氧自由基」充份消除，能起到延緩衰老和防癌的作用。

按時吃早餐，能防膽結石

調查表明，不吃早餐者膽結石的發病率大大高於飲食有規律者。

不吃早餐導致空腹時間過長，而空腹時膽汁分泌量減少，膽汁中膽酸的含量隨之減少，膽汁中的膽固醇就會處於飽和狀態，使膽固醇在膽囊中沉積形成結晶，使膽固醇結石越結越大。如果堅持吃早餐，可促進膽汁流出，

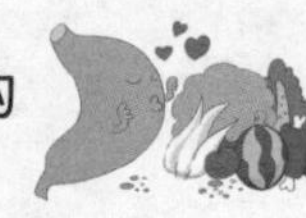

降低一夜所儲存膽汁的黏滯度，降低患結石的危險性。

預防膽結石要按時吃早餐。儘量少吃油膩、味甜、生冷、高蛋白、刺激性強的食物。每晚喝一杯牛奶或早餐進食一個煎雞蛋，可以使膽囊定時收縮和排空，減少膽汁在膽囊中的停留時間。

健康早餐——蜂蜜牛奶巧搭配

早餐對人體的健康至關重要。研究發現，一些外國人的早餐吃法值得參考。在美國，小包裝蜂蜜作早餐常常供不應求。在「牛奶王國」荷蘭，早餐時牛奶和蜂蜜更是形影不離。在德國，有專門的「蜂蜜牛奶」產品出售，人們用其作為早餐的飲品常常供不應求。素有「牛奶和蜂蜜之鄉」美譽的以色列，人們的早餐必有蜂蜜相伴。據報導，印度前總理的標準早餐是：蜂蜜、牛奶和燕麥。

蜂蜜是人體最佳的碳水化合物源，主要含有天然的單糖——左旋糖和右旋糖。這些單糖有較高的熱量，並可直接被人體吸收，而牛奶儘管其營養價值較高，但熱能低，單飲牛奶不足以維持人體正常的生命活動。而蜂蜜與牛奶搭配飲用能夠更好地吸收二者的營養。

在正確時間吃正確食物

我們的身體有生物鐘，食物也有屬於自己的食物鐘。如果根據食物鐘的節律，在正確的時間吃正確的食物，會吸收更多的營養。

1．牛奶

適合在傍晚喝。因為牛奶的蛋白質要經過胃和小腸的分解形成氨基酸後才能被人體吸收。如果在早晨空腹的狀態下飲用，胃腸的排空是很快的，牛奶還來不及消化就被排到了大腸。

2．優酪乳

飯後半個小時到二小時喝。通常狀況下，人的胃液酸鹼度值在一～三之間。空腹時，胃液的酸鹼度值在二以下，不適合優酪乳中活性乳酸菌的生長。飯後二小時左右，人的胃液被稀釋，酸鹼度值會上升到三～五，這時喝優酪乳，對吸收其中的營養有利。

3．果汁

飯前三〇分鐘或兩餐之間喝。因為果汁富含有機酸，可以促進消化，增進鈣、磷的吸收。

4．水果

不同水果的食用時間不同。不同的水果在不同的時間吃，能起到不同的功效。

鳳梨：鳳梨宜在餐後食用，因為新鮮鳳梨含蛋白酶，如果空腹食用，鳳梨的蛋白酶會傷害胃黏膜，少數人還會出現過敏反應。

山楂：山楂能化痰解毒、增進食慾、散淤消積、防暑降溫，但是不宜在清晨進食。

科學飲食，花一樣錢營養加倍

(1)營養均衡 攝取的各種營養素比例要適當，攝入量與機體需要量保持平衡。

(2)食物搭配應科學 主食、副食和零食搭配合理，粗細糧結合。同時應重視微量元素和膳食纖維的攝取。

(3)品種多樣 任何一種天然食物都不可能提供人體所需的全部營養，每天的膳食應包括穀、薯類，動物性食物，大豆及其製品，蔬菜，水果等。同一類食物也要經常變換不同的品種，還要與多種副食及零食搭配

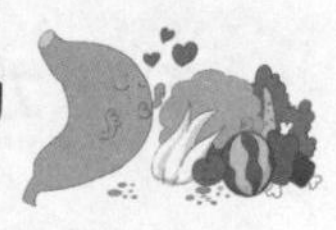

食用。

(4)勿吃厚味 過鹹、過膩的食物是高血壓、心血管疾病的誘發因素；過甜的食物與肥胖症、糖尿病有密切關係；煎、炸、燒、烤等食物，在人體中不容易消化和吸收，會增加胃腸的負擔。

(5)天然無害 提倡吃天然食品，食物原料及輔料均應為天然品，不是人工化學合成物。

(6)常食深色食品 深色食物營養價值高，所含維生素、微量元素多，對人體有保健作用，如黑木耳、紫米、蘑菇等。

想長壽這樣吃

(1)早飯後吃複合維生素 這樣不但可以提供身體一天所需的營養，使精力充沛，而且不會給腎臟造成較大的負擔。

(2)每餐之前喝些水 這樣做能保持體內水份充足，還能控制食量。

(3)不放棄每一個吃洋蔥的機會 洋蔥含有大量保護心臟的類黃酮物質。尤其在吃烤肉等不健康的食品時，洋蔥所含的營養物質能夠降低不健康食品給身體帶來的隱患。

(4)用涼開水泡紅茶 涼開水可使茶中的有益物質在不被破壞的情況下慢慢溶出。

(5)下午三點，準時加餐 在午餐和晚餐之間補充營養，可以幫身體度過一天中最疲勞的時期。

(6)橘子帶著「白絲」吃 橘子肉上的「白絲」含有豐富的黃酮類物質，對身體大有裨益。

(7)常吃些深色水果 深色水果含有更多的抗氧化劑，能抗衰老，使人精力充沛。如：芒果、黃桃、奇異果、橙。

(8)有些「素」菜要「葷」著吃　如胡蘿蔔中所含有的胡蘿蔔素是脂溶性物質，只有溶解在油脂中，食用以後才能在人體內轉變為維生素A。因此，吃胡蘿蔔最好用油炒一下或與肉同燉。

(9)晚餐打好脂肪保衛戰　晚餐後人的活動量較小，如果在晚餐時吃下含脂肪較多的食物，易儲存在體內，容易引發心血管疾病。

吃一條腿的食物好

在我們身邊有各種各樣的食物，有人說：吃四條腿的不如吃兩條腿的，吃兩條腿的不如吃一條腿的，意思是說，吃豬、牛、羊肉不如吃雞、鴨、鵝肉，吃雞、鴨、鵝肉不如吃魚類和菌菇類。這種說法，從營養學角度來講的確有道理。

魚的蛋白質屬於優質蛋白，比其他肉類的蛋白容易消化吸收，營養價值高，而且脂肪多含必需脂肪酸，遠優於豬、牛、羊肉的脂肪。魚油之所以備受重保健人士的青睞，是因為其中含有多不飽和脂肪酸DHA（對大腦發育有益）和EPA（能預防心腦血管疾病）。

一條腿的食物還有香菇、蘑菇這樣的菌類食物，經常吃菌類，有利於降低血液中膽固醇的濃度，改善血液循環，同時菌類食物還具有防癌的功效，因而被認為是延年益壽的健康食品。

兩條腿的雞、鴨、鵝肉中所含的脂肪熔點低，容易消化，且含有二〇%左右的人體內不能合成、必須從膳食中攝入的必需脂肪酸——亞麻酸；而豬、牛、羊等畜肉的脂肪

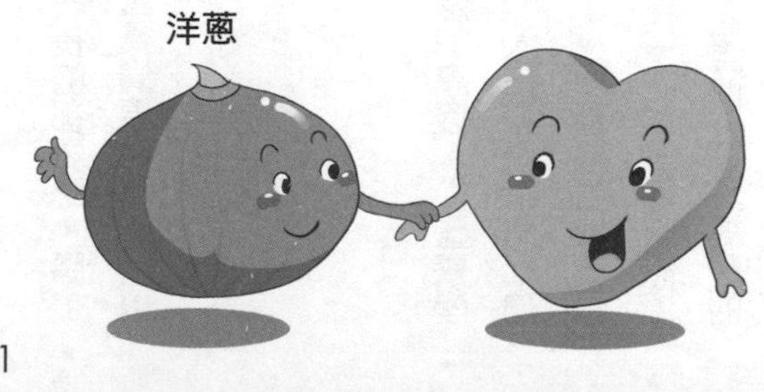

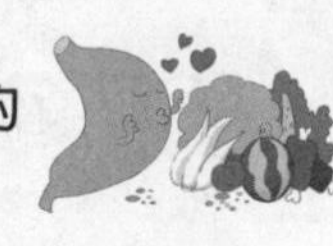

熔點高，難消化，攝入量過多容易引發高血脂等疾病。所以兩條腿的比四條腿的營養好。

在我們的日常膳食中，應提倡吃雜食，天上飛的、地上跑的、草裏蹦的、水裏遊的、土裏長的都要吃，膳食品種多樣化才能做到合理營養，達到平衡膳食。總的來講，沒腿的、少腿的比多腿的食物營養價值要高，所以應儘量多吃少腿的食物。

發燒時吃蛋有講究，鴨蛋、鵝蛋勝雞蛋

發燒時是可以吃蛋類食物的，但首選的不是雞蛋，而是鹹鴨蛋或鵝蛋，這樣更有利於身體的康復。從營養學角度來講，發燒時身體的能量消耗大，需要補充營養物質，其中蛋白質的補充是較為重要的。人在發燒時消化功能較弱，選擇易消化的短纖維的蛋白質非常重要，如牛肉、豬肉等纖維較粗的肉類就不適宜了。而鹹鴨蛋或鵝蛋含有的就是短纖維的蛋白質，是發燒時比較適宜吃的蛋類食物。中醫講究「熱則寒之，寒則熱之」。發燒時體溫較高，宜吃些性偏寒涼的食物，鴨蛋和鵝蛋性偏寒涼，而雞蛋性熱，所以發燒時不宜食用。但需要特別提醒的是，鵝蛋個頭均較大，一般一天吃半個為宜。

藍紫色食物對心血管最好

紫色的食物，如李子、藍莓、紫葡萄、紫甘藍、茄子等，會給人體帶來健康。美國《美好飲食》雜誌引用美國營養健康中心的一項最新調查顯示，經常食用藍色和紫色蔬菜的成年人，很少患高血壓或出現膽固醇超標，同時也很少有人肥胖。

科學家認為，讓食物呈現紫色的花青素等化合物是具有這些功效的原因，因為它們可以對抗自由基以及消除

炎症。

淘米搓洗次數不宜多

有些家庭主婦認為米至少要淘三～五遍，淘得越乾淨越好，有時還用手使勁搓米。這樣，僅淘米蛋白質就損失了近一六%、脂肪損失四三%、維生素B_1損失三〇%～六〇%、維生素B_2損失二三%～二五%，而維生素B_1為國人易缺乏的營養素。因此淘米之前最好先揀去沙粒、草籽後再淘，且搓洗次數不宜多，浸泡時間不宜過長，水溫不宜過高。在做飯的過程中，應將撈飯改為燜飯，以使米中大量的蛋白質、脂肪、維生素和無機鹽儘量不流失。

健康用油小知識

①一般家庭雖然很難做到炒什麼菜用什麼油，但最好是幾種油交替搭配食用，或一段時間用一種油，下一段時間換另一種油，因為很少有一種油可以解決人體對所有油脂需要的問題。

②如果食物中缺乏油脂，就會造成體內維生素及必需脂肪酸的缺乏，影響人體的健康。而只吃植物油，不吃動物油，也是不行的。在攝入量適宜的前提下，動物油（飽和脂肪酸）對人體是有益的。

③許多人炒菜時喜歡用高溫爆炒，等到鍋裏的油冒煙了再炒菜，這種做法是不科學的。高油溫不但會產生一些過氧化物和致癌物質，還會破壞食物的營養成份。應先把鍋燒熱再倒油，這時就可以炒菜了，不用等到油冒煙。

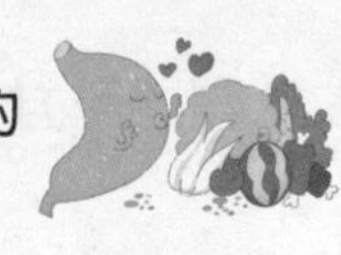

④血脂不正常的人或體重不正常的特殊人，應選擇含高單位不飽和脂肪酸的植物油。血脂、體重正常的人每天的總用油量不超過二五克，多不飽和脂肪酸和單元不飽和脂肪酸基本上各占五〇%。而老年人、血脂異常的人、肥胖的人、肥胖相關疾病的人或者有肥胖家族史的人，每天每人的用油量要降到二〇克。

少吃鹽＝預防高血壓

北京有近五〇%的中老年人，每人每天鹽的攝入量超過世界衛生組織提出的六克的臨界值。這是北京市疾病預防控制中心營養與食品衛生所對全市一五六七名五〇歲以上中老年人膳食營養狀況的一項調查顯示的。

過多食用鹽是導致高血壓的危險因素。鹽食用過多，易導致血容量增加，對血管壁的側壓力增加，導致血壓增高，還會導致血管硬化。另外吃鹽過多，需要喝大量的水來緩解，長期大量攝取鹽會導致身體浮腫，同時還會增加腎臟的負擔。對於重口味的人來說，更應該多吃水果和清淡的蔬菜。

晚餐早吃，遠離結石

晚餐吃得太晚會大大增加尿路結石的發病率。這是因為人體排鈣高峰期是在進餐後四~五小時，如果晚餐吃得過晚或經常吃宵夜，當排鈣高峰到來時，人們已經上床睡覺，尿液不能及時排出，尿中大量的鈣就會沉積下來，時間長了就會形成結石。

吃晚餐的最佳時間應在十八時左右，且要儘量少吃宵夜。此外，多喝白開水也是防治尿路結石最有效的方法。正常人每天應喝一五〇〇毫升左右的水，飲水應貫穿全天的各個時段，注意餐後二~三小時及夜間的飲水。

這些食品，正確吃才健康

1．鹹菜

新鮮蔬菜均含有一定量的無毒硝酸鹽，而在醃漬過程中它會還原成有毒的亞硝酸鹽。一般情況下，醃漬後四小時亞硝酸鹽明顯增加，十四～二〇天達到尖峰值，此後逐漸下降。所以，要就吃四小時內的醃鹹菜，不然就吃醃漬三十天以上的鹹菜。

2．鮮黃花菜

未經加工的鮮黃花菜含有秋水仙鹼，秋水仙鹼本身無毒，但吃下後在體內會氧化成毒性很大的二秋水仙鹼。人只要吃三毫克秋水仙鹼就會頭痛、噁心、嘔吐、腹痛，吃的量再大可出現尿血或便血，吃進二〇毫克可致人死亡。所以，應將鮮黃花菜用開水焯過，秋水仙鹼在六〇℃以上就可被破壞掉，食用就安全了。

3．鮮木耳

鮮木耳含有一種卟啉的光感物質，食用後人體皮膚在陽光照射下會發生瘙癢和水腫，嚴重的可致皮膚壞死，如果水腫出現在咽喉黏膜，會出現呼吸困難。應將鮮木耳在陽光下曝曬，可分解卟啉，食用前再將乾木耳浸泡，就可以放心食用了。

4．鮮海蜇

鮮海蜇含有毒素，只有經過食鹽加明礬鹽漬三次使鮮海蜇脫水三次，才能讓毒素隨水排淨。脫水三次後的海蜇呈淺紅或淺黃色，有韌性且厚薄均勻，用力擠也擠不出水，這種海蜇才可放心食用。

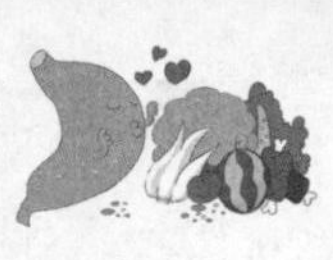

5·桶裝水

市售的桶裝水在裝桶前一般要用臭氧做最後的消毒處理，因此在剛灌裝好的桶裝水裏都會含有較高濃度的臭氧。對人而言臭氧是有毒物質，如果趁新鮮喝桶裝水，無疑會把毒物一同喝下。如果將桶裝水放一～二天，臭氧會自然消失，就可以放心飲用了。

常吃紅色食品，健康在您身邊

紅色的蔬果主要含有豐富的抗氧化劑、抗細胞因數和番茄紅素。這些成份能夠預防癌症，尤其是消化道癌、肺癌和前列腺癌。還可延緩衰老，有利於防止黃斑變性。黃斑變性是導致老年人失明的主要誘因。

常見的紅色蔬果主要有：櫻桃、草莓、西瓜、紅蘋果、番茄、胡蘿蔔、山楂、紅薯、紅柿椒等，它們富含抗氧化劑和多種維生素，患有慢性疾病的人常吃，對疾病有調養作用。

冷食、熱食間隔吃更健康

在日常生活當中，我們經常能看到有人剛剛喝了冷飲，馬上又喝熱咖啡、熱牛奶；剛吃過冰鎮西瓜，又吃起了熱騰騰的飯菜，這樣的冷熱刺激對胃腸道不利，還會引發多種疾病。

將冷食和熱食同食，溫度的驟然變化會不同程度地造成胃腸黏膜損傷，輕者胃腸難受，重者胃腸出血。另外，還會造成胃腸道吸收食物的障礙，造成腹瀉。

冷熱混食易引發牙痛。冷熱混食很容易讓有蛀牙或牙周病的患者因牙髓過度磨耗而傷及牙根，導致一接觸到冷熱酸甜食物或飲料等刺激時，就會產生一陣酸痛或像針刺一樣的疼痛感。

冷熱混食易使高血壓患者發生心肌梗死或腦中風。吃熱食的時候，血管擴張會造成血壓降低，又突然吃冷食，會造成胃腸血管收縮，使血壓迅速升高，輕微的會造成頭痛，嚴重的會誘發心肌梗死或腦中風。

由此可見，冷食、熱食間隔吃更有益於身體健康。吃完冷食或熱食後要在三〇分鐘後再吃熱食或冷食。

切熟食最好用竹砧板

塑膠砧板雖然美觀、輕便，但如果不乾燥，細菌就很容易繁殖，不適合用來切熟食。木砧板切熟食同樣不安全，如用烏柏木製作的砧板，因烏柏木中含有有毒物質，用它切熟食會污染砧餚，容易引起頭昏、嘔吐、腹痛等症狀。還有一些木質比較疏鬆的砧板，表面容易產生刀痕，清潔不徹底的話，很容易藏汙納垢，滋生細菌，污染食物。而竹砧板經高溫高壓處理，具有不變形、不開裂、堅硬、耐磨、韌性好等優點，使用起來衛生、輕便、氣味清香。從中醫角度看，竹子具有抑制細菌繁殖的作用。所以，切熟食時，竹砧板是比較理想的選擇。

在選購竹砧板時，不要買那種有股酸酸的味道的，這樣的砧板很可能是用硫黃薰蒸漂白過的，或是黏合的，因為黏合的膠水中含有有毒物質。宜選擇採用螺栓緊固或竹籤連接固定的竹砧板。

少吃西式速食，健康屬於你

西式速食中肉類多、蔬菜少，而且炸薯條中含油較多，飲料中糖的含量較高，這些物質大大增加了西式速食的熱量，人攝入過高的熱量會長胖，易誘發高血壓、心臟病等死亡率較高的慢性病；在西式速食的製作中，要使用酥油、人造黃油等氫化脂肪，這些氫化脂肪是天然的植物油加氫後製成的，過量攝入氫化脂肪可使血液中膽固

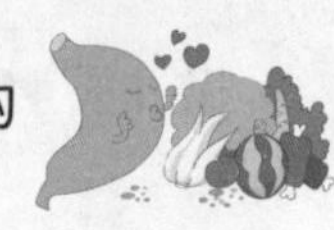

醇的含量增高，容易誘發糖尿病和心臟病；製作西式速食所用到的雞肉和其他肉類，大多是用激素催生出來的速生雞、速生肉，肉中不可避免地含有過量的激素和添加劑；西式速食食物上的棕色脆皮以及一些油炸食物中含有大量的致癌物質——丙烯醯胺，它可導致人體神經系統的基因突變，誘發腫瘤。此外，西式速食具有高脂肪、高蛋白、高糖、低膳食纖維的特點，這些食物特點是引發大腸癌的危險因素。

粗糧細糧輪著吃，排毒又防癌

隨著社會經濟發展，人們生活水準提高，人們對精細食品、蛋白質和動物脂肪的攝取量明顯較以往增多，而繁忙的工作又不斷縮短人們的進食時間，體內無法吸取足夠的膳食纖維，導致便秘的出現，而有毒物質長時間積聚腸內有可能轉化為癌細胞。

腸癌目前已進入國人癌症發病率的前五位。而經濟發展快速地區往往腸癌的發病率居高不下，被譽為「富貴病」。但吃得太好得腸癌卻沒有引起都市人的關注。腸癌多發最主要與人的飲食習慣有關。所以高纖維的蔬菜、水果、粗糧對於保證我們營養均衡有著不可或缺的作用，它們能有效地帶走人體內的有毒物質，而排毒暢通就能夠預防癌變。每週吃幾次粗糧，每餐吃一兩份青菜、一個水果，並適當增加運動量，以促進體內毒素的排泄，都能降低腸癌的發病率。

巧吃麵食更營養

北方人喜歡吃麵食，從包子、餃子、饅頭、花卷、烙餅，到各地不同做法的湯麵、燜麵、滷麵，可謂是同材不同藝。

然而，在品味麵食的同時，也要注意吃法上帶來的一些缺憾。

麵湯不宜丟棄。經過一煮、一撈兩道烹飪程式，麵粉會損失四九％的維生素B_1、五七％的維生素B_2、二二％的煙酸。而維生素B_1是國人最易缺乏的維生素之一，其很容易在加熱過程中被破壞。麵粉中B群維生素的含量很豐富，但在煮食過程中，B群維生素會流失到湯中。因而喝麵湯能夠在一定程度上彌補麵食在烹調過程中流失的維生素。此外，宜少吃油炸麵食，因為油炸麵食含有丙烯醯胺，丙烯醯胺是麵食經高溫煎炸、烘焙或燒烤後產生的副產品，國際癌症研究所確認丙烯醯胺為致癌物質。

常吃帶餡麵食。各種餡料可以把葷素搭配在一起，帶餡的麵食能提供多種維生素及鈣、磷、鐵、鎂、鉀等礦物質，可以提高人的免疫力。

粗細糧搭配。吃白麵的同時，也要常吃些雜糧、蕎麵、玉米、高粱米等，如果一天吃二五〇克麵食，粗糧應占一〇〇克，這樣才能實現營養搭配均衡。

中年開始限食可延長壽命

研究人員認為，延年益壽的過程，其實就是不斷清除體內有害活性氧的過程，維持這種平衡，依賴於體內能清除活性氧的酶及有關的酶系統。

限制熱量的攝入可以增加抗氧化酶的含量，有利於維護體內活性氧的平衡。瑞士的研究人員證實，在老年人身上，能量供應的遺傳物質已發生了改變，人體攝入的能量越大，產生的活性氧就越多，老化程度也就越快，這可能

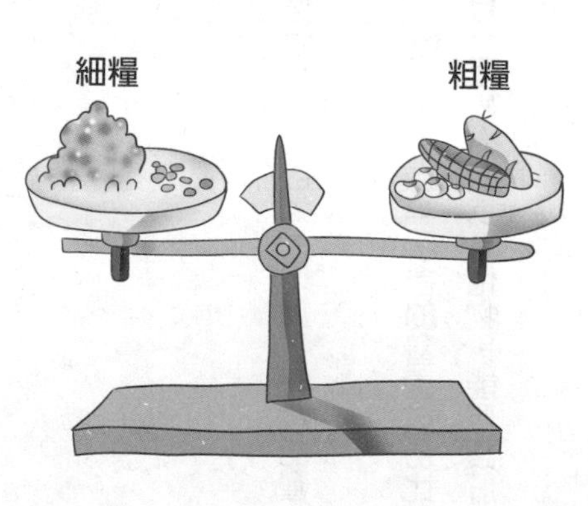

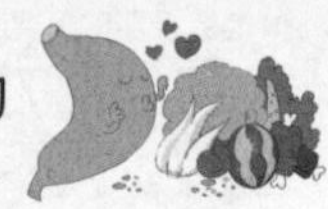

就是限食長壽的原理。

發酵的麵食營養價值更高

麵能夠發酵，主要是酵母在起作用。酵母不僅能改變麵糰的結構，讓其鬆軟好吃，而且大大增加了麵糰的營養價值。

酵母含有碳水化合物、蛋白質、脂肪、多種維生素、礦物質和酶類。因此，饅頭、花卷中所含的營養成份比大餅、麵條等沒有發酵的麵食要高出三~四倍，蛋白質增加近兩倍。酵母還含有一種較強的抗氧化物，能保護肝臟和解毒。

經過發酵的麵食容易消化吸收。這是因為酵母中的酶能促進營養物質的分解。不要買自發麵粉或發酵粉來代替酵母發麵，這樣麵粉中的營養損失較大。此外，更不宜用小蘇打來發酵麵食，這樣不僅不能提高麵粉的營養價值，反而會破壞麵粉中的B群維生素。

少吃三白食品，給身體更多的膳食纖維

白麵條、白米飯、白麵包，這「三白食品」目前基本是人們一日三餐的主食。這些「三白食品」不僅糖尿病人要少吃，正常人同樣也要少吃。

美國最新的研究表明，常吃白麵條、白米飯、白麵包等精製穀物的華人女性患病機率更高。其中每天吃超過三○○克白米的華人女性，患糖尿病的可能性比每

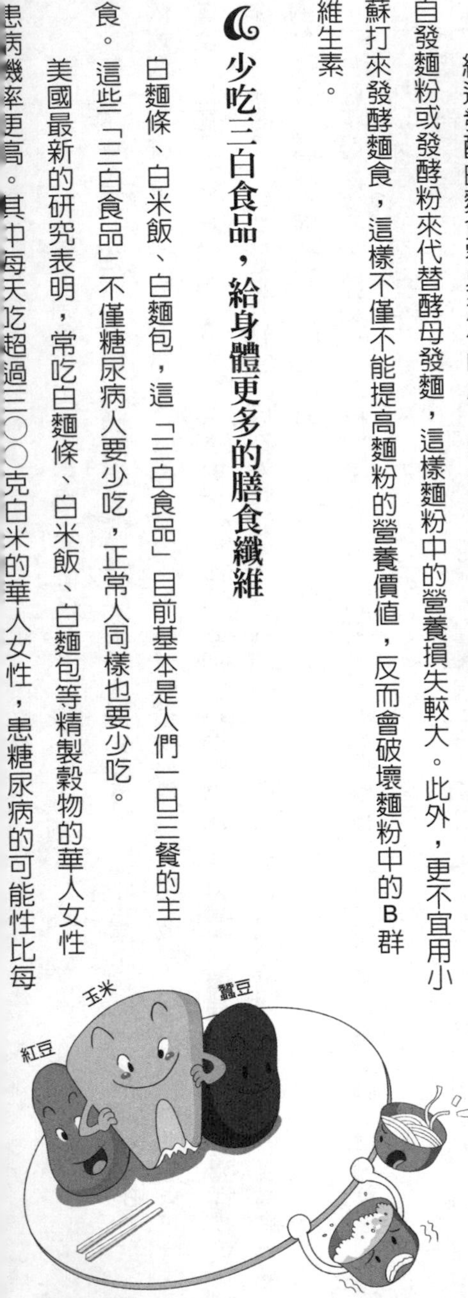

天吃二〇〇克以下白米的華人女性高出七八%。

「三白食品」屬於風險食物。麥子、稻穀等糧食本身含有豐富的B群維生素和豐富的礦物質，在機械加工過程中，這些營養素容易被破壞掉，加工越白、越精細的食品，營養損失也就越多。精米、精麵幾乎不含膳食纖維，吃進體內很快會被消化分解代謝，讓血糖急速升高。

正常人也要少吃「三白食品」，常吃這類主食易使人體糖耐量受損，這是向糖尿病過渡的一個「黃燈期」，如果不及時干預，極易發展成糖尿病。

低溫烹調，科學健康

油溫達到二五〇℃的食用油會使食物發生一系列複雜的變化，並產生大量的熱氧化分解產物，其中的一部份會形成大量油煙氣，成份包括苯並芘、揮發性亞硝胺、雜環胺類化合物等已知致突變、致癌物質。

高溫下長時間的煎炒、炙烤，雖然能使食物色、香、味更佳，但糖尿病專家發現，長時間的高溫烹飪，會加速食物中的糖份、脂肪和蛋白質等發生反應，生成更多的終末糖基化產物，而這種物質現在被認為是誘發糖尿病的誘因之一。這種物質進入人體後會刺激人體細胞產生特定有害的蛋白質，使免疫系統長期處於炎症狀態，並損傷血管。糖尿病患者常見的多種併發症與終末糖基化產物過多有關。而蒸或煮的短時間低溫烹調，可以有效降低食物中終末糖基化產物的含量。研究表明，低溫烹調能將食物中的終末糖基化產物含量降低三三%～四〇%。

豆腐與其他食物同食營養好

有營養豐富的食物，卻沒有十全十美的食物。以豆腐為例，它富含優質蛋白，不含膽固醇，鈣含量也很豐

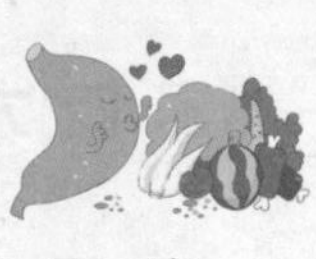

富。可是，其所含的人體必需氨基酸蛋氨酸的含量不足，因此豆腐的營養物質不能被人體完全利用。將豆腐和可以補充蛋氨酸的肉、蛋類食物搭配在一起食用，能提高豆腐中蛋白質的營養利用率。

吃豆腐時可吃些玉米，玉米中硫氨酸含量豐富，但缺乏豆腐中的絲氨酸和賴氨酸，二者同食，營養吸收率大為提高。

除了玉米，豆腐和魚也是好搭檔。魚類蛋氨酸的含量豐富，兩者搭配食用營養價值更高。

蔬菜烹調要營養，切法做法需科學

購買蔬菜時應儘量挑選新鮮有顏色的，去掉黃葉和根後先洗乾淨，在下鍋之前切碎。洗切時間與下鍋烹調時間不宜過久。切好後的菜不宜浸泡在水中，以免維生素流失。

烹調蔬菜時應避免使用銅鍋，因為銅能促進維生素C氧化而造成蔬菜水份流失。炒菜時應用急火快炒，不要加鹼，不然會破壞蔬菜中的維生素，炒菜時還要儘量少加水，吃時不要倒掉菜湯，因為菜湯中含有水溶性維生素。蔬菜燒煮的時間不宜過長，燒煮後應立即盛入盤中，不要燜在鍋中使菜發黃，會破壞蔬菜中維生素。有些家庭習慣上午就把晚餐的菜一起煮好，到吃晚飯時加熱食用，其實這種做法非常不科學，這樣會使蔬菜中的維生素喪失較多。

為嬰兒燒煮菜湯時更應注意需先將水煮沸再將菜入鍋中；為嬰兒熬粥時同樣應先把粥及葷菜煮好，再加入菜泥混勻煮熟，要現燒現吃。

豆腐

做蔬菜餛飩或菜包時，可把做餡時擠去的菜汁放入已調味的肉末中，減少蔬菜中水溶性維生素的損失。蔬菜和肉類搭配烹調，可保護蔬菜中的維生素不被破壞。

少吃鹽=補鈣

飲食中鹽的攝入量，是導致鈣排出量多少的一個重要因素。鹽的攝入量越多，尿中鈣的排出量也越多，而且鹽的攝入量越多，鈣的吸收越差。因此得出的結論是：適當減少鹽的攝入對防止骨質流失有益。「減鹽補鈣」，對促進骨質發育，防治骨質疏鬆症能起到較好作用，還能防治高血壓症，減少心腦血管病的發病危險。按照世界衛生組織推薦的標準，每天吃鹽以六克為宜。

肉類食物巧烹調，營養損失少又少

烹製肉類食品，宜用炒、蒸、煮的方法，這樣不僅味美，而且營養損失要少些。如豬肉在紅燒、清燉時維生素損失最多，蒸次之，炒肉時損失最少。用蒸或煮的方法，可對糖類和蛋白質起部份水解作用，也可使水溶性維生素及礦物質溶於水中，因此人們在食用時應連汁帶湯都吃掉。在燒肉菜時，加了料酒後再加點醋，會使肉的味道變得香噴噴的，而且肉的營養成份不容易損失。在炸製肉類時，可以在肉的表面裹上麵糊，這樣既可以減少維生素的損失，又可以使肉味道鮮嫩可口。

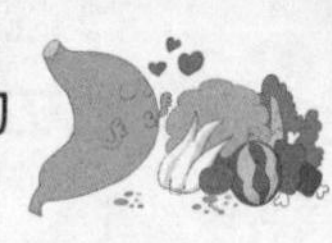

限鹽高招讓全家人少吃鹽

鹽是人們生活中不可或缺的調味品。對很多中國人來說，一道菜中可以沒有醬油，沒有味精，但絕不能沒有鹽。然而，食鹽量的多少與高血壓的發病率密切相關。

①儘量改變青菜的烹調方法，能生吃的儘量生吃，不能生吃的就涼拌，這樣能夠調節用鹽量。

②可利用菜品本身的強烈風味來擺脫對鹹味的依賴，如用番茄、洋蔥等味道濃烈的食物和味道清淡的食物一起烹煮，以提高菜的口味。

③做菜時用豆醬或醬油調味，因為一克豆醬或者一毫升醬油所含的鹽份要遠遠低於一克鹽，而且做出的菜比直接用鹽味道更好。

④菜準備出鍋時再放鹽，這樣鹽份不會滲入菜中，利於控制菜餚的鹹度。

⑤肉類可做成蒜泥白肉等菜餚，既可改善風味又能減少鹽的攝入。

⑥鮮魚類可採用清蒸等少鹽、少油的方法烹調，海產品在吃前最好用水沖洗，也可以減少含鹽量。

⑦香腸、燒雞、燻肉、松花蛋、鹹鴨蛋等熟食中的含鹽量比一般菜餚高一~二倍，在吃這些食物的時候，用餐時就要少放些鹽。

⑧餐館炒菜常使用較多的食鹽來調味，應儘量避免在外用餐。

菜餚加醋，幫身體吸收維生素C

我們每天都吃的富含維生素C的蔬菜怎麼烹調才能讓其中所含的維生素C不被浪費呢？吃菜時加點醋，就能促進蔬菜中維生素C的吸收。

因為，維生素C在消化道中被吸收是靠一種選擇性吸收的細胞，這種細胞有個特點是喜酸，醋中的醋酸會刺激這種細胞，讓其大量吸收維生素C，同時，富含維生素C的蔬菜多為酸性食物，醋也為酸性，「兩酸」結合產生的催化作用也能夠提高維生素C的利用率。

在各種蔬菜中，青椒、番茄、花菜等維生素C的含量較高。但維生素C在高溫下很容易被破壞，所以為了保證蔬菜中的維生素C能夠儘量被人體吸收利用，最好生吃或涼拌著吃。對於不能生吃的蔬菜，如花菜，可以焯一下再涼拌，涼拌時加點醋，吃起來既爽口又能保護維生素C。

需要注意的是，加了醋的菜餚就不要再加味精或雞精了，因為這兩種調味品的主要成份都是谷氨酸，谷氨酸是鹼性物質，會和醋中的醋酸發生中和反應，這樣醋就不能幫助維生素C吸收了。

煲湯用對時，美味又營養

在廣東人眼裏，要想煲一鍋好湯，除了選擇好的食材外，對煲湯的時間也非常講究，煲湯一般需要三小時，而燉湯需要四～六小時。

其實，這樣長時間煲湯反而容易破壞食物中的氨基酸類物質，使嘌呤含量增高，營養成份大量流失。排骨湯、雞湯最佳的熬製時間在一～二小時左右，在湯中加蔬菜應隨放隨吃，以減少B群維生素及維生素C的損失，且水面要沒過蔬菜，目的是與空氣隔離，從而減少營養損失；魚湯的最佳熬製時間在一小時左右。

煲湯時食物溫度宜長時間保持在八〇～一〇〇℃，一般而言，六〇～八〇℃易引起部份維生素破壞。所以，

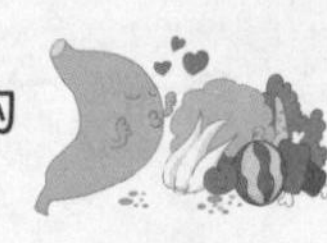

煨湯的用火要訣是大火燒沸，小火慢煨。這樣可使食物中蛋白質浸出物等鮮香物質盡可能地溶解出來，使湯既濃醇，又清澈。

進食莫飽餐，拒絕心絞痛

每餐進食以後人體都會產生能量，這意味著飽餐後人體代謝的需氧量大大增加，心臟的負荷水平也大大增加，心臟必須加倍工作才能滿足機體代謝的需要。

飽餐後血液黏度增大，血脂水平增高，血流速度緩慢，外周血管阻力增大，心臟負荷增加，血小板易聚集，促使血栓形成，堵塞冠狀動脈。

飽餐後機體為了充份消化和吸收各種營養物質，一方面血液大量地向胃腸道分流，使其他組織血供相對減少；另一方面，消化液分泌量明顯增加，影響了冠狀動脈的供血。

此外，飽餐使外周血壓明顯下降，原有高血壓者血壓下降更加明顯，並且持續一小時左右才恢復到餐前水準。若伴大量飲酒，血壓下降更明顯。當血壓突然急劇下降，會影響冠狀動脈灌注壓，心率增快，交感神經興奮，使心肌耗氧量增加。

十字花科蔬菜每週吃三次

十字花科植物的花是四瓣，呈十字排列。常見的十字花科蔬菜有：大白菜、西蘭花、油菜、高麗菜、大頭菜、蘿蔔、芥菜等。

十字花科家族中的蔬菜均富含多種維生素，比如西蘭花所含的維生素C比橘子所含的維生素C多，礦物質和膳食纖維含量也較多。此外，十字花科蔬菜中的各種強效抗氧化物質，能幫助我們消除污染，加快自身的排毒過程。

十字花科蔬菜還含有被稱為硫配糖體的天然化學物質，能排除各種毒素，包括致癌物質。研究表明，每週吃三次十字花科蔬菜能將患結腸癌的風險性降低。

美味水煮魚，蘸醋吃健康

天氣冷的時候，熱氣騰騰的水煮魚在餐館裏很受歡迎。許多人喜歡吃水煮魚，大多是喜歡它的麻和辣。同時紅的油和白的魚肉給人帶來的更是視覺的享受。

吃水煮魚的時候，您不妨蘸點醋。醋除了開胃、解膩，還能促進魚肉中鈣的吸收。此外，從中醫角度來講，醋性涼，而水煮魚性熱偏燥，水煮魚蘸醋食用可以平衡其燥性，避免身體過度攝入燥熱引發不適。

遠離痛風病，吃火鍋莫喝湯

每年的十一～十二月是痛風的發病高峰期，主要原因之一是許多人在這個時候喜歡吃火鍋。

火鍋當中會產生一種叫「嘌呤」的有機物，而且含量相當高，極易誘發和加重痛風病。痛風是一種嘌呤代謝紊亂性疾病，人在大量進食高嘌呤類食物後會導致體內嘌呤的代謝產物——尿酸增高，從而引發痛風。吃火鍋時人們一般會大量進食動物內臟、牛羊肉、蝦蟹、豆製品、蘑菇等，這些食物均富含嘌呤，一頓火鍋下來身體所吸

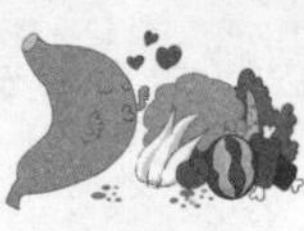

收的嘌呤量要比正常飲食高出數十倍。

更值得一提的是，許多人在吃完火鍋後都有喝火鍋湯的習慣，這種做法更危險，因為每一〇〇毫升肉湯內含嘌呤一六〇～四〇〇毫克，比正常飲食要高出三〇倍，更易誘發痛風病。

巧識甲醛食品，不買不吃爲好

「甲醛」學名是福馬林，在醫學上是用來保存屍體的防腐劑。如果食用少量甲醛，會出現頭暈、嘔吐、腹瀉等症狀，過量食用還會導致昏迷、休克，甚至致癌，因為福馬林是強致癌物。目前，各地工商部門已檢測出用甲醛浸泡過的食品主要有：豬蹄筋、牛百葉、鴨掌、豬肚、螺肉等水發食品；魷魚、鯧魚、墨魚、章魚、帶魚、牡蠣肉、解凍銀魚、黃魚、沙丁魚、凍蝦等水產品；還有海參、魚翅、粉絲、竹筍、乾製食用菌、肉乾、魚乾等乾製品以及豆製品、各種麵製品等。

其實，被甲醛浸泡過的食物是比較容易辨別的：使用甲醛泡發過的海產品外觀雖然鮮亮悅目，但色澤偏紅；甲醛浸泡過的海產品特別是海參，手感較硬，而且質地較脆，手捏易碎；用甲醛浸泡過的食物會有一股刺激性的異味，這種異味掩蓋了食品本身的氣味；用甲醛浸泡過的食物吃在嘴裏會感到生澀，缺少鮮味。

剩菜巧加工，營養不流失

(1)肉類 加熱時來點醋。肉類菜餚一般均富含礦物質，這些礦物質加熱後會隨著水份一同溢出。如果在加熱的時候來點醋，這些物質遇上了醋酸就會合成為醋酸鈣，不僅提高了其營養，同時還有利於人體吸收和利用。

(2)海鮮類　加熱時添點佐料。海鮮類菜餚在加熱時最好加些蔥、薑、酒等佐料，這樣不僅可以提鮮，而且還具有一定的殺菌作用。

(3)魚類　加熱四五分鐘。魚類菜餚中的細菌非常容易繁殖，其中大腸桿菌在二〇℃左右的溫度裏每八分鐘就能夠繁殖數倍，在五六個小時之內一個細菌就會變成一億個。所以，吃剩下的魚類菜餚，再吃時一定要加熱四五分鐘。但加熱時間不宜過長，不然魚中所含的全價蛋白、魚脂和豐富的維生素就會損失。

科學選野菜，新鮮又健康

春暖花開時是各種野菜上市的季節，吃膩了雞鴨魚肉的人們，喜歡在這個時候嚐嚐清香鮮嫩的野菜。但野菜好吃，污染要防。當到市場去選購野生馬蘭頭、枸杞頭、薺菜、野芹菜之類的野菜時，必須注意以下幾點。

不要買被蟲卵齧蝕污染的野菜。這種野菜已處於病態，其營養成份已被破壞，不宜食用。

不買噴灑過農藥的野菜。識別方法是仔細翻看，看菜葉上有無異樣的斑點或顏色；也可用鼻子聞一聞，有無殘留農藥的氣味。

此外，野菜要定量烹調，隨買隨吃不貪多。因為野菜久存易變色、變質，影響營養和口味。

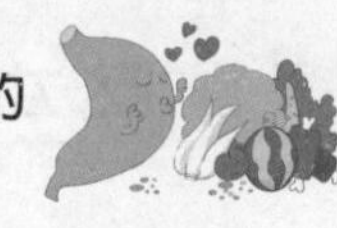

水果吃小不吃大

選購水果時不要總挑選那些個大的水果，其實個小的水果比個大的水果更有營養。

美國一所有機食品研究中心的最新研究報告指出，水果長得越大，其中所含的維生素、礦物質以及其他對健康有益的營養物質就會明顯減少，同時水果本身的味道和芳香味也會隨之變淡。建議購買有機水果，有機水果與一般環境生長出來的水果相比，個頭要小許多。

飯前吃水果，易吸收又減肥

飯後馬上吃水果，易導致體重超重和肥胖。把水果當成飯後甜品，其中的有機酸會與其他食物中的礦物質結合，影響身體消化吸收；飯後馬上吃水果還會加重胃腸的負擔。

吃水果的正確時間是飯前一小時（柿子、香蕉、山楂除外）。

① 水果是低熱量食物，其平均熱量僅為同等肉食的十分之一，同等重量麵食的四分之一。先吃低熱量食物比較容易把握一頓飯裏總的熱量攝入。

② 水果中的許多營養成份均是水溶性的，飯前吃有利於身體必需營養素的吸收。

③ 許多水果容易氧化和腐敗，先吃水果可縮短其在胃中的停留時間，降低其氧化、腐敗的程度。

④ 飯前一小時吃些水果，把胃佔據大半，攝入熱能肯定不會過量，這是簡便有效的減肥方法。而飯後馬上吃水果，水果中的果糖不能及時進入腸道，會在胃中發酵，產生有機酸，引起腹脹、腹瀉。

不要吃畸形的蔬菜和水果

市場上的畸形蔬果並不少見，如比拳頭還大的青椒、連體番茄、又長又寬的扁豆、又紅又大的連體草莓、奇形怪狀的西瓜等。

蔬果畸形的原因主要有營養不均衡、微量元素缺乏和激素使用不當等。現在許多農民在溫室和塑膠大棚中栽培蔬果，這些蔬果會因低溫、乾燥、氮磷肥噴施過多而缺鈣，造成畸形。現在在種植蔬果過程中使用的肥料以化肥為主，容易使蔬果缺乏微量元素硫，導致水果表面不光滑。

此外，為使蔬果早上市或反季節上市，有的果農用激素對蔬果進行處理，催熟後的果實顏色大多不正常，果實切開後可發現中間有空腔、顏色不一致。其主要原因是生長激素使用過多，造成果實過於肥大而養份供應不足。

化肥、激素等廣泛應用於蔬果種植中，可對人體造成傷害。短期內會使人出現乏力、肌顫、嘔吐、心慌、腹瀉等情況，嚴重者可能出現昏迷、全身抽搐、心力衰竭甚至死亡；如果這些物質長期在人體中蓄積，可產生致畸形、致基因突變、致癌等作用。所以不要吃畸形的蔬菜和水果。

科學使用不沾鍋，家人健康有保障

不沾鍋不宜拿來烹調肉類食物。因為不沾鍋塗層的主要成份是聚四氟乙烯，它的結合強度不高，不能完全覆蓋在不沾鍋表面，尤其在遇到肉類等酸性食物後會腐蝕金屬，裸露部份一旦被腐蝕就會膨脹，從而導致塗層脫落，其隨菜餚進入人體，會給健康帶來一定的負面影響。此外，按照中國人的烹調習慣，做炒肉絲這樣的菜，鍋

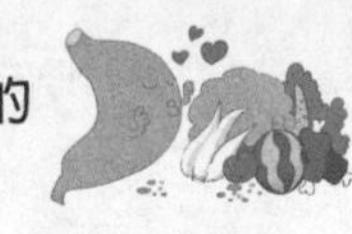

內溫度至少要在三〇〇~五〇〇℃，加上肉類食物含油量較高，溫度容易迅速升高，使鍋表面附著的化學物質釋放出有毒物。除了不能烹調肉類，不沾鍋也不能烹製蛋類、白糖、大米等酸性食物，更不宜做醋溜白菜、番茄炒雞蛋、糖醋魚等帶有酸味的菜餚。另外，加入檸檬、山楂等酸味食物的菜餚，也不宜使用不沾鍋烹炒。使用不沾鍋最適於烹飪大豆製品、菌藻類食物及口味不酸的蔬菜，但烹調時不宜加糖、醋、番茄醬、檸檬汁調味。

規避健康危害，少買沒毛的桃

許多人認為，市場上很多看上去非常鮮亮的桃子，回家用水簡單洗洗就可以吃了。卻不知，那些漂亮的桃子是經過「美容」的。一些不法商販為了讓桃子看起來鮮紅、透亮，用洗衣粉水泡洗桃子。洗衣粉的主要成份是多聚磷酸鈉、月桂醇硫酸鹽及螢光劑，對人體健康有很大危害，食用後會出現嘔吐、胸痛、腹瀉甚至吐血、便血等症狀。

如何鑒別桃子是否洗過呢？沒洗過的桃子表面會有一層茸毛；被洗衣粉洗過的桃子，表面的茸毛較少，摸起來手感滑，聞上去沒有桃味，殘留的是洗衣粉的氣味。選購桃子時，最好購買表面有茸毛、顏色不太鮮亮的桃子。

肉切大切小，關乎其營養

如果肉切得太小，在切肉的同時，部份營養會隨著水份流失掉，特別是有些人喜歡將肉切完後再洗，這樣營養素流失更加嚴重。在炒菜或者燉湯時，如果肉塊小，其中的部份水溶性營養素大多會溶解到湯中，如果所做的菜是連湯一起食用的，那就不必考慮營養素的流失問題；但是如果有吃菜不喝菜湯的習慣，那麼肉切得太小就有點浪費肉中的營養了。

從營養的角度來講，肉不宜切得太小。但如果從口味的角度來講，肉切得越小越容易入味，肉切得大了不容易入味，並且不宜烹調熟。宜根據個人的飲食習慣，在營養與口味間找到一個平衡點！

不吃腐爛水果，嚴防毒素入口

家庭儲存的水果腐爛了，許多人會採取將腐爛部份挖去然後食用的方法。其實，這種做法並不科學。因為在距離腐爛果肉一釐米處的正常果肉中，仍可檢出毒素。

只要水果發生黴變和腐爛，各種微生物特別是各種真菌就會在腐爛水果中不斷加快繁殖，並在繁殖過程中產生大量有毒物質。這些有毒物質又會不斷地從腐爛部份通過水果汁液向未腐爛的部份滲透和擴散，導致未腐爛部份同樣含有微生物的代謝物。

人吃了腐爛的水果，容易出現頭暈、頭痛、噁心、嘔吐、腹脹等，嚴重的還會發生中風、昏迷，危及生命。

家庭儲存的水果如略有小斑或少量蟲蛀，應用刀挖去蟲蛀處及其周圍超過一釐米處的好果肉部份；如蟲蛀或黴變腐爛面積達到或超過水果的三分之一，應扔掉不吃。

正確吃海鮮，營養又安全

海魚吃前一定要洗淨，去淨鱗、腮及內臟，無鱗魚要刮淨表皮上的污膩，因為這些物質往往是海魚中污染成份的聚集地。貝類煮食前應用清水將外殼洗擦乾淨，並在清水中浸養七～八小時，這樣貝類體內的泥沙等髒東西就會吐出來。乾製的海鮮產品在加工過程中容易產生一些致癌物，食用蝦米、蝦皮、魚乾前最好用水煮十五～二

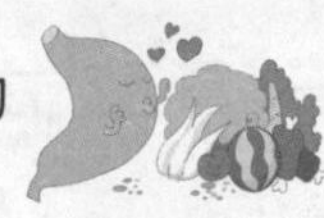

〇分鐘，撈出後再用於烹調。此外，新鮮的海蜇不宜食用，因為其含有毒素，應將其清洗乾淨後用醋浸泡十五分鐘，然後放入一〇〇℃的熱水中焯數分鐘方可食用。

花生煮著吃更健康

水煮花生保留了花生中原有的植物活性物質，如白藜蘆醇、植物固醇、皂角苷等，能防治營養不良，預防心血管病、糖尿病。花生所含的β—穀固醇，有預防心血管疾病、乳腺癌、前列腺癌、大腸癌的作用。花生所含的白藜蘆醇具有較強的生物活性，不僅能預防癌症，還能抑制血小板凝聚，防止腦梗死和心肌梗死的發生。

然而，花生雖美味又營養，但食用時要注意安全。花生是最容易被黃麴黴菌感染的農作物，而黃麴黴菌毒素是世界公認的最強的致癌物。

烹調花生前應將外觀呈黃綠色的花生挑出扔掉，然後用流動的水浸泡、漂洗，再用水煮熟食用。黃麴黴菌毒素很耐熱，即使加溫到二〇〇℃也不能被破壞。但黃麴黴菌毒素可溶於水，經過漂洗、水煮大部份能被去除掉。所以花生煮著吃更健康。

凍豬肉比鮮豬肉更衛生、營養

從衛生角度看，新宰殺的豬肉中常存有各種細菌，甚至可能有某些病毒，比如豬黃膽病毒就是藏在骨骼、血液和肌肉中的，而凍肉中的細菌大都已死掉或被排除。從肉質上看，鮮豬肉酸味重、雜汁多；而凍肉入庫前進行了排酸處理，肉內的水份和污血基本上都被清除，因此肉味更加鮮美。需要提醒的是，凍肉反復解凍會破壞其中的營養成份，導致肉中最富有營養的汁液等營養物質隨水份一起流失。此外，凍肉長時間放在冰箱中仍會慢慢變質，建議買回家的凍肉最好在一週內吃完。

每天吃肉不如每天吃豆

中國的傳統飲食講究「五穀宜為養，失豆則不良」，意思是說五穀是有營養的，但沒有豆子營養就會失去平衡。豆類含有豐富的蛋白質、多種維生素及微量元素，營養價值較高，尤其是蛋白質的含量豐富，其氨基酸組成與動物蛋白質相似，被稱作是「地裏長出的肉」。現代營養學也證明，每日堅持食用豆類食品，只需兩週的時間，人體就可以減少脂肪含量，提高免疫力，降低患病的機率。因此，很多營養學家都強調指出，用豆類食品代替一定量的肉類等動物性食品，是解決城市中各類人群營養過剩和營養不良的好辦法。

正確飲水，喝出健康

三種常見水多喝無益

礦泉水：許多礦泉水不符合衛生要求，即使符合衛生要求的礦泉水，因人的身體條件不同，所需微量元素的種類和數量也不同，所以礦泉水中的營養素並非對每個人都有益。

純淨水：純淨水在處理的過程中不僅去掉了水中的細菌、病毒、污染物等雜質，也除去了對人體有益的微量元素和礦物質。宜偶爾飲用。

蒸餾水：在人體所需要的微量元素被除去的同時，水中原有的部份有機物卻沒有被除去。長期飲用不僅會缺乏某些微量元素，而且可能將有些有機物帶入體內，對健康不利。

科學飲水三要素：第一要主動喝水，第二要飲足夠的水，第三飲水要細水長流。主動喝水指的是口渴之前

先飲水。特別是老年人口渴的感覺較遲鈍，身體已經缺水時卻感覺不到口渴，應比年輕人養成主動飲水的習慣。細水長流是說一天的飲水次數要多，每次飲水一〇〇～一五〇毫升水，一〇～十五分鐘內飲完，忌暴飲。

第三章

平衡膳食是養生之道

我們吃東西不僅是為了填飽肚子，更是為了獲得維持健康所需要的各種營養素，膳食搭配是否合理，營養是否平衡很重要。

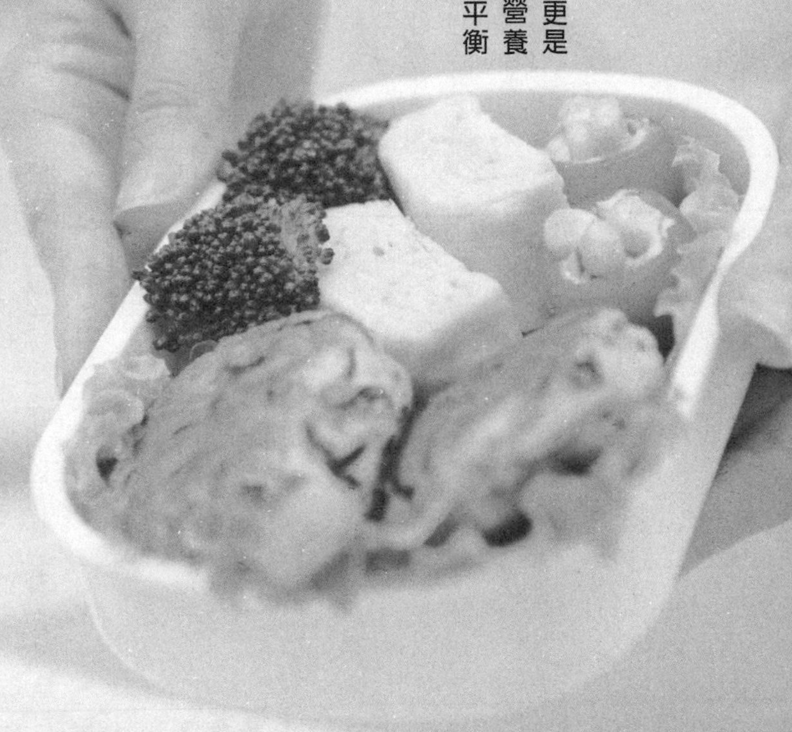

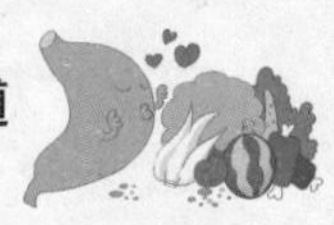

《中國居民膳食指南》

人類的食物是多種多樣的。各種食物所含的營養成份不完全相同。除母乳外，任何一種天然食物都不能提供人體所需要的全部營養素。平衡膳食必須由多種食物組成，才能滿足人體各種營養需要，達到合理營養、促進健康的目的，因而要提倡人們廣泛食用多種食物。

中國營養學會二〇〇七年公佈的新《中國居民膳食指南》共十條，內容如下：

①食物多樣，穀類為主，粗細搭配。
②多吃蔬菜、水果和薯類。
③每天吃奶類、豆類或其製品。
④常吃適量的魚、禽、蛋和瘦肉。
⑤減少烹調油用量，吃清淡少鹽膳食。
⑥食不過量，天天運動，保持健康體重。
⑦三餐分配要合理，零食要適當。
⑧每天足量飲水，合理選擇飲料。
⑨如飲酒應適量。
⑩吃新鮮衛生的食物。

中國居民平衡膳食寶塔

膳食寶塔共分五層，包含每天應攝入的主要食物種類。膳食寶塔利用各層位置和面積的不同反映了各類食物在膳食中的地位和應占的比重。

第一層為穀類薯類及雜豆二五〇～四〇〇克、水一二〇〇毫升。

第二層為蔬菜類三〇〇～五〇〇克、水果類二〇〇～四〇〇克。

第三層為畜禽肉類五〇～七五克、魚蝦類五〇～一〇〇克、蛋類二五～五〇克。

第四層為奶類及奶製品三〇〇克、大豆類及堅果三〇～五〇克。

第五層為油二五～三〇克、鹽六克。

十條重要的平衡膳食的健康方式

①每人每天三〇〇毫升奶。

②每人每天一個蛋。

③每週至少吃一頓海魚。

④增加豆與豆製品的攝入量。

⑤常吃新鮮的當季水果。

⑥每人每天最好吃五〇〇克蔬菜。

⑦菌菇類食品要納入膳食結構。

⑧口味淡些、淡些、再淡些。

⑨控制高糖、高脂類食物的攝入量。

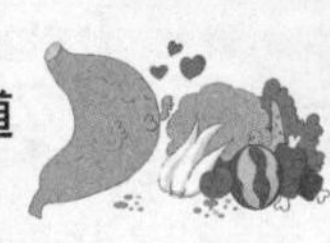

⑩每餐吃七八分飽。

膳食平衡的要素

①學會計算每日需要攝入的熱量，做到「收支」平衡，保持體重，預防肥胖。具體的方法是：首先根據一天的活動內容詳細記錄全天的能量消耗數值；然後計算出每日攝入能量的數值，計算出兩者之差。

②每日飲食中三大營養成份所提供熱量大約比例為：五〇%的熱量來自碳水化合物（穀物的澱粉），二〇%的熱量來自蛋白質，三〇%的熱量來自脂肪。

③一日三餐的吃飯時間要準時，儘量做到早餐好、午餐飽、晚餐少。

④食物的種類要多樣。

⑤儘量少用煎、炸等烹調方法，堅持低鹽（每日六克以內）。

⑥不提倡飲酒，但如果飲酒則需適度。

⑦參加耐力性的持續運動時，因運動量較大，可適當補充一些碳水化合物食品，而一般健身運動只需多加一杯低糖飲料即可。

怎樣才能維持膳食平衡

要在日常飲食中做到膳食平衡，要從思想上認識平衡膳食對維持健康水平的重要性，而且要知道平衡膳食對健康的維持作用是終生的，這就要求我們需要不斷地接受健康知識的教育，並在實際生活中不斷地調整自己的飲食、生活行為，如克服挑食、偏食、吃零食、口味重、愛吃肥肉、不吃蔬菜和水果、酗酒或盲目素食等不良的飲食習慣。同時還要注意使食物的種類多樣化，食物烹調方法科學，每餐不過飽。

膳食寶塔的食物互換表

穀類食物互換表（相當於一〇〇克米、麵的穀類食物）

食物名稱	質量/克	食物名稱	質量/克
大米、糯米、小米	一〇〇	燒餅	一四〇
麵粉、標準粉	一〇〇	烙餅	一五〇
玉米麵、玉米糝	一〇〇	饅頭、花卷	一六〇
掛麵	一〇〇	窩頭	一四〇
麵條（切麵）	一二〇	鮮玉米	七五〇~八〇〇
麵包	一二〇~一四〇	餅乾	一〇〇

豆類食物互換表（相當於四〇克大豆的豆類食物）

食物名稱	質量/克	食物名稱	質量/克
大豆（黃豆）	四〇	豆腐乾、燻豆乾、豆腐	八〇
腐竹	三五	素肝尖、素雞、素火腿	八〇
豆粉	四〇	素什錦	一〇〇
青豆、黑豆	四〇	北豆腐	一二〇~一六〇

食物名稱	質量/克	食物名稱	質量/克
膨化豆粕	四〇	南豆腐	二〇〇~二四〇
蠶豆（炸、烤）	三〇	內酯豆腐（盒裝）	二八〇
五香豆豉、豆腐皮、豆腐絲（油）	六〇	豆奶、乳酸菌	六〇〇~六四〇
豆漿	六四〇~六八〇		

平衡膳食寶塔的應用

(1)確定食物需要量。「平衡膳食寶塔」中食物適宜的攝入量範圍均適用於一般健康的成年人，每個成年人應根據自己的性別、年齡、勞動強度等因素算出食物的需要量。

(2)互換同類食物，搭配出豐富多彩的膳食。「平衡膳食寶塔」每一層包含的每一類食物中都有許多品種，同一類中的各種食物所含營養成份大體相近，可以相互替換，這樣不僅可以平衡膳食，還可以使飲食豐富多彩。但是，同類互換必須是以糧換糧，以肉換肉，以豆換豆，以同類食物互換為原則。

(3)合理分配三餐食量。一般三餐食量的分配以早、中、晚餐分別為三〇％、四〇％、三〇％為宜。早餐應當吃好，除主食外，還應包括蛋、肉、奶、豆中的一種，並搭配適量蔬菜或水果。

(4)因地制宜，充分利用當地資源。如在沿海地區可適當增加水產品的攝入量，牧區可適當增加奶類食品的攝入量，山區可適當增加硬果類食物的攝入量。

(5)養成習慣，長期堅持。膳食對健康的影響是長期的結果。因此，要養成習慣，堅持不懈，才能起到促進健康的作用。

營養均衡——養生之道

目前營養學流行通俗且簡便的兩句話：一、二、三、四、五和紅、黃、綠、白、黑。「一」指每天飲一杯牛奶或優酪乳。「二」指每餐吃二兩主食。「三」指每天吃三種蛋白質，即肉類一〇〇克（瘦豬牛羊肉、雞鴨肉或魚蝦）、豆製品一〇〇克和雞蛋一個。「四」指四句話：有粗有細（粗細糧搭配），不鹹不甜，三四五頓，七八分飽。「五」指每天吃五〇〇克蔬菜和水果。「紅」指番茄、紅葡萄酒（一〇〇毫升以內）等。「黃」指玉米、南瓜、胡蘿蔔、黃豆等。「綠」指深綠色蔬菜、綠茶等。「白」指燕麥、白蘿蔔、茭白等。「黑」指香菇、黑木耳、海帶、黑芝麻等。這兩句話總體的意思是指每天所吃的食物品種應多樣，最好天天換花樣，做到營養互補。這兩句話可以說把飲食合理、營養均衡具體化了，每天按兩句話做，基本可以達到營養均衡。

平衡飲食的特點

①飲食中應有豐富多樣的食物，以攝取人體所需的各種營養物質。

②飲食中各種食物的量和比例要適當，不但要注意各種營養素齊全，而且要比例科學、合理、適當。

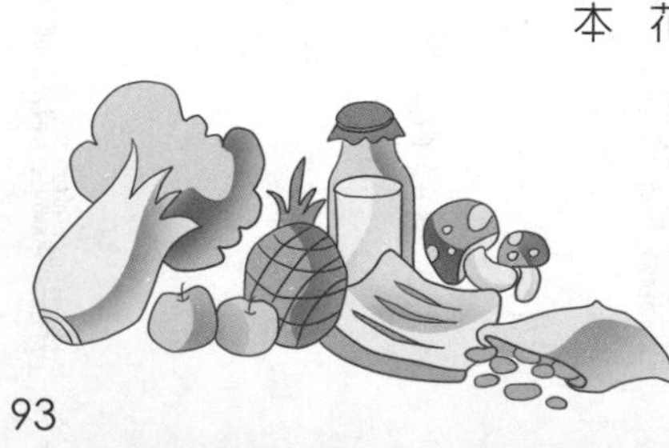

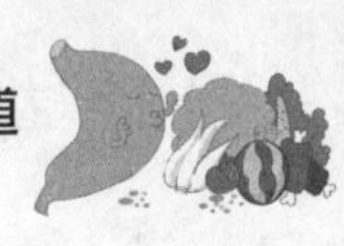

③在平衡飲食的基礎上還要注意合理的加工烹調、主副食的搭配、食譜多樣化，以保證良好的食慾和充足、合理的營養素攝入量。

膳食平衡新概念——「伴侶食品」

「伴侶食品」是指某些食物搭配食用能使其中的營養成份產生「互補作用」，從而促進人們膳食平衡的食品。

肉類——水果

肉類富含脂肪酸，在體內代謝後易使人的體液呈弱酸性。水果含有大量的鉀、鈉，參與人體代謝可使體液呈弱鹼性。吃肉類的同時吃些水果，可使體液保持酸鹼平衡，有利於身體健康。

菠菜——豬肝

菠菜和豬肝都能補血，一素一葷，二者搭配食用對治療貧血有特效。

馬鈴薯——牛肉

牛肉營養價值高，可健脾胃，但牛肉肉質粗糙，會刺激胃黏膜。而用馬鈴薯與牛肉同煮，能起到保護胃黏膜的作用。

生薑——羊肉

生薑保暖驅寒，羊肉取暖補陽，二者搭配食用能驅外邪，還可用來治療腹寒引起的疼痛。

栗子——雞肉

栗子健脾，雞肉補脾造血，二者搭配食用有利於人體吸收雞肉的營養，造血機能也隨之增強。

鴨肉——山藥

鴨肉可補陰，能消炎、止咳。山藥的補陰效果較鴨肉更強，二者搭配食用，可獲得較好的補肺效果。

雞蛋——百合

雞蛋可補陰血，百合能增氣血、清痰火、補腎氣，二者煮湯後加適量白糖食用，能養陰潤燥、清心安神。

海帶——豆腐

豆腐營養豐富，其所含的皂角 能促進海帶內的碘排出，從而易於被人體吸收。海帶含有豐富的碘，二者同食可提高人體對碘的吸收利用率。

穀類爲主是平衡膳食的基本保證

穀類食物是中國傳統膳食的主體，是人體能量的主要來源。穀類包括米、麵、雜糧，主要提供碳水化合物、蛋白質、B群維生素及膳食纖維。堅持穀類為主是為了既保證攝入充足的能量，又避免高能量、高脂肪和低碳水化合物膳食易誘發慢性疾病的弊端。另外要注意粗細搭配，經常吃一些粗糧、雜糧和全穀類食物。稻米、小麥不要研磨得太精，以免損失其所含有的維生素、礦物質和膳食纖維。膳食中穀類食物提供能量的比例達到總能量的五〇%～六〇%，再加上其他食物中的碳水化合物，才能達到世界衛生組織（WHO）推薦的適宜比例。人們應保持每天膳食中有適量的穀類食物攝入，一般成年人每天宜攝入三〇〇～四〇〇克。

食物互換，營養平衡又可口

人們吃多種多樣的食物，不僅是為了獲得均衡的營養，也是為了滿足口味的享受。雖然每種食物所含的營養成份不完全相同，但同一類食物所含的營養成份大體相近，所以在膳食中可以相互替換。

按照同類互換、食物多樣的原則調配一日三餐。同類互換就是以糧換糧、以肉換肉、以豆換豆。例如麵粉可與大米或雜糧等互換，饅頭可以和烙餅、麵條、麵包等互換；瘦豬肉可與牛、羊、兔、雞、鴨肉互換；魚可與蟹、蝦、貝類等水產品互換；牛奶可與優酪乳、奶粉、乳酪或羊奶等互換。例如每天吃五〇克豆類及其製品，掌握了同類食物互換的原則就可以變換出多種吃法，可以全量互換，即全換成等量的豆漿或豆腐，今天喝豆漿、明天吃豆腐；也可以分量互換，如三分之一換豆漿、三分之一換燻豆乾、三分之一換腐竹。早餐喝豆漿、午餐喝碗酸辣豆腐湯、晚餐吃涼拌腐竹。

平衡飲食的組成

為了方便規劃日常的膳食平衡，許多國家把食物分成幾大類型，分類方法因條件不同而有區別。目前，根據國情，將食物分成五大類，即平衡膳食應包括的五大類食物：

①穀類（糧穀）及糧穀類製品；

②蔬菜和水果；

③肉、魚、蛋、奶類；

④豆類及豆類製品；

⑤油脂類食品。

通常，平衡飲食中的碳水化合物、蛋白質和脂肪的比例是五：一：一．五，熱量比為碳水化合物占五五%～六五%，蛋白質占一〇%～十五%，脂肪占二五%～三〇%，平衡飲食應包括以上五大類食物。

吃的平衡法則

平衡法則一：食量與體力活動相當。

進食量過大而體力活動不足，多餘的能量就會在體內以脂肪形式儲存，逐漸造成肥胖，反之，食量不足，運動或勞動量過大，久之就會造成消瘦，所以食量要和體力活動保持平衡。

平衡法則二：食物變著花樣吃。

因為人類食用的食物中，除母乳外沒有任何一種天然食物能提供人體所需要的全部營養素。每一類食物都具有不同特點，只有搭配多種食物組成合理膳食，才能通過食物互補作用達到合理營養的目的。

平衡法則三：適量吃肉。

魚、禽、蛋、瘦肉等動物性食物是優質蛋白質、脂溶性維生素和礦物質的良好來源。動物性蛋白質的氨基酸組成更適合人體需要，且賴氨酸含量較高，有利於補充植物性蛋白質中賴氨酸的不足。

平衡法則四：別不吃薯類。

薯類食物營養豐富，含有豐富的澱粉、膳食纖維以及多種維生素和礦物質。薯類食物能保持心血管健康，預

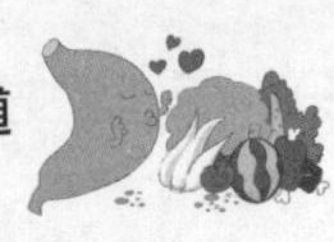

防便秘和防治癌症，應常食。

平衡法則五：積極補鈣。

中國居民膳食營養素攝入量中，以鈣缺乏最為明顯，每人平均鈣攝入量僅為中國營養學會推薦量的五〇%。

因此，提倡常喝牛奶，牛奶是天然鈣質的來源。

平衡膳食是改善國民營養健康狀況的根本途徑

我們吃東西不僅是為了填飽肚子，更是為了獲得維持健康所需要的各種營養素，膳食搭配是否合理，營養是否平衡很重要。中國人傳統的膳食特點是以植物性食物為主，膳食纖維和礦物質比較充足，這對於維持健康特別是對防治一些慢性病，如心血管病、糖尿病和某些腫瘤是有益的。但是植物性食物中鐵的質量不好，容易造成貧血。

而已開發國家中的人們吃了較多的肉食，膳食裏面維生素、礦物質比較充足，但脂肪含量過高，膳食纖維太少，容易導致多種慢性病。

要保持中國傳統膳食的優點，克服存在的缺點，又要避免已開發國家飲食中存在的一些不利因素，盡可能使日常膳食結構更加合理。努力做到合理搭配，食物多樣，每天所吃的食物裏都要有穀類、蔬菜、水果、動物性食物、油、鹽、醬、醋等。

酸鹼平衡很重要，早餐應多吃鹼性食物

是健康的。而人的體液在一天中最偏酸的時候正是早晨起床後，因此早餐應進食鹼性食物，將體液及時調整到最佳的酸鹼度，就顯得至關重要。那麼，檢測一下，您的早餐酸鹼平衡嗎？是否包含了充足的鹼性食物？

經常被早餐忽略的鹼性食物：各種新鮮蔬菜和水果。

經常被作爲早餐的鹼性食物：豆漿、牛奶。

經常被作爲早餐的酸性食物：油條、稀飯、雞蛋、麵條、麵包、蛋糕、火腿等。

主副食搭配，造就健康體魄

中華民族的傳統飲食結構從整體來看，是在素食為主的基礎之上，葷素搭配，平衡膳食。所謂平衡膳食，就是要求日常飲食中食物種類儘量做到多樣化，食品廣而雜。要講究葷素食、主副食、正餐和零散小吃以及食與飲之間的合理搭配和平衡。中國的方塊文字是智慧的符號，自古以來，提及人體健康狀態時，常用精、氣、神來加以描述。精、氣是生命的支柱，「氣」這個字裏有米，精的另一半是莊稼，這兩個字中都包含有「米」，中華民族素有「世間萬物米稱珍」的祖訓。中餐有「主、副食」之分：主食包括稻、黍（高粱）、麥（麥類）、菽（豆類）、粟（穀子）、玉米、蕎麥、蕎麥、薏米等雜糧以及薯類；副食包括蔬菜、水果、魚、肉、蛋、奶等動植物食物。

食物寒、熱、溫、涼四性的平衡

食物有寒、熱、溫、涼四性，同中藥一樣，平衡組合，才能有益於健康。綠豆性涼、味甘，無毒，生津止

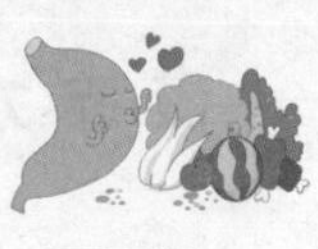

湯，清熱解毒；羊肉性溫熱、味甘，無毒，補虛祛寒，效同人參；西瓜性寒、味甘，有「天生白虎湯」的美譽，可用於口渴、尿赤和發熱；菊花性平、味苦，無毒，清熱明目。中國百姓夏天喜歡飲用綠豆湯、菊花茶，以西瓜為餐後水果；冬天喜歡吃涮羊肉；螃蟹性寒，生薑性熱，吃螃蟹時吃些薑。攝食時破壞食物四性的寒熱平衡，自然有損健康。所以宜根據食物寒、熱、溫、涼四性來平衡安排每天的膳食。

一日三餐的熱量分配應合理

合理分配一日三餐的熱量，與人體健康有著密切關係，常言道：「早餐吃好，午餐吃飽，晚餐吃少。」是很有科學性的，符合人體生理功能和代謝變化，每個人應該提倡和遵守。一日三餐熱量的比例是早餐三〇%，午餐四〇%，晚餐三〇%。例如一個成年男性每天需要二六〇〇千卡（一千卡=四．一八千焦）的熱量，那麼早餐需要的熱量為：二六〇〇千卡×三〇%=七八〇千卡；午餐需要的熱量為：二六〇〇千卡×四〇%=一〇四〇千卡；晚餐需要的熱量為：二六〇〇千卡×三〇%=七八〇千卡。

而那種早餐簡單，經常是一碗稀飯、一個饅頭夾鹹菜，午餐湊合，吃個饅頭和很簡單的菜，或吃一包速食麵，晚餐才吃得比較好一些。這樣的飲食安排是不科學的，因為晚飯後活動少，熱量消耗低，吃多了，多餘的熱量在胰島素的作用下，大量合成脂肪，聚集在體內，使人逐漸發胖。而肥胖與中老年常見的幾種疾病（如動脈粥樣硬化、高血壓、冠心病、脂肪肝和糖尿病等疾病）是息息相關的。

膳食平衡的三大法則

法則一：糧食七八兩，油脂減二成。

中國營養學會建議，每天在我們攝取的食物總量中，穀物來源的能量應在五五%～六五%。因為穀物不僅含有豐富的碳水化合物和膳食纖維，還是B群維生素的重要來源。B群維生素可防止血脂異常。

此外，過量食用油脂會傷害血管和肝臟。每人每天合理的食用油脂的量為二五克。但是如今許多人每天食用油脂的量遠遠超出二五克，建議烹調用油應比目前的用量減少二成，同時將家中的大油桶換成有刻度的小油杯，逐漸將每天食用油脂的量降到合理水準。

法則二：蔬菜八兩好，奶豆天天有。

快節奏的生活常常讓許多人忘了適時補充維生素，造成營養素出入不平衡。每天我們每個人都不要忽視蔬菜、奶類和豆類中所含的維生素和微量元素。各種綠色蔬果含有豐富的維生素A和維生素C。此外，它們所含的膳食纖維可有效預防癌症。

法則三：少吃一兩口，多動一刻鐘。

單憑減少膳食能量來保持能量負平衡，會導致機體的基礎代謝減低，能量反會比原來更易於積存在體內。一九八九～二〇〇〇年間，中國的營養學家曾追蹤調查了一群二〇～四五歲的健康成年居民的體重變化。結果發現，這群人的平均體重在十一年間增加了三．六千克。基於這一研究結果提出了每天日常飲食中少吃一兩口的說法，同時還應該增加十五分鐘的運動，可消耗體內多餘的熱量。

談談「辨證用膳」

辨證用膳，就是膳食營養應結合環境、四季氣候，進行適當調整。四季氣候存在春溫、夏熱暑濕且盛、秋涼而燥以及冬寒的特點，人的生理、病理容易受氣候變化的影響，注意選擇的食物與四季的特點相適應。

春季：陽氣生發，飲食應清淡，不宜過量食用油膩、煎炸等容易上火的食物，應常吃些荸薺、鴨梨、甘蔗等水果，常吃綠豆芽等蔬菜，以免體內產生積熱。

夏季：天氣炎熱，汗出得比較多，宜食用甘寒、利濕清暑、少油的食物，可常飲綠豆湯，吃些西瓜、蘭州蜜瓜等水果，吃些冬瓜等蔬菜，以解暑、清熱、利濕，養陰益氣。

秋季：氣候涼爽乾燥，燥為秋的主氣，中醫認為：秋燥易傷肺，所以秋季養生應以滋陰潤肺為主，宜常吃些百合、山藥、藕、豬肺等食物。

冬季：天氣寒冷，中醫認為：寒邪易傷腎陽，所以冬季養生應以護腎為主，應常吃些栗子、芝麻、紅薯、羊肉、蝦等益腎的食物。

中華民族傳統膳食中的平衡

中華民族傳統的膳食結構提倡食物來源多樣化，具有廣雜性、主從性和匹配性，形成了以穀物、豆類為主；進食足量蔬菜；以動物食物作為補充；兼食水果的傳統膳食結構。這種膳食結構適合人類消化道的生理結構和人體全面的營養需求，保證了飲食的均衡，有關中華民族傳統膳食結構有如下精闢論述。

①五穀為養；

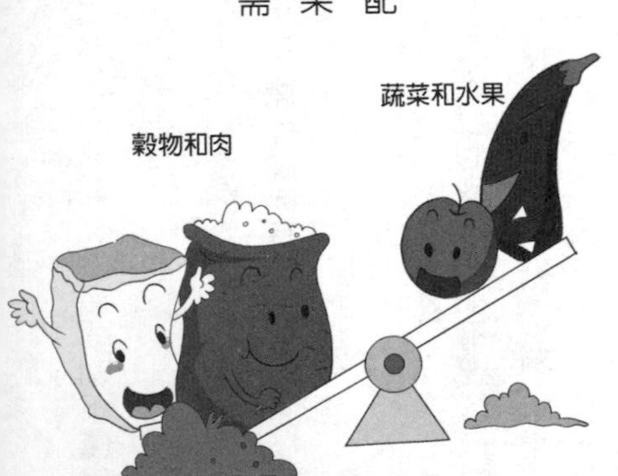

②五果為助；
③五畜為益；
④五菜為充。

意思是說穀物（主食）是人們賴以生存的根本，而水果、肉類和蔬菜等都是作為主食的輔助、補益和補充。

酸、鹼食物大集合

強酸性食物：白糖、甜點、蛋黃、乳酪、柿子、金槍魚、比目魚等。

中酸性食物：雞肉、豬肉、鰻魚、牛肉、火腿、麵包、奶油等。

弱酸性食物：巧克力、蔥、白米、花生、啤酒、油炸豆腐、海苔、章魚、蛤蜊、泥鰍等。

強鹼性食物：茶葉、葡萄、葡萄酒、海帶、藻類等。

中鹼性食物：蘿蔔乾、胡蘿蔔、番茄、菠菜、香蕉、橘子、草莓、檸檬、蛋清、大豆等。

弱鹼性食物：蘋果、梨、紅豆、蘿蔔、馬鈴薯、圓白菜、油菜、洋蔥、豆腐等。

營養學上劃分食物酸鹼性的標準，不是根據食物的口味，而是根據食物在人體內分解最終代謝產物的酸鹼性來

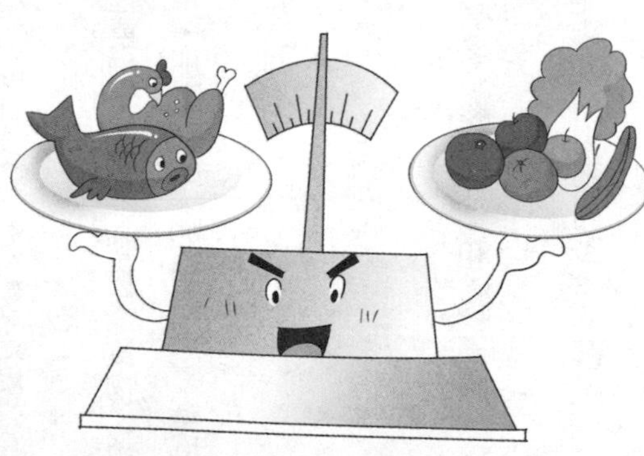

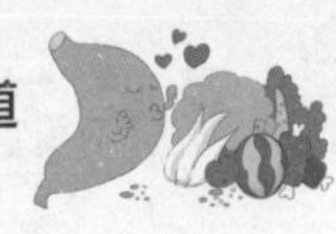

劃分的，凡是在體內分解的最終代謝產物是酸性的，就稱為酸性食物，反之就是鹼性食物。

鹼性食物主要有：蔬菜、水果、海藻、堅果、發過芽的穀類和豆類。酸性食物主要有：動物性食物、甜食、油炸食物及豆類（如花生等）、奶油類、澱粉類、精製加工食品（如白麵包）。要避免或減少酸性食物的攝入。

怎樣保證飲食的酸鹼平衡

我們日常飲食中攝取的食物大致可分為酸性食物和鹼性食物。從營養學的角度看，酸性食物和鹼性食物的攝入量要保持平衡才能保障身體健康。把握好飲食中的酸鹼平衡需要注意以下四點。

①常吃蔬菜、水果。蔬菜和水果所含有的維生素、無機鹽和膳食纖維，能夠中和人體內多餘的酸性代謝物，協助機體保持酸鹼平衡，以維持體液pH值的穩態。

②常吃豆類等富含優質蛋白的植物性食物，少油膩厚味，儘量少吃蔥、薑、蒜、辣椒等帶有刺激性的食物，不宜常吃燒烤。

③補充充足的水份，同樣是維持體內酸鹼平衡的方法。包括食物中的水份在內，乾燥的秋季每日水的攝入量應達到二〇〇〇毫升，以維持體內水電解質的代謝平衡。

④少吃寒食，多吃溫食。多吃寒食會導致溫熱內蘊，毒滯體內，引起腹瀉、痢疾等，老人、兒童及體弱者更要注意。

膳食合理，健康長壽

科學合理的膳食是提高人類壽命的重要因素。衛生機構的統計資料和全國營養調查表明，國人因食物單調或不足所造成的營養缺乏病仍存在；一部份地區居民膳食中穀類、薯類和蔬菜所占比例明顯下降，動物性食物的攝入量過高；與膳食結構不合理有關的心血管病、惡性腫瘤等發病率與日俱增。因此，二〇〇八年中國營養學會對二〇〇七年公佈的《中國居民膳食指南》做了相應的修改。

合理飲食有三節：一是節律，飲食定時定量；二是節制飲食，不多食，「一日三餐，七八分飽」，不偏食、不嗜食；三是節忌，對身體有害的、不乾淨、黴變的食物不要吃。

飲食品質注意三高三低。三高：高膳食纖維、高蛋白、高非飽和脂肪酸。三低：低熱量、低飽和脂肪酸、低鹽。需要注意，這裏所說的「高」是相對於「低」而言的，不提倡過量。

糾正長期不吃早餐、晚餐吃得太遲、經常吃過燙的食物、吃飯速度較快、偏食、愛吃甜食、經常飲食過鹹、經常蹲著吃飯等不良的飲食習慣。

平衡飲食以體質為本

飲食應和每個人的體質類型相符合，不然可能會適得其反。環顧一下自己和家人，有的人怕冷，有的人怕熱；有的人便秘，有的人尿多。這是每個人的體質不同所致，由此可以把人體體質分成六種主要類型，即：常體、熱體、寒體、濕體、倦體和淤體。各色人種都是如此。食物有四氣，寒熱溫涼；五味，甜酸苦辣鹹。不同

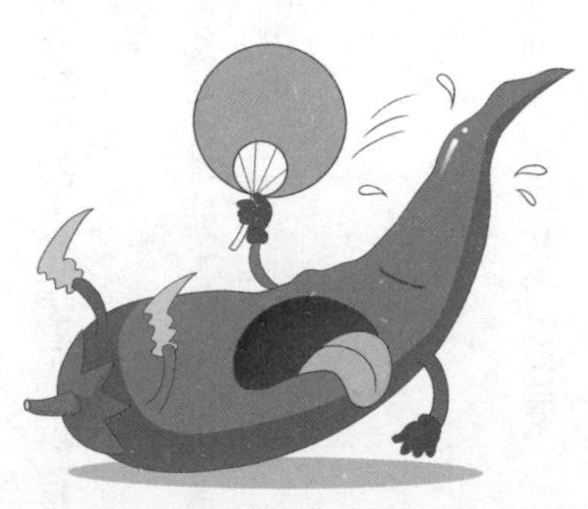

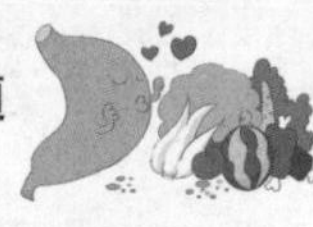

的性味進入人體後將產生不同的作用。如番茄、西瓜、苦瓜等性寒；紅椒、桂圓、核桃等性熱。怕冷的人應吃桂圓、核桃等；怕熱的人應吃番茄、苦瓜等。吃對了有營養，吃錯了人就不適，反受其害。

人體體質和食物性味之間要平衡，只有「寒則熱之，熱則寒之，虛則補之，實則瀉之」才能平衡，否則就會失衡。其次，食物與食物之間要平衡，可以按照平衡膳食寶塔的要求規劃好每一天的飲食。

預防癌症不能依靠營養素，而要依靠食物

(1)豆類　豆類含有豐富的營養成份以及多種可以抑制腫瘤的化合物，能夠減緩癌細胞的生長和分裂速度。

(2)菌類 包括香菇、草菇、木耳等。能夠顯著增強人體的免疫力，對抗癌症。

(3)蔥蒜類　據研究，大蒜、洋蔥、青蔥等刺激性食物含有能抑制癌症發展的化學物質。大蒜中所含的硫化合物能促進老鼠的巨噬細胞和T淋巴細胞（能消滅腫瘤的免疫細胞），達到抑制結腸癌、胃癌、肺癌和肝癌的作用。

(4)薏米　薏米中的「薏苡仁脂」有抗癌作用，對抑制腹內腫瘤和子宮頸癌頗有療效。若配合其他中藥共煎，有防治腸癌、乳腺癌、鼻咽癌、食道癌及肺癌的作用。

(5)綠茶　研究已經證實，國內傳統的喝茶法有助於清除體內毒素，預防受到癌症的侵襲；其中，發酵比較少的綠茶和清茶優於半發酵的烏龍茶和全發酵的紅茶。

平衡膳食，遠離癌症

最近中國天津市腫瘤醫院公佈的一項調查結果顯示，合理飲食可減少四成癌症的發生，注意平衡膳食是飲食

防癌的前提。

約有三五%～四〇%的惡性腫瘤的發生與飲食因素有關，主要包括喉癌、食道癌、胃癌、肝癌、肺癌、乳腺癌、胰腺癌、前列腺癌、結腸癌及直腸癌等。許多人認為精美、高檔的食物營養豐富，只要多吃魚、蝦、豆類、水果、蔬菜，就一定是科學防癌的飲食。其實一種或某一類食物的營養成份無法滿足人體對營養素的需要，任何單調的飲食模式或偏食習慣，都會造成一些營養素的過剩和另一些營養素的缺乏，導致營養失衡，從而誘發癌症。

從膳食方面預防癌症，主要是強調平衡，而不是個別營養素的攝入。總的原則是膳食中應有充足的營養，食物的種類多樣，以植物性食物為主（占三分之二以上），包括蔬菜、水果、豆類以及粗加工的主食。

中餐注重「調和」的八大標準

在古籍《呂覽．本味》一書中非常精彩地論述了中餐「調和」的八大標準。

(1)久而不弊 即醃臘食品雖然儲存時間很久，但沒有變質。
(2)熟而不爛 即菜餚應烹製得「爛而不失其形」。
(3)甘而不噥 即菜餚的味甜不過重。
(4)酸而不酷 即醋的用量要適度。
(5)鹹而不減 即菜餚的口味不能過鹹。

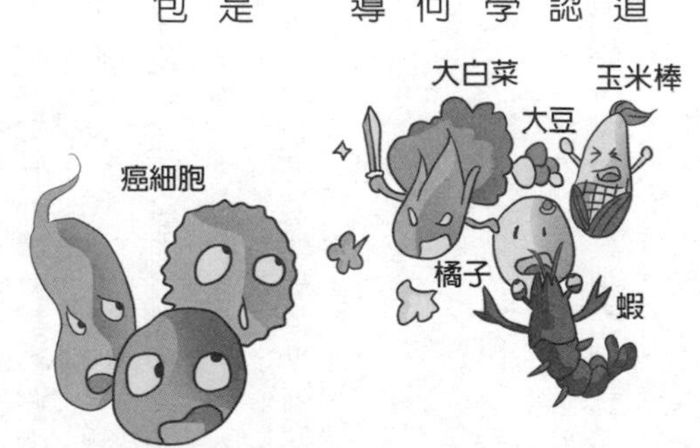

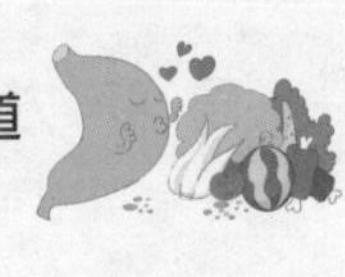

(6)辛而不烈 即菜餚可以有點辣味，但辣味不要太重。
(7)淡而不薄 即湯做得很鮮，但湯汁卻不薄。
(8)肥而不膩 即肉菜要肥美，但口感不油膩。

粗茶淡飯，吃出健康

「粗茶淡飯」的含義是，以蔬菜等植物性食物為主，注意糧豆混食、米麵混食，適當輔以包括肉類在內的各種動物性食品，口味清淡，常喝粗茶。

自從一八六二年發明精碾穀類的機器後，加工後的穀類中的大部份營養就流失了。現在我們的麵食都經過加工精製，人們的日常飲食中，不再含有豐富的維生素B，從而大大降低了食物的營養價值。

美國一家食品公司調查發現：一天三頓飯均以吃全穀物為主食的人最不容易肥胖。每天三頓食用全穀物食品的人與每天食用穀物食品少於一頓的人相比，肥胖的機率要低得多。

所以應儘量多吃一些粗雜糧，不用多花錢就可以得到比較豐富的營養。主食精與粗的平衡是現代營養學用於指導人們科學安排膳食的最簡便易行的方法。

兒童營養晚餐原則

①兒童晚餐的食物種類應在六~十種，甚至更多，須包括瓜果蔬菜類、魚禽蛋奶類、大豆及其製品類等三大類食物，所占比重分別為六〇%、三〇%、一〇%左右較為適宜。

②晚餐吃少不適合兒童。兒童的胃腸功能還沒有發育完全，胃容量較少，食物在胃內停留三四個小時就會被「排空」；另外，兒童肝臟中儲存的糖原不多，耐受饑餓的能力較差，如果用成人應遵循的「晚吃少」的飲食原則來限制孩子的飲食，恐怕沒到上床睡覺，孩子就會感到饑餓了。

③兒童晚餐時要少吃油炸等富含油脂的食物或不易消化的食物，應以富含澱粉、蛋白質、維生素和膳食纖維的食物為最佳。

膳食雜與精的平衡

人體需要的營養是多方面的。從人類的進化歷史看，必須有衆多來源的食物才能滿足營養平衡的需要。日常膳食中食物的種類雖然是有限的，但在實際生活中人類攝取的穀物、蔬菜、水果與採到的天然野生植物品種則是無限的。膳食偏簡求精，對人體有害無益，特別是對生長發育不利，偏食和食物過精易造成微量元素鐵、鋅、碘、鈣等礦物質元素及某些維生素的缺乏，並容易造成營養素過剩。因此，除需注意食品色、香、味、形以外，更應提倡食品來源的多樣化。

古人說：「雜食者，美食也！」為保持身體健康，每天吃二五～三〇種不同的食物，就可以說是做到了膳食中雜與精的平衡。

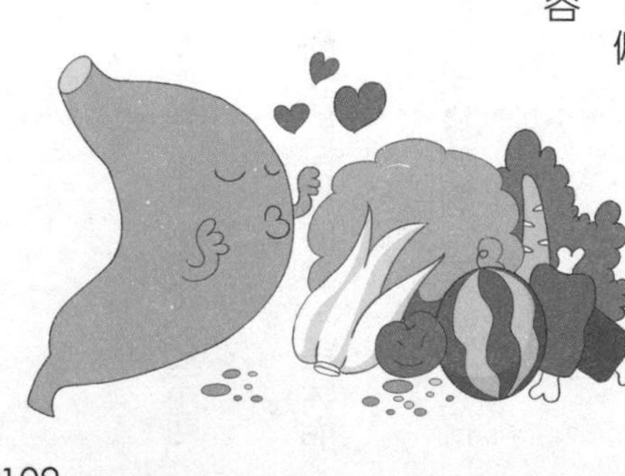

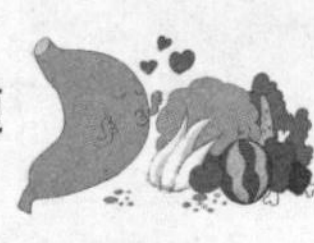

膳食中的「五味」平衡

酸、甜、苦、辣、鹹這五種味道，不僅是人類飲食的主要調味品，可以促進食慾，幫助消化，也是人體不可缺少的營養物質。中醫養生認為，為了健康，各種味道的食物都應該均衡進食。

所謂五味，是指酸、苦、甘、辛、鹹。中醫認為，味道不同，作用也不同。比如：酸味能保護肝臟，苦味能除濕利尿，甜味可補養氣血，辣味能發汗、理氣，鹹味能保持正常的代謝。

因此，在選擇食物時，必須五味調和，這樣才有利於身體健康。如果五味過偏，容易引發疾病。五味調和得當是身體健康、延年益壽的重要條件。

要做到五味調和：

①在進食時，要做到味不可偏亢，偏亢太過，容易傷及五臟，影響健康。

②食物的味道濃淡適宜。

③注意各種味道的搭配。酸、苦、甘、辛、鹹搭配得宜。

膳食中的冷熱平衡

膳食宜注意冷與熱的平衡。生冷食物進食過多會使胃黏膜下血管收縮，導致胃的防衛能力下降，影響健康。體虛胃寒的人，應少吃生冷食物，特別是在炎熱的夏天更應慎食，因為炎熱天氣易感暑熱濕邪，影響脾胃消化吸收功能，如果又常吃生冷食物、常飲冷飲，就會損害脾胃。民間也強調「饑時勿急，空腹忌冷」。與此相反，飲食也不可太熱，不然容易燙傷咽喉、胃脘。據中國媒體報導，中國華北地區是食道癌的高發區，當地的居民有喜喝熱粥、喜飲熱水的習慣。所以，膳食應當注意冷與熱的平衡。

就餐時間和饑與飽的平衡

俗話說：「饑飽不均，傷胃傷人。」有些人常常是早晨空腹上班、中午隨便填肚、晚上回家撐肚。這種一日三餐饑飽不平衡的現象，不僅對本來有規律的人體消化系統功能產生影響，引起對食物營養消化吸收能力的下降，還會影響日常工作效能的正常發揮。對處在生長發育階段的兒童和青少年來說，還會影響他們的消化系統及各器官的正常發育。

如果饑餓了一頓，下一頓就會敞開肚皮飽餐一頓，這樣會增加腸胃道負擔，破壞消化系統功能活動的規律性。猶如在一台洗衣機裏放入超量的衣物，讓其超負荷運轉，這無疑會使洗衣機出現故障或縮短其壽命。飽餐後過剩的碳水化合物、蛋白質以及脂肪等營養素會在體內轉化為脂肪儲存在體內，成為導致肥胖的一個重要因素。另一些過剩的蛋白質在體內代謝分解時從腎臟排出的過程中，會加重心臟和腎臟的負擔。

所以，每日每餐的膳食必須做到饑飽平衡，並且根據營養供給量的要求，定時定量地安排好每日每餐的膳食營養。

就餐速度快與慢的平衡

咀嚼是攝食及消化的重要環節，進食時細嚼慢嚥，能使唾液大量分泌，唾液中的澱粉酶可幫助食物消化，溶菌酶和一些分泌性抗體可殺菌解毒。唾液在咀嚼過程中會與食物混合，以及細嚼時把食物磨碎，都可促進食物的消化和吸收。而慢食又能使胃、胰、膽等消化腺得到和緩的刺激，令其逐漸分泌消化液，避免出現因「狼吞虎嚥」

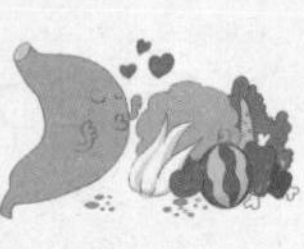

而使消化器官難以適應的狀態。所以，就餐時應細嚼慢嚥。

細嚼慢嚥的好處是能讓唾液有施展身手的機會。人每天約分泌一～二升唾液，其中含有氨基酸、黏蛋白、球蛋白、溶菌酶、澱粉酶、生長激素、鉀、鈉、鈣等有益物質，具有抗菌、消炎、助消化、抗衰老、免疫等多種生物功能。另外，有研究發現，唾液還具有預防消化道癌症的作用。

進食前後的動靜平衡

進食前後動與靜的平衡是指進食前忌動、進食後忌靜。不少人在經過較大運動量後，就急於吃東西，這是相當有害的。因為運動會使血液重點分佈在運動系統，造成腸胃道相對缺血，這個時候吃東西會造成消化不良。吃飯後一定要適當活動，一能幫助消化吸收，二能舒活筋骨，消除疲勞，但是不要太劇烈。

進食前後的情緒平衡

進食前和進食中保持愉快的情緒有利於消化系統功能的正常運行，反之就會危害脾胃。現代醫學研究證明，人的消化功能對情緒變化十分敏感。在愉快的情緒狀態下，胃黏膜會充血發紅，胃腸蠕動加快，消化腺分泌正常，有利於實現正常的消化功能。當處於抑鬱、憂傷、悲痛等不良情緒狀態下時，胃黏膜會缺血，胃腸活動減弱，不利於食物的消化和吸收，而如果長期在吃飯前後情緒不佳，胃液的分泌可持續升高，使胃內酸度過高，胃液對胃黏膜的消化作用大於黏液的中和作用及黏膜的自我修復能力，由此導致消化性潰瘍的發生。

食量與體力活動的平衡

進食量與體力活動是影響體重的兩個主要因素。食物為人體提供能量，體力活動消耗能量。如果進食量過大而活動量不足，多餘的能量就會在體內以脂肪的形式儲存在體內，導致體重增加，造成肥胖；相反如果食量不足，運動或勞動量過大，會因為能量不足引起消瘦，造成勞動能力下降。所以應保持食量與能量消耗之間的平衡。

消瘦的兒童應增加食物的攝入，以維持正常的生長發育和適宜體重。體重過重或過輕都是不健康的表現，可造成免疫力下降，易患某些疾病，如兒童的傳染病或老年人的慢性病等。腦力勞動者和活動量較少的人應加強鍛煉，開展適宜的運動，如慢跑、游泳、散步等，以增強心血管和呼吸系統的功能，保持良好的生理狀態，提高工作效率。

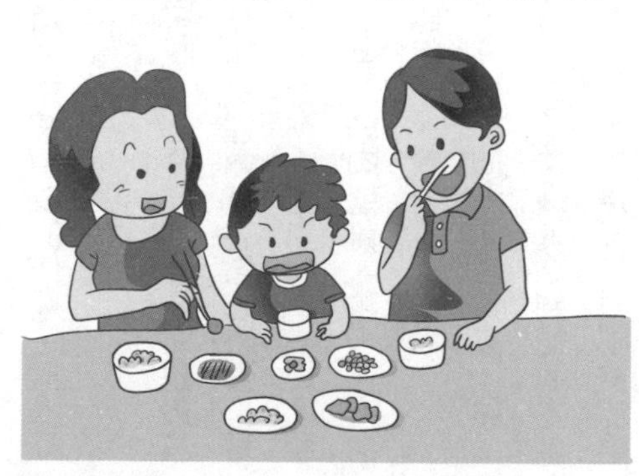

品種齊全，均衡營養

俗話說：「民以食為天。」人體組織的構造和增長，離不開基本的營養素，人體活動的能量也均來源於各種營養素，均衡的營養是理想健康的重要因素，營養良好與否直接關係到身體的健康。而要吃得健康就需要全面且均衡地攝入人體所需的六大營養素：蛋白質、碳水化合物、脂肪、維生素、礦物質和水。同時做到：主食和副食搭配；乾稀搭配；粗細搭配；葷素搭配；酸性食物（動物性食物）和鹼性食物（植物性食物）的搭配；酸、

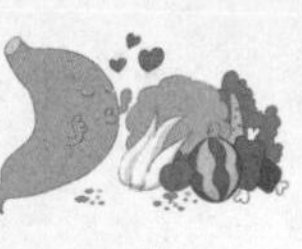

苦、甘、辛、鹹五味平衡；黑、白、紅、綠、黃五色都要有；主料、輔料、調料的平衡（各種食物中的營養素互相補充）。總之，要達到足夠的營養，提高營養價值，每日食物應包括穀類、薯類、菜類、果類、肉類、禽類、魚類、蛋類、奶類、豆類、油脂及水、飲料等，所有這些要求花樣要繁多，品種要齊全，這樣才能起到各種營養素之間及膳食之間的平衡作用，有利於人體正常的需要，達到合理營養的目的。

吃飯無小事，食物搭配應重視

隨著人們對健康的關注，食物的營養高低越來越受重視，但大部份人關心的往往是某種單一的食物有什麼營養。從現代營養科學觀點看，兩種或兩種以上的食物，如果搭配合理會起到營養互補、相輔相成的作用，發揮其對人體保健的最大功效。

食物搭配的目的是要最大限度地達到膳食和營養的平衡，因此，在生活中儘量多吃不同種類的食物，是最基本的搭配原則。比如，營養學家建議，人每天除了喝水以外，還要吃三〇種左右的食物。這個數字看起來多，實際上並不難達到，因為食物中的調料如香油、大蒜等都算其中的一種。除了「多」以外，還要注重「遠」和「雜」。「遠」就是一天內所吃食物的種屬越遠越好，比如豬、魚、雞肉搭配就比豬、牛、羊肉或雞、鴨、鵝肉搭配要好；「雜」就是糧食、蔬菜、肉等不同種類的食物都要吃，讓營養素共同發揮作用。

此外，還有幾種搭配也是必不可少的，一是酸性食物與鹼性食物的平衡。酸性食物包括肉、蛋、禽、魚、蝦、米、麵等；鹼性食物包括蔬菜、水果、豆類、菌類、牛奶、茶葉等。酸性食物吃多了會讓人感到記憶力減退、注意力不集中、易疲勞、腰酸腿痛，增加患病的機率，需要一定的鹼性食物來中和。二是主食與副食的平衡。燕麥、小米、玉米等雜糧中的礦物質營養豐富，人體不能合成，只能從這些食物中攝取，因此不能只吃菜和肉，忽視主食。三是稀與乾的平衡。只吃稀的容易造成維生素缺乏，光吃乾食會影響胃腸吸收，容易形成便秘。

飲食中只要掌握了這些食物搭配的原則，基本上就能保證營養均衡了。

飲食幫你「清涼」度夏

(1)補充維生素B_1 夏天流汗較多，B群維生素流失較多，會導致食慾不振。因為B群維生素中的維生素B_1是將食物中的碳水化合物轉換成葡萄糖的必需物質，葡萄糖提供腦部與神經系統運作所需的能量；缺少葡萄糖人雖然能照常吃飯，但體內的能量卻不足，表現為無精打采。維生素最豐富的來源是所有穀類，如小麥胚芽、糙米、黃豆等，因為種子發芽時需要維生素。肉類以豬肉維生素的含量最豐富。

(2)補充維生素B_2 維生素B_2負責轉化熱能，它可以幫助身體將碳水化合物、蛋白質、脂肪釋放出能量。在活動量大的夏天更需補充維生素B_2，因為人體對維生素B_2的需求量是隨著活動量而增加的，維生素B_2的最佳食物來源是牛奶及其製品，還有綠色蔬菜如西蘭花、菠菜等。

(3)補充維生素B_3 維生素B_3又稱尼克酸、煙酸，它和維生素B_1、維生素B_2一起負責碳水化合物的新陳代謝，並提供能量。缺乏維生素B_3會不安、焦慮、易怒，所以在夏天人們常常覺得煩躁。富含維生素B_3的食物有雞肉、牛奶等。

(4)補充維生素C 在夏天自製苦瓜汁、芹菜汁等各種蔬果汁，既可補充水份，還可多補充豐富的維生素C，讓身體更有活力。

(5)飯前喝一杯水 這杯水宜在飯前1小時喝，這樣除了可以解除胃腸脫水，更可促進胃腸蠕動以及胃的排空，增進食慾。

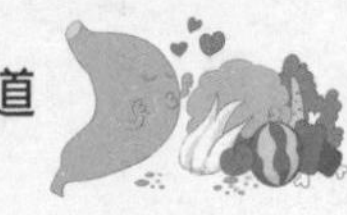

考生更需注意膳食平衡

考生通常用腦量大，能量消耗也很大，這時注意膳食平衡，不但能補腦、補充體力，還能緩解考前壓力。

考生的膳食應以富含碳水化合物的麵食為主，適量吃一些富含蛋白質的牛奶、豆漿、蛋類等，同時要吃些新鮮的蔬菜、水果、動物肝臟等富含維生素和礦物質的食物，使各種營養素的攝入量保持平衡。少吃油炸食物及紅薯、蘿蔔等容易脹氣的食物，這些食物會抑制大腦神經細胞的興奮，不利於考生對知識的理解、記憶。

考生每天至少要用二〇〇毫升的水杯喝八杯水，保證每天不低於一五〇〇毫升的水，天氣熱時，還要適量增加喝水量。但切忌不能以喝飲料代替喝水。

另外，提醒考生在考試期間一定不要喝咖啡，因為咖啡所含有的咖啡因會使人產生尿頻，影響考生的臨場發揮。

成年人每天要吃三〇〇~五〇〇克主食

長期不吃或少吃米飯等主食，對身體健康極其不利。米飯以及麵食的主要成份是碳水化合物，它是既經濟又能直接轉化成熱量的營養。碳水化合物是我們身體所需的主要「基礎原料」。在合理的飲食中，成年人一天所需要的總熱能有五〇%~六〇%來自於碳水化合物。按照中國人的體質狀況，一個成人每天應當至少吃三〇〇克主食，其中男性每天應攝入四〇〇克主食，女性每天應攝入三〇〇克主食，並應適當增加薯類食物的比重。否則，如果長期吃含有高蛋白、高脂肪、低纖維的菜，極容易得高血壓、心血管病和肥胖病。即便沒有，亞健康也會悄悄襲向你的身體。

中國營養學會制訂的「中國居民平衡膳食寶塔」，便以穀類食物作為寶塔的最底層（需要量最多的食物），建議成年人每人每天的主食量為三〇〇～五〇〇克。因此，營養專家告誡，主食不能吃得太少，更不能一點主食都不吃，在沒有碳水化合物攝入的情況下，機體將以大量的氧化脂肪產熱，脂肪代謝產物酮體可能會在體內積累，造成酮中毒。

每天吃一〇〇克肉剛剛好

應適量進食肉類食物，每天進食一〇〇克剛剛好，而需要抗擊癌症等慢性病的老年人，則最好將每天肉類攝入量控製在六〇克以內，不然易埋下健康隱患。因為長期過量食用肉類，會在人體內產生大量的熱量和碳水化合物，導致多餘的毒素、廢物無法排出或消解，會令癌症、肥胖、「三高」症、糖尿病盯上毫不設防的你。攝入過量的肉類食物除了會囤積脂肪，肉類中還含有嘌呤鹼，容易在人體的代謝中生成尿酸，尿酸大量蓄積，會引發痛風、骨骼發育不良等疾病。最新的營養研究還表明，過量吃肉會降低機體的免疫力，使人體抵抗各種疾病的能力下降。按照合理的飲食標準，每人每天平均需要攝入動物蛋白四十五克。

除了從肉類食物中攝取外，還可以用蛋類、牛奶等來補充。建議每天最好吃一餐肉食，而且最好在午餐時吃，早餐或晚餐時補充點雞蛋和牛奶，就完全可以滿足一個成年人一天對動物蛋白的需要量。

此外，不能因為瘦肉含飽和脂肪酸少就不限制它的食用量，因為中國疾病預防控制中心食品與營養安全所公佈：如果把瘦肉作為日常膳食結構中主要的食物來源而過量食用，也會增加患動脈粥樣硬化、高血脂等心血管疾病的危險。一般來講，成人每天瘦肉的食用量應為五〇～一〇〇克。

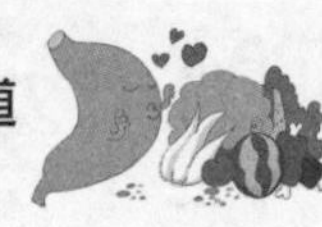

偏食植物油，易患慢性病

「國人吃植物油雖然較多，但吃得並不科學！」最新的營養學觀點揭示，由於國人攝入植物油的種類比較單一，造成體內亞油酸和亞麻酸的比例嚴重失衡，成為現今心血管疾病、糖尿病、癌症等多種慢性疾病高發的重要原因之一。

人們青睞於吃植物油，是因為比起動物油，它含有對人體有益的不飽和脂肪酸更多。不飽和脂肪酸又主要分成兩類：亞油酸和亞麻酸，二者只有保持約四：一的比例，對健康才有益，但目前國人攝入的亞油酸和亞麻酸的比例是二〇：一，亞麻酸嚴重缺乏。造成這一狀況的原因，是我們經常食用的植物油是花生油、豆油等，而這些植物油中所含的不飽和脂肪酸主要為亞油酸，亞麻酸的含量極少甚至沒有。

近年歐美的研究發現，亞麻酸有利於預防如下疾病：心血管疾病、骨質疏鬆、風濕性關節炎、哮喘、慢性阻塞性肺病、潰瘍性結腸炎、癌症。

為糾正亞麻酸和亞油酸的嚴重失衡，有條件的家庭，日常食用油可用山茶油、橄欖油、葡萄籽油等代替其他植物油，因為這幾種油中亞麻酸的含量較高。

主食搭配吃，營養才合理

要常吃標準米麵，少吃精白米麵，這樣可以多攝取一些維生素、礦物質和膳食纖維。還要幾種糧食搭配起來吃，這樣可以在營養方面取長補短，因為各

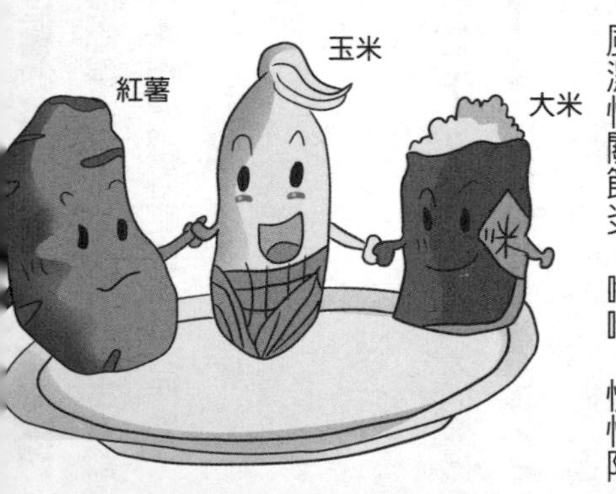

種糧食的營養成份不完全相同。最好是既吃米又吃麵，還要吃些如小米、玉米麵之類的粗雜糧，這樣既能變換口味，又可以提高主食的營養。比如在紅薯上市的季節，可以用紅薯代替部份糧食，因為紅薯的營養價值和大米有相似之處，但是它含有的維生素C和胡蘿蔔素大米卻沒有，而且它的含鈣量也比大米多。

另外，糧食雖然能供給人體一部份蛋白質，但是其蛋白質的品質不夠好，而肉、蛋、奶、豆均含有優質蛋白質，可以彌補糧食蛋白質品質不好的缺陷。像豆粥、豆包、包子、餃子、餛飩都是蛋白質互補的正確吃法。

不同種類的植物油最好換著吃

由於飲食習慣的原因，不少家庭總是認定同一種植物油進行購買，但營養師指出，不同種類的植物油最好經常換著吃。因為各種植物油裏脂肪酸的構成、膽固醇量和微量元素含量不同，定期更換植物油的種類能使營養吸收更為均衡。

青少年早餐最好有蔬菜

早餐吃點蔬菜，對孩子青春期生長發育大有好處。很多孩子早餐桌上出現最多的不外乎麵包、豆漿、雞蛋、稀飯、油炸食品、乳製品等。這類食品富含碳水化合物、蛋白質和脂肪，全是酸性食物。而蔬菜不僅含有豐富的胡蘿蔔素和多種水溶性維生素，還含有很多鈣、鉀、鎂，是鹼性食物，如果青少年早餐吃點蔬菜就能做到酸鹼平衡。青春期的合理早餐應該是將麵食、蔬菜、奶、花生、豆類食品和少量動物性食品適當搭配在一起。

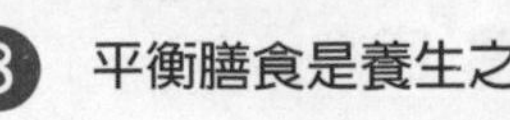

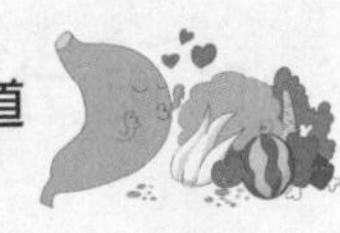

膳食纖維好，攝入莫過量

膳食纖維能防治膽結石、肥胖症、高血脂、高膽固醇，還能降低餐後血糖，並被譽為血管的清道夫。膳食纖維雖然對人體有諸多好處，但攝入量不宜過多。因為長期過量攝入膳食纖維，能引起如鈣、鐵、鋅等重要礦物質和一些維生素的吸收和利用減少，使之隨糞便的排出量增加，從而引起營養素缺乏症。另外，過多地攝入膳食纖維會引起腹瀉、腹脹、腹痛等症狀，還會引起排便次數和排便量的增加。含有膳食纖維的食物有很多，主要存在於植物性的食物中，比如穀類、豆類、薯類以及蔬菜、水果中。

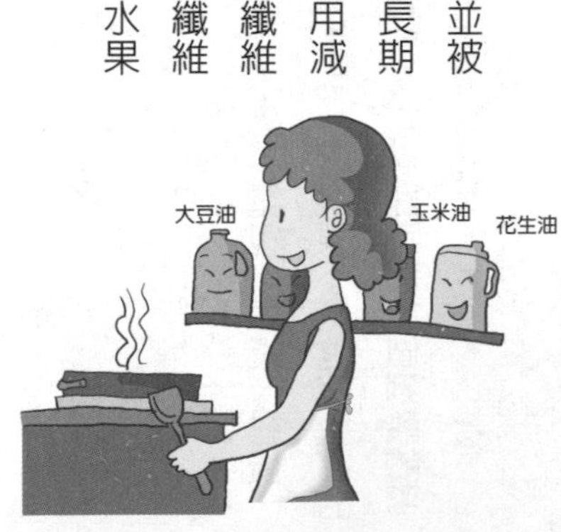

孩子要健康，平衡膳食不可少

目前，影響中國兒童正常發育的主要問題是膳食結構不合理。主要表現在碳水化合物、蛋白質、脂肪三種營養素的攝入量不均衡，忽視維生素的攝入。因此，要提倡平衡膳食。

平衡膳食，即膳食所提供的熱量和各種營養均能滿足機體需要的平衡以及利於吸收和利用的各種營養素之間的平衡。首先，食物品種要多樣化，如麵食、米可以互相交替；蔬菜多樣選擇；豬肉、牛肉、蛋、雞肉等經常調換；常吃豆類及其製品。

此外，維生素是維持小兒生長及調節正常生理功能所必需的，缺少任何一種都會致病。維生素對兒童的抗感染能力和免疫能力也有非常重要的影響。因此，除了在日常飲食中注意維持食物的平衡，還提倡每日補充多種維生素。選擇複合維生素製劑，服用方便，配方科學，劑量準確。但要提醒家長的是任何一種維生素都不能過量服用，過量則影響孩子的身體健康。

如何做到寶寶餵養的「平衡膳食」

科學餵養寶寶的根本就在於「平衡膳食」。家長們只要瞭解「平衡膳食」觀念，並應用到寶寶的日常膳食安排中，就很容易達到營養均衡的目的了。

平衡膳食是通過各種食物的合理搭配及正確的餵養方法來實現的。穀類、蔬菜、水果、肉、蛋類以及奶類是構成平衡膳食的主要食物。穀類提供人體所需的碳水化合物、蛋白質、B群維生素及多種礦物質；蔬菜、水果含有多種維生素及鉀、鈣、磷等礦物質；其中豬肉、牛肉富含人體吸收率較高的血紅素鐵；奶類除含優質蛋白質外，更是鈣的優質來源。因為沒有任何一種食物可以同時提供所有人體必需的營養素，所以在為寶寶製訂食譜時，需要注意以上各類食物的合理搭配。同時，還要經常變換烹調方法，儘量使口味多樣化，增強寶寶的進食興趣。比如嬰兒期食用的肉泥、菜泥，在進入幼兒期後可以改為烹調各類小肉丸、蔬菜末、蛋羹、餃子等，並要注意不要讓寶寶亂吃零食，以免影響三餐的進食慾。

科學安排幼兒四季的平衡膳食

春季，天氣暖和，是幼兒生長較快的時候，應及時給幼兒補充富含維生素D和鈣質的食物。例如，多補充綠色蔬菜、紫菜、蝦皮、海魚、蝦類、海帶、豆製品等，還可食用活性鈣片和魚肝油，以保證幼兒攝取充足的營

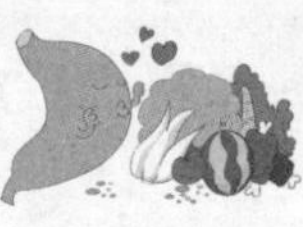

養。

夏季，天氣炎熱，是幼兒消耗體能最多的季節。應給幼兒吃清淡、消暑的食品。如米仁綠豆粥、番茄冬瓜蛋湯等。

秋季，天氣乾燥，是幼兒增加體重的最佳時節，既要及時供給幼兒熱量高的食品，又要預防幼兒肥胖。

冬季，天氣寒冷，是幼兒儲存能量的最好季節。所安排的膳食要利於幼兒儲存熱能以抵抗寒冷，另一方面還要滿足其生長發育的需要，可讓幼兒適量吃甜食和紅燒小肉、醬汁鴨塊等味濃色深的菜餚，使幼兒獲得足夠的熱能。

哺乳母親的平衡膳食

母親合理的膳食有利於提高乳汁的品質，哺乳母親每天應攝入的各類食物量是多少？

理想的食物搭配方案是：主食四五〇～六〇〇克（粗細糧搭配），新鮮蔬菜、水果五〇〇克（其中葉綠蔬菜不少於二五〇克），肉類一〇〇～一五〇克，蛋類五〇～一〇〇克，奶類二〇〇～四〇〇克，豆類及其製品一〇〇克。

哺乳母親每天應攝入的各類食物的三餐分配大致如下。

早餐	午餐	晚餐
主食一二五～一七五克	主食二〇〇克	主食一〇〇～一五〇克
蔬菜五〇～一〇〇克	蔬菜二〇〇克	蔬菜一五〇～二〇〇克
肉類二五克或蛋類五〇克	肉類五〇～一〇〇克	肉類二五～五〇克

學齡前期兒童的膳食平衡原則

①膳食注意平衡，食物花色品種多樣化，粗細糧交替，葷素菜搭配，有乾有稀，軟硬適中。
②烹調時選用的食物應新鮮，合理烹調，防止食物在烹調過程中損失過多的營養素。
③飲食的口味清淡，避免過鹹和過份油膩；不宜過多進食油炸食物，儘量少吃帶有刺激性的食物。
④飲食講究色、香、味、形，以引起孩子對食物的興趣。
⑤食物品種切忌單調，每餐所選用的食物應多樣。
⑥避免養成吃太多零食的習慣，保證每日三餐食慾旺盛。

除了做好以上的搭配外，每週還應給兒童吃一～二次豬肝、禽類或魚類，每週吃二～三次蘑菇、海帶、黑木耳等菌藻類食物，另外含鐵、鈣豐富的芝麻醬也應該經常給兒童食用。

青少年的膳食平衡原則

①吃多樣化的食物，並注意合理搭配，以獲得均衡營養。基礎是多吃穀類，以供給充足的能量。
②保證每天攝入適量的魚、肉、蛋、奶、豆類和蔬菜。
③蛋白質是構成與修補肌肉、血液、骨髓及身體各部組織的基本物質，並能形成抗體，增加身體的抵抗力。青少年正值發育期，應攝取足夠的蛋白質以供生長所需。
④鈣是製造骨骼及牙齒的原料，青少年正值成長時期，應多攝取牛奶、小魚乾、豆腐等含豐富鈣質及蛋白的食物。

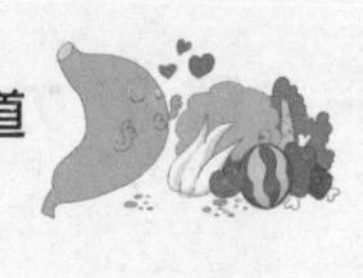

⑤青春期的女孩每月月經來潮會有固定的血液流失，需多攝取肝臟、蛋、肉類及深色蔬菜等含鐵質的食物。

⑥不飲酒，避免盲目節食。

⑦少吃零食，常喝白開水，少喝或不喝飲料，控制食糖的攝入。

⑧青少年活動多，易養成不定時進餐及暴飲暴食的習慣，容易損壞腸胃並造成營養不均衡，應養成按時進餐的習慣。

孕婦的膳食平衡原則

①孕早期的膳食以清淡、易消化吸收為宜。

②在孕早期注意攝入葉酸，因為葉酸關係到胎兒的神經系統發育。許多天然食物中含有豐富的葉酸，各種綠色蔬菜（如菠菜、小白菜、生菜、蘆筍、西蘭花等），及動物肝腎、豆類、水果（草莓、香蕉、柳丁等）、乳製品等都富含葉酸。

③為保證蛋白質的攝入量，孕婦可適當補充蛋類、豆類、奶類、堅果類食物。

④維生素的供給要充足。

⑤食物品種多樣，葷素兼備，粗細搭配。

⑥避免挑食、偏食，防止礦物質及微量元素的缺乏。

⑦避免進食過多的油炸、油膩的食物和甜食，防止體重增加過快。

⑧適當補充富含鐵的食物，如動物肝、血和牛肉等，同時補充維生素C，以增加鐵的吸收，預防缺鐵性貧

血。

⑨孕婦對鈣的需求有所增加，應常吃富含鈣的食物，如豆製品、蝦皮、海帶、奶類等。

中年人的膳食平衡原則

①控制總熱量，避免肥胖。中年人由於脂肪組織逐漸增加，肌肉和活動組織相對減少，所以中年人每日攝入的熱量應控制在七五〇〇～八三七〇千焦。

②保持適量蛋白質。蛋白質是人體生命活動的基礎物質，是人體組織的重要成份。中年人每天需攝入七〇～八〇克蛋白質，其中優質蛋白質應不得少於三分之一。牛奶、禽蛋、瘦肉、魚類、家禽、豆類和豆製品都富含優質蛋白質。大豆類及其製品含有較豐富的植物蛋白質，對中年人非常有益。

③適當限制糖類。因為吃糖過多，不僅容易肥胖，而且由於中年後胰腺功能減退，如食含糖食物過多，就會增加胰腺的負擔，容易引起糖尿病。

④飲食要低脂肪，低膽固醇。中年人每天攝取的脂肪量以限制在五〇克左右為宜，脂肪以植物油為好。

⑤多吃含鈣豐富的食物。如牛奶、海帶、豆製品及新鮮蔬菜和水果，對預防骨質疏鬆，預防貧血和降低膽固醇等都有作用。

⑥儘量食用一些具有防癌功效的食物。

⑦少食鹽。每天進鹽量不宜超過六克，以防傷脾胃和引起高血壓。

⑧飲食要定時、定量，以免引起消化功能紊亂。尤其要注意避免食用能損害消化器官的食物。

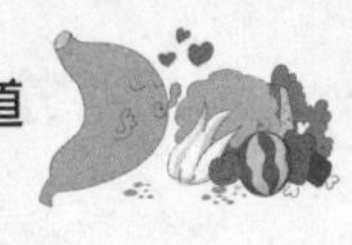

老年人的膳食平衡原則

①減少膽固醇的攝入量。以防止血管老化，預防動脈硬化，降低心血管疾患的發病率。

②限制總熱量的攝入。體重正常的老年人，四季所需熱量約為：春季七六四〇千焦、夏季七六四二千焦、秋季七三一五千焦、冬季七三七〇千焦。其中碳水化合物占總能量的六〇%～七〇%、脂肪占二〇%～二五%、蛋白質占一〇%～一五%。

③限制脂肪的總攝入量。以每日每公斤體重攝取一克以下的脂肪為宜。

④注意蛋白質的供應。以每日每公斤體重攝取一～一·五克蛋白質為宜。老年人的胃腸道吸收功能較差，每日膳食中的蛋白質應以優質的完全蛋白質和半完全蛋白質為主，即動物性蛋白質和豆類蛋白質。

⑤食物要粗細搭配，易於消化。老年人胃腸功能減退，應選擇易消化的食物，以利於吸收利用，但食物不宜過精，應強調粗細搭配。一方面主食中應有粗糧細糧搭配，粗糧如燕麥、玉米，其所含有的膳食纖維較大米、小麥為多；另一方面食物加工不宜過精，穀類加工過精會使大量膳食纖維丟失，並將穀粒胚乳中含有的維生素和礦物質丟失。

堅果好吃但不宜過量

過年家裏自然少不了開心果、腰果、核桃、杏仁、松子、花生、瓜子等。這些零食是聊天、娛樂、打發時間的最佳休閒食品。堅果是營養豐富的食品，除含有蛋白質和脂肪外，還有大量的維生素E、葉酸、鎂、鉀。但是由於堅果所含的能量較高，也不可以過量食用，以免導致肥胖，每天七～八克是適宜的。但堅果同時富含大量膳均應暫時避免吃堅果。

成年人每天吃多少蔬菜和水果

中國營養學會制訂的「中國居民平衡膳食寶塔」，將蔬菜和水果排在寶塔的第二層，建議成年人每天應吃四〇〇～五〇〇克蔬菜和一〇〇～二〇〇克水果。蔬菜、水果是維生素、礦物質、膳食纖維和植物化學物質的重要來源。蔬菜、水果對維護身體健康，保持腸道正常功能，提高免疫力，降低患肥胖、糖尿病、高血壓等慢性疾病風險具有重要作用。此外，科學家在分析各種蔬菜的營養成份後，發現一個規律：蔬菜的顏色越深，其營養價值就越高；顏色淺的則營養價值比較低。其中，按著綠色、黃色、紅色、紫色、白色這一順序，營養價值依次降低。即使是同一品種或同一蔬菜、水果的不同部位，由於顏色不同，其維生素的含量也不同。

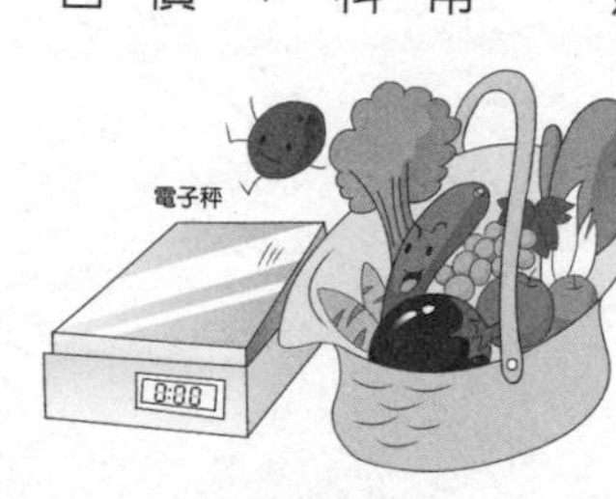

一個人一天應該吃幾個雞蛋

一個人一天吃幾個雞蛋較合適，這同雞蛋的做法（煎、炒、蒸、煮）、雞蛋的吃法（分三餐吃，還是一餐吃）以及有無其他搭配的菜等有關。還要根據每個人的工作和勞動強度來決定。

一般來說，每個雞蛋大約含八克蛋白質。對每個坐辦公室的上班族來說，每天需要七〇克蛋白質，這七〇克

蛋白質，五〇%靠主食裏的植物性蛋白來提供，剩下的五〇%靠肉、蛋、奶、豆製品來提供。這樣平均分配下來看，上班族每天吃一個雞蛋比較合適，勞動強度比較大的人，可以多吃幾個。舉個例子來說，一個體重六五千克、身體健康狀況正常、從事中等體力勞動的成年男子，他每天大約吃五〇〇克主食、一〇〇克肉、五〇克豆製品、五〇〇克蔬菜，這樣的人，每天吃一個雞蛋比較合適。

第四章

科學飲食，遠離肥胖

肥胖不是天生的，是吃出來的。怎樣遠離肥胖，又不讓自己餓肚子？正確的方法是要合理膳食，講究飲食的科學，讓自己健康而又美麗地變瘦。

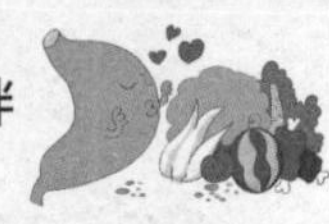

科學進餐減肥法

1．提前進餐能減肥

美國醫學家羅納．卡迪研究認為，「吃飯時間的選擇，對於體重的增減，要比人體攝入飲食的數量和品質更重要。」因為，人體的新陳代謝狀況在一天不同時間內是不同的。一般來說，從早晨六時起人體新陳代謝開始旺盛，八時至十二時達到最高峰。減肥者只要把吃飯時間提前，比如說早飯五時吃，中飯安排在九時至十時吃，就可達到減肥目的。專家們對要求減肥的人做過試驗，同樣發現只要把吃飯時間提前，就可以在不減少和降低食物量和質的情況下減肥。

2．緩慢進餐減肥法

放慢進食的速度，防止進食過多而營養過剩，就能達到減肥的目的。多年來，減肥專家一直建議身體過重者慢慢進餐。

美國羅德島大學的營養學家曾邀請三〇位體重正常、正值青壯年的女性，每次都給她們來一大盤義大利麵，上面淋著番茄蔬菜汁和義大利乾乳酪，另外還有一杯水。他們要求這些女性吃飽，但不要吃得過飽，其中一次要求她們盡可能地快吃，另一次要求她們細嚼慢嚥。結果，吃得快時，她們大約九分鐘後就平均吃入了含六五〇千卡熱量的食物，而細嚼慢嚥時，大約二九分鐘後平均吃入了含五八〇千卡熱量的食物。

研究表明，人在吃東西時，口腔神經具有某種負反饋作用，能使人停止進食。而吞嚥太快，不讓食物充份刺激口腔的感覺神經，「饑餓」的中樞神經就得不到相應抑制，人就會繼續吃下去，吃進過多的食物，造成肥胖。進餐時細嚼慢嚥，即便吃得不多也會感覺飽。改變狼吞虎嚥的習慣，能在很大程度上抑制食慾，對減肥能起到事半功倍的效果。

3・「一日一愉快餐」減肥法

「一日一愉快餐」即讓肥胖者每天只輕鬆愉快地吃一頓飯，這種方法是通過消除腦部產生的應激少進食反應的因素而達到減肥的目的。據日本一家平面媒體的報導：「一日一愉快餐」的減肥成功率高達九五・四％。

研究者指出：「一日一愉快餐」減肥法需滿足以下條件：

①就餐環境要舒適；

②食物味道好；

③要有情投意合的人一同進餐；

④要有充足的時間。

食醋減肥法

醋裏含有氨基酸和有機酸等物質，能提高人體新陳代謝的速度，防止脂肪堆積，讓新陳代謝順利進行。適當地喝醋，不僅可以減肥，還可以促進身體健康。所以目前喝醋減肥法風靡全球。據觀察，肥胖者每天飲用一～二杯稀釋的醋（約一五～二〇毫升），一個月可以減輕一～二公斤左右的體重。

在日常飲食規律不變的情況下，以一：四的比例將蜂蜜和白醋混合後食用，如果覺得醋的用量太多或不喜歡醋的味道，蜂蜜和白醋的比例也可以根據個人口味酌情調整。飲用方法是：在早餐前二〇分鐘空腹喝三〇毫升，在中餐和晚餐後數分鐘內喝三〇毫升。

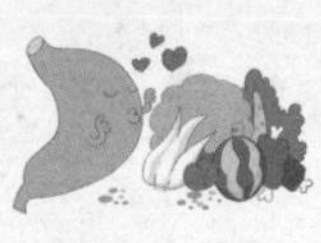

蜂蜜＋白醋之所以具有減肥的功效，是因為食醋中所含的氨基酸不僅可消耗人體內的脂肪，而且能使糖、蛋白質等新陳代謝順利進行。

但要注意，在選購蜂蜜時要到信用良好的商店去購買，不要購買走街串巷、零散銷售的蜂蜜，同時還要注意貨比三家，掌握蜂蜜知識，仔細觀察品質、價格，一般純正蜂蜜價格不會差距太大；挑選白醋時要選擇用大米、高粱、黃豆等做原料，經釀造工藝加工而成的白醋，不建議選用果醋。

減肥時應攝入充足的維生素和礦物質

維生素和礦物質是身體必需的營養素，但不供給人體熱能。蔬菜和水果中含有豐富的維生素和礦物質，是保證健康不可缺少的食物，應常吃蔬菜和水果。蔬菜和水果還含有大量的食物纖維，不僅可以增強飽腹感，還可促進腸道蠕動，預防肥胖者在減肥過程中常常伴有的便秘。

控制脂肪攝入量能減肥

日常生活中一不小心就會攝入過量的脂肪，導致發胖。因此想要預防發胖，就要控制脂肪的攝入量。下面幾個小技巧可以幫助您減少脂肪的攝入量，預防肥胖。

(1)不用油炸食物　雖然植物油相對於動物油比較健康，但如果用它來煎炸食物，高溫就會把健康的不飽和脂肪變成危險的飽和脂肪，為肥胖埋下隱患。

(2)烹調少放油　控油最根本的辦法是做菜時少放油。每天炒菜時所用的食用油的量應控制在二五克以內。

減肥時應該保證優質蛋白質的供應

蛋白質是人體各組織的主要組成成份，也是身體健康的保證。充足的蛋白質，特別是優質蛋白質，如乳類、瘦肉、魚類、禽肉、蛋類和豆類所提供的蛋白質，每日的供應量不應少於一〇〇克。蛋白質所供熱能應占總熱能的一六％～二五％。蛋白質比較耐饑餓，而且在人體消化、吸收、代謝時需消耗較多的熱能，又可增加飽腹感，因此減肥者應該保證優質蛋白質的供應。

常吃西式速食易引起肥胖和性早熟

「西式速食」以油炸煎烤為主，其營養配比不合理。如果經常進食高熱量的「西式速食」的話，那麼不經意間所攝入的熱量已經是大大地超出了身體的需要。

「西式速食」脂肪含量較高，進食後過多脂肪極易轉變成皮下脂肪或成為血管內和血管壁上的膽固醇，造成肥胖，並使冠心病、高血壓、糖尿病和某些癌症的發病率上升。由於「西式速食」具有高熱量、高蛋白和高脂肪的特點，進食後還會加重消化器官和腎臟的負擔，容易使身體處於缺水狀態，引發多種疾病。此外，經常吃「西式速食」還具有成癮性，並可誘發兒童性早熟。

目前，中國兒童和青少年平時飲食中蛋白質和熱量供給充足，脂肪和鹽攝入量過多，而維生素A、鈣、鐵、鋅以及膳食纖維供給不足，就是因為過多進食「西式速食」一類的食物所造成的。兒童可以品嘗「西式速食」，但不能經常吃、天天吃，更不能餐餐吃，家長更不要把吃「西式速食」當成是對孩子學習成績好的獎勵，造成孩子對「西式速食」有一種渴求的心理。

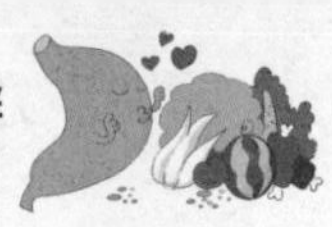

根據顏色選擇食物能減肥

法國科學家的一項最新研究結果顯示，根據顏色選擇食物可以幫助減肥。看到白色、綠色、黑色的食物時，可以有選擇地多吃一些。綠色、白色、黑色的食品一般是低熱量食物，是有益減肥的食物，這些食物不僅熱量低，而且富含膳食纖維。看到紅色、橘黃色、亮黃色這些暖色的食物時，要少吃一點。

綠色食物主要指各種綠色蔬菜，其脂肪含量極低，營養物質豐富而均衡，特別是維生素的含量豐富。許多人在減肥期間心情容易變得不好，吃點綠色食品有利於穩定心情和減輕緊張情緒。

白色食物對食慾有一定的抑制作用。常見的白色食物有白蘿蔔、豆腐、米飯、麵條、牛奶、優酪乳等。

黑色食物可以給減肥者帶來充足的營養，又不會給身體帶來負擔，常見的黑色食物有黑木耳、海帶、烏雞等。

紅色及橙色的食物最能刺激食慾，就拿吃水煮魚來說，看到裏面紅辣椒紅通通的顏色就非常有食慾了，雖然吃魚不會增胖，但是紅辣椒的辣椒味能使人開胃，胃口好了，別的食物也會多吃，脂肪則在不知不覺中累積，為肥胖埋下隱患。

減肥應從飲食入手

(1) 三餐定時定量不要餓一二餐後敞開肚皮大吃大喝，因為饑餓時會吃進太多的食物。正確作法是要三餐定時定量，用小盤盛裝飯菜。

(2)細嚼慢嚥 只在餐桌上進餐、不邊吃邊聊天。

(3)改變進餐程序 先喝湯，湯能抑制胃的饑餓感，但考慮熱量，儘量避免濃湯；喝完湯後先吃蔬菜最好是涼拌或生食，如果蔬菜太油，準備一碗清水涮一下再吃，最後吃的是肉類和飯，小口小口吃會讓您有飽足感。

(4)稍微挑食一點 吃肉時去除肥肉、雞皮和鴨皮，宜選擇帶骨的肉類和帶刺、帶殼的水產品，這會讓您吃得慢又吃得少。少吃熱量較高的漢堡、肉丸、豬排、牛排、魚排或蘸澱粉油炸或勾芡的食物。

引起肥胖的不良飲食習慣

1．不吃早餐

許多人試圖通過少吃甚至不吃早餐的方法來達到減肥的目的，結果卻事與願違，甚至適得其反。因為不吃早餐會使午飯時的空腹感增強，從而促進食物的吸收，而豐盛的午飯會很快被吸收，形成脂肪，時間長了就會導致肥胖。

2．晚餐不當

有些人因為時間原因，習慣早餐、中餐吃得簡單，晚上時間充裕了，於是雞、魚、肉、蛋、菜擺滿餐桌，其實這樣的晚餐並不科學。因為食物在體內消化後，一部份進入血液形成血脂，傍晚時血液中胰島素的含量又上升到一天中的高峰，胰島素可使血糖轉化成脂肪凝結在血管壁和腹壁上，時間長了人便胖起來。

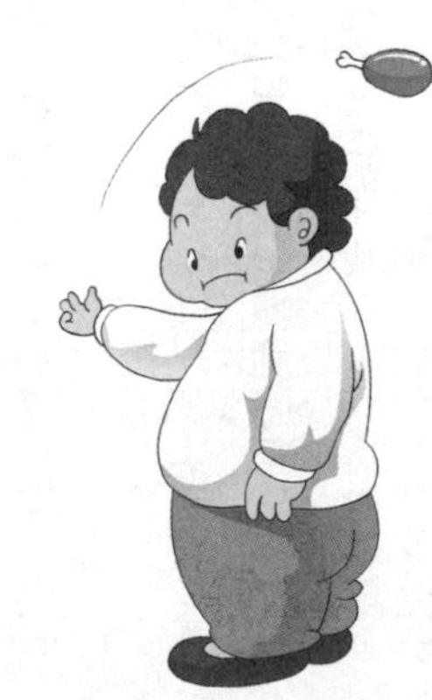

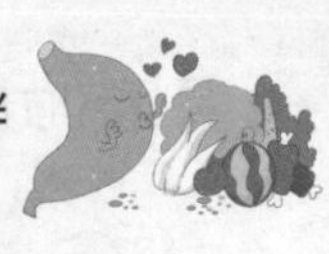

3．偏食

偏食能導致營養攝取的不平衡，使一些營養元素缺乏。缺乏B群維生素便能導致肥胖。因為B群維生素能使脂肪變成能量，參與脂肪代謝的B群維生素主要有維生素B_1、維生素B_2、維生素B_6等，主要存在於糙米及新鮮的蔬菜、水果中。

4．零食不斷

有些人正餐時的進食量不多，但零食不斷，從而造成體內聚集的總熱量大大超標，造成肥胖。

長期嗜酒，輕鬆變胖

白酒中的主要成份是乙醇。乙醇屬於純熱能物質，每克乙醇能產生二八～三〇千焦的能量，產熱量僅次於脂肪。當乙醇進入人體後，可以迅速地在人體內氧化並釋放出能量。再加上人們習慣在飲酒時炒上幾個好菜，長期嗜酒者就在不知不覺中變胖起來。

啤酒號稱「液體麵包」，每瓶啤酒（七五〇毫升）大約能產生一〇五〇～一〇九二千焦（二五〇～五〇〇千卡）的能量。啤酒中的乙醇含量雖然不高，也正是因為啤酒中的乙醇含量低，使飲酒者在飲用啤酒時常常失去控制。如果說飲用白酒時人們喜歡選用小杯的話，而在飲用啤酒時則經常是用大杯或瓶（罐）來計量，因此每次啤酒的飲入量明顯高於白酒。啤酒中的鮮酵母、啤酒花以及適量的二氧化碳都能促進食慾，營養豐富再加上量的幫助，發胖也就不是一件困難的事了。

營養缺乏可導致肥胖

美國南加州大學生物營養學研究中心的營養與肥胖專家伯尼・凱格爾博士通過大量的實驗證實，某些單純性肥胖並非是單一的營養積累，而是體內缺乏促使脂肪轉為熱能的至關重要的一些營養素，如維生素B1、維生素B6、維生素B12、維生素C以及微量元素鋅、鐵、鎂，導致脂肪分解的生化過程受阻的結果。當人們因偏食過分限食，食物單調而出現上述營養物質攝入不足時，脂肪的氧化分解就受到明顯影響，使脂肪的氧化速度減慢；此外，微量元素鋅、鎂缺乏之時，體內甘油三酯含量增加，脂肪生長因數活性增強。

吃不胖的秘訣

1. 三餐定時定量。
2. 用小的盤和碗盛裝食物。
3. 進餐時，應先慢慢用湯匙一口一口喝些清湯，然後吃青菜（最好不要經過油炒），肉和飯最後吃，而且要小口小口慢慢咀嚼後才嚥下。
4. 只吃瘦肉，不吃皮。
5. 挑有骨頭或有殼的東西吃。
6. 挑刺多的魚吃。
7. 吃肉絲炒菜類的食物，少吃大塊的豬排、牛排或雞排。
8. 吃飯細嚼慢嚥，給大腦中樞足夠時間發出停止進食的信號，避免吃入過多的食物。
9. 只在餐桌上吃東西。

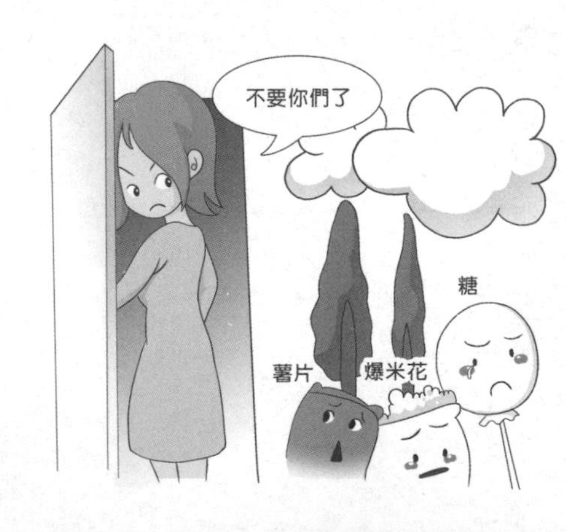

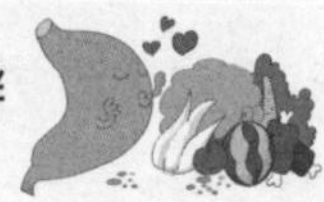

10. 不在吃東西的時候看電視和聊天。
11. 裹澱粉油炸的食物，吃前要把外面的皮去掉。
12. 勾芡的食物用清水把芡汁沖掉再吃。
13. 不把肚子當剩菜的垃圾桶。
14. 寧願選擇水果而非果汁。
15. 不要在家裏儲備零食。
16. 吃完東西後馬上刷牙。

五種遠離肥胖的烹調方法

方法一：把肉加調料煮到七成熟再切片炒，肉裏面的油在煮的時候出來一部份，減少了脂肪的含量。

方法二：炒菜之後控油。菜炒好後菜鍋傾斜著放兩三分鐘，讓菜裏的油流出來，再把菜盛入盤中。

方法三：煲湯之後去掉湯麵上的浮油。

方法四：把煎炸改為烤製，用烤箱即可。特別是速凍調味肉塊或魚餅，用這種方式可以把脂肪含量從二三％以上降低到八％以下。

方法五：可以採取不用油或少用油的烹調方法。比如蒸、烤或生食。

兒童減肥的膳食原則

①在保證兒童正常生長發育所需要的各種營養素的基礎上，少吃或不吃糖果、甜食、肥肉、油炸食品，炒

菜時儘量少放油。

②限制精細主食的攝入，盡可能增加糙米、全麥、玉米等的攝入量，既能減少熱量攝入，又可飽腹。

③適量補充優質蛋白質，如雞鴨肉、魚、蝦、貝類及大豆製品，雞蛋或瘦豬肉視情況適量吃點。牛奶是所有兒童必需的食物，孩子無論多胖，都要天天喝牛奶，建議肥胖患兒喝低脂奶或脫脂奶。牛奶不僅含有豐富的蛋白質，重要的是可提供兒童生長發育所需的鈣質。

④每天攝入多種蔬菜和水果。這裏說的蔬菜不包括薯類食品，薯類食品應被歸為主食。少吃香蕉、葡萄、荔枝等高糖水果。宜吃蘋果、梨、西瓜、橘子等低糖水果。

⑤限制食鹽的攝入量，胖孩子食鹽的攝入量應為正常兒童的二分之一，以減少水鈉瀦留並可降低食慾。

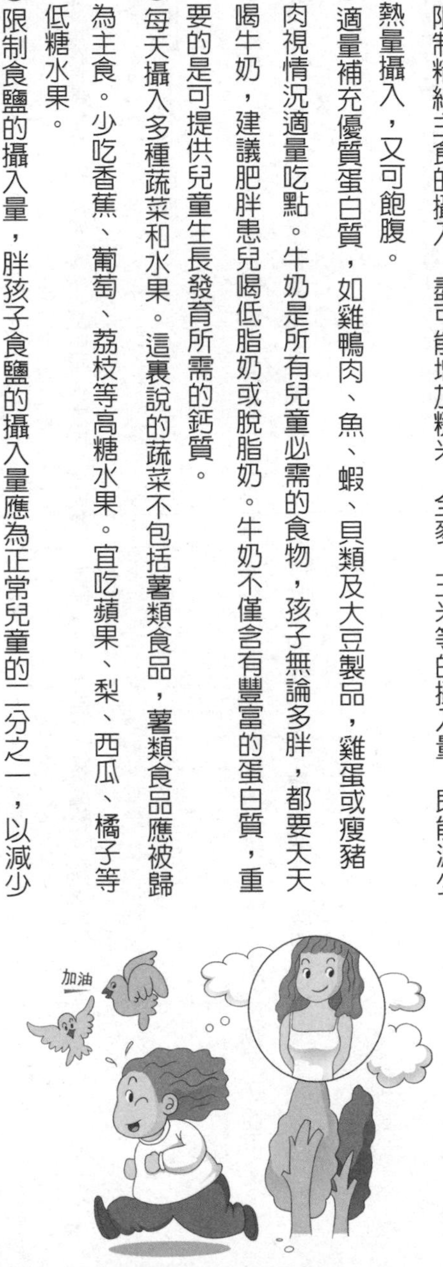

不易引起肥胖的進食方式

用餐前先喝一杯水，接著吃蛋白質類食物（肉、魚、蛋、豆類等），接著吃脂肪類食物和蔬菜、水果，最後再吃含澱粉的主食（米、麵、馬鈴薯等）。

為什麼要先吃含蛋白質的食物呢？因為蛋白質對減肥者比較重要，如果蛋白質攝取不足，人體的瘦肉組織（包括肌肉、內臟）會逐漸分解消失，對健康不利。

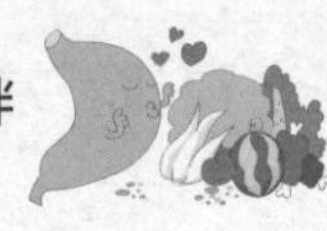

接著是脂肪，脂肪讓人有飽脹感可以平復饑餓的感覺，且脂肪最不會刺激胰島素分泌，而胰島素是一種增胖荷爾蒙。

最後再吃主食類，是為了防止主食類吃過量，導致胰島素濃度上升，影響減肥效果。

食物纖維，減重必需的營養素

在食物中不易被人的消化酶所分解的成份稱為食物纖維，包含有水溶性纖維及不溶性纖維。食物中的纖維會吸收水份、增加飽腹感、幫助胃腸蠕動、防止便秘，對於減肥的人很有幫助，除了上述的功效外，食物纖維還可以抑制脂肪的吸收，降低血中膽固醇的含量，並且可以使血糖緩慢上升，對有慢性病的人及正在減肥的人很有幫助。

哪些食物富含食物纖維呢？大白菜、木耳、海苔、海帶、四季豆、蘿蔔乾、燕麥片、毛豆等。

少吃鹽有利於減肥

鹽是鹹的，而多吃鹹食人體需要多飲水，飲水過多會使人的體重增加。另外，鹹味小的食物因味道平淡，不會增進食慾，人們的進食量就會減少。因此，為了保持優美的體態使體重不增加，還是適當控制鹽的攝入量為好。

就餐時桌上少放食品有利於減肥

大家可能都有這樣的體會，如果在餐桌上少放些食物，自己對食慾的誘惑力就相對地小一些。日常生活中這種情況比比皆是。例如，餐桌上放了許多美味的食物，您見了可能就會大吃起來；如果外出旅遊，中午帶了一頓美餐，儘管多一點，您也會盡力吃完。否則您會有一種食慾未盡或浪費食物可惜的感覺。結果，這在不知不覺中吃進的各種食物，可能正是您體內消耗不了而最終轉變為脂肪的熱量。

為何吃脫脂食物還會胖

一說到脫脂食物，許多人都會錯誤地理解為脫脂食物就是沒有熱量的食物，所以吃的時候沒有顧忌，這就是許多人胖起來的主要原因。其實大多數食物都含有脂肪，甚至蔬菜和水果也都含有脂肪，只是含量少。吃過多的脂肪對我們的健康不利，但並不代表脂肪就是有害的，我們可以不吃。脂肪是我們身體的重要組成成份，是不可或缺的。現在很多食品上都打上了脫脂和低脂的字樣，使得許多人認為脫脂就是沒有熱量，其實脫脂食品也是有熱量的，而且有很多食物的熱量還較高，結果造成人們在吃脫脂或低脂食品時會無所顧忌，結果攝入的熱量比全脂食物還要高，發胖就是自然而然的事了。

法國醫生提出節食減肥新方式

目前，健美已成為全世界人追求的目標。據國外一項調查資料統計，西方國家裏嘗試通過減肥來達到健美目的的，男性有三六%，女性有六一%。

法國一些醫生最近提出節食減肥的新方法。這種方法的特殊之處在於，並不規定減肥者的三餐食譜，而是制

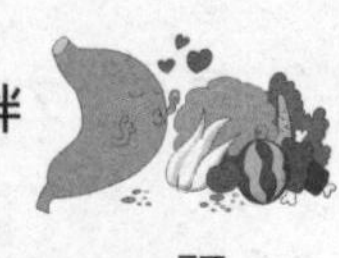

訂一條飲食進餐原則：早餐的進食量無須控制，午餐和晚餐的進食量則須有節制。

在一些西歐國家很多減肥者已開始效仿這種節食減肥新法，並且已初見成效。

這種新的節食減肥法表明，在早餐無須忌口，而午餐和晚餐則不宜食用高脂肪的肉類、雞蛋和麵包，在進食雞肉和鴨肉時要去皮，同時不可過量食用蛋類和魚類。

勉強吃味道差的東西容易胖

有的人認為吃味道差的食物，可以抑制食物的吸收，其實不然。如果是勉強進食味道差的東西反而會使其能量消耗的效率降低，這樣就會把吃進的東西變為脂肪的效率提高。味道差的食物既不能使味覺滿足，又容易使身體發胖，沒有一點好處，想減肥還是吃些可口的食物，這樣反而可以提高能量代謝的速度，有利於健康和減肥。

減肥時怎樣吃飯不易饑餓

選擇「粗糙」原料做米飯。富含膳食纖維的紫米、黑米、糙米等在減肥時用來代替白米飯做主食，是延緩消化速度的好選擇。

在米飯裏加點豆。將大米和豆子按一：一的比例搭配烹調，可以使米飯和米粥的飽腹感明顯上升。

在米飯裏面加點膠質食物。燕麥、海帶等食物含有膠狀物質，它們屬於可溶性膳食纖維，可以提高食物的黏度，延緩消化速度。

在米飯裏加蔬菜。蔬菜中的膳食纖維和植物多糖能增加米飯的體積，其中大量的水份可以稀釋熱量，還能延緩胃排空，提高飽腹感。

在米飯裏面加點醋。醋具有延緩胃排空、降低消化速度的作用。

缺乏B群維生素易致肥胖

長期以來，人們總是認為身體肥胖是由於營養過剩引起的。但近年來，日本東京醫科大學的醫學專家經反復研究後發現，有些人肥胖，是由於膳食中缺乏能使脂肪轉變為能量的B群維生素。

研究指出：只有當人的身體釋放出能量時，脂肪才會減少，而體內脂肪在轉化為能量的過程中，需要多種營養素的參加，如果某種營養素不足，則會影響脂肪正常轉化為能量。據研究，絕大多數人的肥胖是由於缺乏B群維生素而引起的，而導致B群維生素不足的原因與現代生活方式有關。由於人們生活水準的提高，食品逐步趨向精細化，米、麵加工過於精細，同時蔬菜和瓜果的攝入量也不足。因此，為了維護自己的健康，應改變不良的生活方式和飲食習慣，注意調整食譜，讓粗製食品重新回到餐桌上來。

減肥飲食總原則

①控制飲食總能量，膳食營養均衡：限制每天攝入食物的總能量，保證各種營養素的充足供給。

②節食食品切忌單調無味，應美味可口：能量不高的美味佳餚更有利於減肥計畫的執行。

③三餐能量分配得當：早餐吃好，午餐吃飽，晚餐吃少。

④定時定量進餐：每日固定早、中、晚三餐的進餐時間。晚餐後不要再吃其他零食，尤其是甜食。

⑤吃飽腹感強、含能量低的食物：減肥的失敗大多由於難挨的饑餓，選擇粗糧、蔬菜等能量較低的食物，

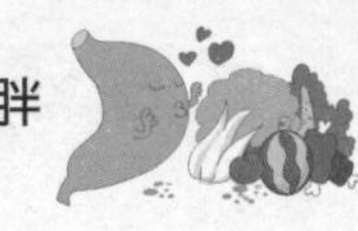

會產生飽腹感，從而消除饑餓感，有利於減肥的執行。

⑥減肥飲食簡便易行，符合飲食習慣：減肥飲食應符合減肥者的飲食習慣，盡可能不要差距太大。

⑦貴在堅持，持之以恆：即使體重達到理想狀態後，仍應堅持減肥飲食，因為反彈隨時都有可能出現。

巧吃食物，幫身體燃燒脂肪

我們所吃的食物可以分成兩類：阻滯脂肪的食物和幫助脂肪燃燒的食物。應該在早上吃阻滯脂肪的食物，而在晚上吃幫助脂肪燃燒的食物。這樣，就能將身體燃燒脂肪的能力發揮到最大，並能平衡血糖水平，不會感覺到饑餓，保持良好的情緒。

早上應該吃的阻滯脂肪的食物包括：水果（香蕉、杏、鳳梨、蘋果、梨），蔬菜（蘆筍、甜菜、洋芋），主食（燕麥粥、米飯、麵包、蕎麥、玉米、綠豆、小扁豆、鷹嘴豆），零食（薄烤餅、爆米花、餅乾）。

晚上可以吃的幫助脂肪燃燒的食物包括：羊肉、瘦肉、雞蛋或蛋製品、花生、脫脂牛奶、去皮雞肉或火雞、去脂或低脂乳酪、去脂或低脂的優酪乳、豆腐或豆製品。

節食減肥的要點

①每週體重的下降量控制在〇．五～一千克為好。

②減肥速度不宜求快，減肥速度快者，減去的不是脂肪，而只是水份。

③減肥膳食中應有充足的優質蛋白質，可以選擇瘦肉、魚、蝦及豆製品。因為缺乏蛋白質會出現虛弱、神疲乏力、抵抗力下降等，使減肥無法堅持。

④每天脂肪的攝入量應少於二五%，不吃肥肉、油多的糕點。
⑤每天攝入二〇〇～三〇〇克主食。
⑥吃能量低且有飽腹感的蔬菜。
⑦少吃辛辣調味品，如辣椒、芥末等。不然容易使人食慾大開，導致減肥失敗。
⑧少喝咖啡。咖啡能刺激胃液分泌，增進食物消化和吸收，不但不能減肥，還會使人發胖；而咖啡伴侶中含有較多的糖和脂肪。

減肥不只是少吃脂肪

國外有一項肥胖研究的統計資料顯示，現在美國有二三%的人不吃或少吃含脂肪的食物，但仍有三四%的人過於肥胖。德國一位營養學家認為，如果每一〇〇克含九〇〇千卡熱量的脂肪被熱量大大減少的其他食物取代，那麼身體就會缺少通常所需的熱量，於是大腦便會發出饑餓的信號，提醒您趕快進食。而且這樣進食還會使人產生一種錯覺，即認為吃的反正是含熱量少的食物，多吃點也沒關係，結果往往會吃得比平時還要多得多，不僅達不到減肥的目的，反而增加了體重。

法國也有營養學家提出，不含脂肪的食物不利於健康，某些脂肪酸是人體新陳代謝不可或缺的。減肥時可以每天攝入四〇～五〇克脂肪。當然，攝入脂肪過多也不好，每人每天有六〇克左右的脂肪也就夠人體所需要的了。要減去多餘的體重，正確的做法是採取平衡而合理的飲食。一個人的正常飲食應含有四〇多種營養物質，關鍵是要使它們數量適當，搭配合理。

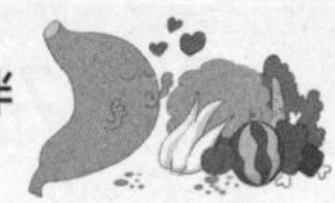

減少脂肪攝入的小訣竅

1．不吃動物油。
2．烹調放少量植物油。
3．儘量用低脂、脫脂乳製品。
4．吃雞肉、鴨肉等時，去除外皮和脂肪。
5．不用油炸、油煎方法製作食物。
6．多用煮、燉、汆、蒸、拌、滷等少油做法製作食物。
7．吃烤肉時將油脂滴完再吃。
8．做湯或砂鍋燉菜時，不需再過油，可直接將肉放到鍋中。
9．儘量不食用黃油或乳酪。
10．選擇瘦肉。
11．用各種調味品代替油脂，既獲得美味，又贏得健康。
12．少吃堅果類食品。
13．少吃泡麵。
14．少吃奶油類食物。

「看不見」和「看得見」的脂肪

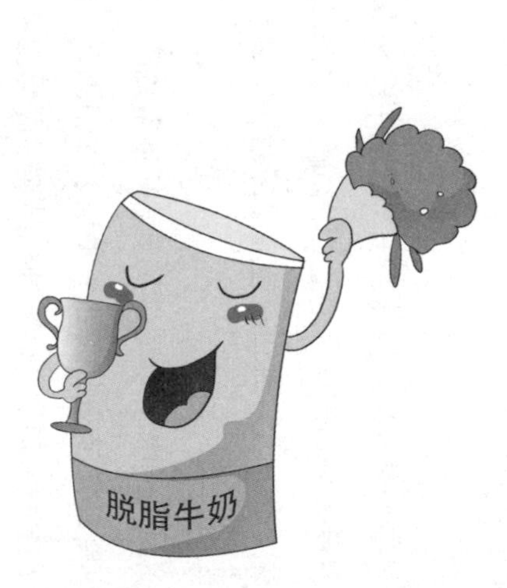

「看不見」的脂肪

這種脂肪不容易被人所注意，例如肉、動物內臟、蛋、乳製品、豆製品、堅果均含有較多量的脂肪。這些看不見的脂肪往往是人們容易過量攝入的，很容易造成肥胖。三〇顆瓜子或者十五粒花生米相當於一〇克純油脂（約一勺油）。攝入脂肪過多會引起高血脂、肥胖等疾患，建議適量增加食物中植物性來源的脂肪，如大豆、芝麻、核桃、花生等，不但不含膽固醇，而且能夠抑制小腸吸收來自於動物性食物所含的膽固醇，同時又含有豐富的必需脂肪酸，有保護心腦血管的功效。

「看得見」的脂肪

這種脂肪人們從視覺上就知道，如動物油、豆油、花生油、芝麻油、橄欖油及動物外皮如雞皮等食物。

吃得少未必不發胖

許多人認為吃得少體重就不會增加，還能減肥，卻不知道吃進肚裏的食物雖少，但熱量卻較高。例如：一碗泡麵的熱量是五〇〇～七〇〇千卡；四片巧克力夾心餅乾的熱量相當於一份午餐，這往往是一些人吃得少還發胖的原因。

忙碌的上班族常常為了方便，選擇以糕餅、麵包類及加工食品與含糖飲料來果腹，目前市售的餅乾甜點類食品大都使用大量的砂糖及人工奶油等來製作，長期食用容易造成下半身的肥胖，過量食用砂糖容易轉換成脂肪儲存起來，使下一餐食慾和食量增大，時間長了會影響身體健康，容易患心血管方面的疾病。

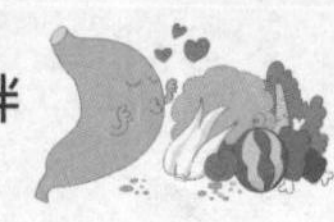

飲食小技巧幫您減肥

(1)把餐具都換成小號的　這樣三餐所吃的食物量都會減少。

(2)專心吃飯　吃飯的時候不要做任何其他事情，不看電視，不看書，不工作，不然會因為分散注意力而不小心吃得過多。

(3)適量飲水　水能加快新陳代謝，燃燒更多的熱量。

(4)常吃蔬菜　蔬菜不僅富含膳食纖維，以幫助消化，還能補充人體所需的維生素C，有助於減肥。

(5)吸油　每次吃油炸食物時用一張紙巾把油吸一下。

(6)儘量不吃零食　想吃零食的時候就嚼口香糖，挑那些味道很重的，像肉桂味的，這些濃重的口味能抑制人的胃口。

(7)勒緊褲帶　當您想要敞開肚皮大吃的時候，儘量勒緊褲帶，這樣能讓您一下子覺得肚子很撐。

想減肥，不要情緒化進食

1．情緒化進食與體重

不是所有的人都易受情緒化過量進食的影響。但對那些易受影響的人來說，這種行為就會直接影響到其體重。在一項同時以體重過輕和超重的人為對象的研究中，發現那些體重較重的人更容易因情緒或處境不佳而進食。

然而，情緒化進食不只是受壞情緒的影響。高興時同樣能令那些情緒化進食者吃進過量的食物。一項研究評估了一組肥胖女性的過量進食行為，研究發現，與心境一般時相比，好心情和壞情緒都能令人在就餐時吃更多的東西。

2．情緒化進食與減肥

情緒化進食能破壞減肥成果。英國伯明罕大學的一項研究表明，對於成年人來說，減少情緒化進食與成功減肥有直接關係。

健康減肥，平衡膳食最重要

用膳食調節體重並不是常說的節食，而是通過各種營養素的合理搭配，以獲得營養素的平衡供給，從而達到減肥目的。人體每天需要的主要營養素是碳水化合物、蛋白質、維生素、礦物質及脂肪。提供人體一天所需主要營養素的食物，穀類占第一位，蔬菜和水果占第二位，魚、禽、肉、蛋類占第三位，豆類和奶類占第四位，油脂占第五位。

日常飲食中，可以按照同類互換、食物品種多樣的原則調配一日三餐。要保持健美的身材，一定要注意合理地補充營養素，在蛋白質方面，要保證每天的供應量占食物總量的一五%，碳水化合物約占五〇%～六〇%，脂肪的供應量約占一五%～二五%。但這種比例的營養素供給並不是固定不變的，如對於小孩，蛋白質的量可以適當增加。

總之，合理的膳食結構應該根據每個人的性別、年齡、身高、體重和勞動強度以及季節變化等情況來靈活掌握。

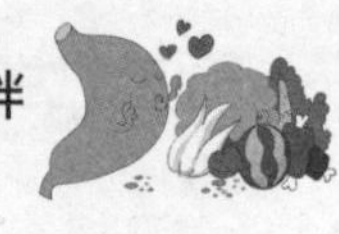

想減肥少喝咖啡

有些人認為咖啡能「刮」油水，又有興奮作用，常喝咖啡可能有助於減肥。其實不然，第一，咖啡能刺激胃腸分泌，增加食慾。第二，咖啡含咖啡因，能促使血液中的游離脂肪酸明顯升高，而後者是肝臟合成甘油三酯的原料。第三，人們喝咖啡時常常加糖。所以想減肥的人應少喝咖啡，喝咖啡非但不能減肥，反而會有增胖的危險。

赴宴時的苗條飲食守則

①宴會的開飯時間通常比在家吃飯的時間晚，出發前吃些蔬果，以免因饑餓而吃進過多的食物。

②如果在別人家裏做客，等菜或幫忙準備菜時，可嚼片口香糖，免得亂吃東西。

③最好告訴一起就餐的人自己在減肥，可避免別人勸您吃東西。

④有皮的食物去皮，油炸食物去衣，勾芡、糖醋、茄汁、蜜汁等食物滴去油汁才能吃。如有一碗熱湯能浸一下可洗去不少油份。

⑤碎肉製成的肉丸含有肥肉，儘量不吃。

⑥冷盤中的松子、腰果以及花生儘量少吃，這些食物的脂肪含量較高。

⑦儘量不要喝飲料，宜喝茶或白開水。

⑧餐後的甜點儘量不吃。

晚餐應該怎麼吃才減肥

肥胖的主要原因是熱量的攝入大於消耗。減肥者如果不吃晚餐，身體長時間處於空腹狀態，不利於健康。但不建議晚餐吃得過多，一般來說，晚餐攝入的熱量不要超過全天需要熱量的二五％。機體的代謝活動和消化功能會在晚上相對降低，攝入過多食物，會堆積在胃裏，消化不完全，產生各種毒素。

此外，人體的胰島素是在夜間大量分泌的，胰島素能促進脂肪合成，晚餐攝入的熱量過多，會轉變成大量脂肪堆積起來。晚餐只吃七分飽對減肥有益。

一日三餐規律飲食有利於減肥

有人認為，一天之內不管是什麼時間進食，人體對食物的吸收效果都是相同的。但研究發現情況並非如此。人體的生理節奏是在一日的單位內，以睡眠和睡醒為基礎，進行內分泌、體溫、肌肉等活動的調節。人在覺醒前三小時，開始腎上腺皮質激素分泌，以調整身體狀態，迎接睡醒。同樣消化酶的作用和消化吸收功能也是按照節奏而變動的。所以，為了有效地進行脂肪的轉化，應首先做到有規律的進餐，對於需要減肥的人來說更是如此。為使身體脂肪易於燃燒，宜制訂基本的進餐模式。

進餐模式包括碳水化合物（米飯、麵食、薯類）與蛋白質（肉、魚、蛋、奶、豆），再加上蔬菜等這樣的基本飲食模式，不要過多地改變飲食結構，或是零零散散地進餐，使得身體很難辨認所吃的食物，這樣做會使脂肪燃燒的效率降低，容易導致脂肪儲存堆積，造成肥胖。

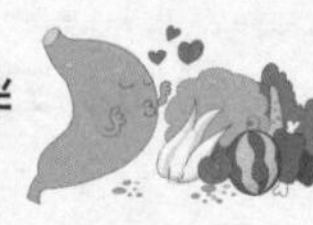

七個最利於減肥的飲食習慣

①飲食均衡，避免營養不良，每天至少要吃九種食物。
②每餐吃七八分飽，不可暴飲暴食。
③儘量避免攝入含糖量高的食物。
④儘量吃油脂較少的豬瘦肉（如豬里肌肉）。
⑤不可貪食主食及澱粉類食品。
⑥蔬菜的攝入量充足。
⑦飲食定量，或根據工作的勞動強度增減進食量。

吃宵夜應該注意什麼問題

上班族久坐不動，新陳代謝比較緩慢，相對來說每天需要的熱量比較少，大約一三〇〇～一五〇〇千卡即可。很多人誤以為腦力勞動要消耗很多熱量，其實不盡然。至於宵夜，如果需要熬夜加班，可以選擇一些清淡的食物，例如燕麥粥、二～三片的餅乾、水煮雞蛋、低脂或脫脂奶等。

秋天飲食減肥，牢記注意事項

夏天天氣炎熱，人的胃口不好，進食量大為減少，而秋季秋高氣爽，人的胃口也好起來，吃的東西多了，就

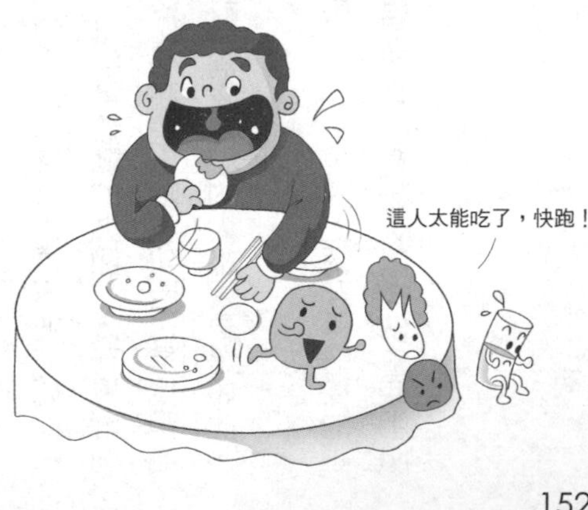

容易長胖。其實一個人之所以會胖，是因為每天攝入的總熱量比消耗的多。因此，在秋季一定要控制好飲食，不能放開胃口大吃，一定要吃得營養，不要吃高脂肪、高熱量的食物，選擇一些低脂的食物。

總體說來，秋天減肥要注意以下這些飲食要點：食物種類多樣，但攝入量要適當；常吃蔬菜、水果；吃適量瘦肉、魚、禽、蛋；少吃葷油和肥肉；食量與體力活動要保持平衡，每天保持適量的運動；吃口味清淡的膳食。在家中可準備一個體重計，每天測量體重的變化，將體重穩定地控制在正常、合理的範圍，以保證健康。

少吃主食多吃副食就可以減肥嗎

很多節食減肥者誤認為主食是導致肥胖的罪魁禍首，於是將減少主食作為節食的主要手段，認為減肥就是不吃或少吃飯。但經過一番痛苦的煎熬，不但沒瘦反而增肥。其實，這是因為沒有真正掌握節食減肥的科學方法，導致盲目減肥，才沒有收到減肥的效果。

主食就是五穀雜糧，它們負責產生人體需要的大部份能量，如果過多就容易轉化為脂肪在體內儲存，但是如果攝入太少則會導致熱能過低而發生營養不良，甚至發生各種疾病。副食可分為蔬菜、肉、魚、禽、蛋、奶、豆類，蔬菜產熱很低可以放心食用，而後面幾種則脂肪含量較高，同樣可以產生較多熱量，也會引起發胖。不瞭解這些，減肥者在少吃主食的同時，自然而然就需要多吃副食來得到每日所必需的能量，再加上炒菜時的烹調用油，就生成超量的熱能，更加容易發胖。因此單純少吃主食並不能減肥。

主食巧存放，變成減肥食品

主食中富含澱粉，主食的攝入量過多，其中的澱粉會轉化成脂肪儲存於人體內，易造成肥胖。在製作主食

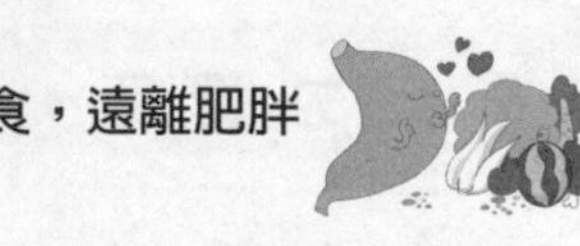

時，如果採取下述製作方法，就可使日常所食用的主食變成減肥食品。方法是：把做熟的米飯、饅頭放入冰箱，在二～四℃條件下保存，放置一段時間後其中的澱粉就不易被人體吸收了。其原理是：澱粉粒在六〇～八〇℃下糊化，糊化後在二～四℃時產生澱粉老化現象。吃了這種主食後，澱粉填充在胃中，不但不易被吸收，而且還減少了饑餓感。更為有利的是主食中的蛋白質在經過這些過程後幾乎沒有損失，而且其中所富含的B群維生素也損失甚少。所以，這種方法只是降低了主食中熱量的吸收，而不影響其他營養成份的吸收利用，並且制法簡便，是理想的利於減肥的主食吃法。

適量吃點辣椒能減肥

辣椒有人喜歡吃，也有人對它的辣敬而遠之，冬天吃些辣椒，不但可以保暖，還能起到減肥的作用。吃飯的時候吃一點辣椒粉，身體吸收的熱量要明顯小於平時吃飯的效果。這是因為辣椒中的辣椒鹼可以帶來一定程度的飽腹感，更能加快新陳代謝，更多地消耗熱量和脂肪。

此外，辣椒中的辣椒素和黃酮化合物，可以刺激激素的分泌，讓皮膚更好地自我調節，起到纖體的效果。

哪些肉吃了不容易長胖

1．兔肉

兔肉與一般畜肉的營養成份有所不同，其特點是：含蛋白質較多，含脂肪和膽固醇較少，是肥胖者比較理想的肉食。

2．牛肉

牛肉的脂肪和膽固醇含量僅次於兔肉，也是適合肥胖者食用的肉食。

3．魚肉

一般畜肉的脂肪多為飽和脂肪酸，而魚的脂肪卻含有多種不飽和脂肪酸，具有較好的降膽固醇作用。所以，肥胖者吃魚肉較好，既能避免肥胖，又能防止冠心病和動脈硬化。

4．去皮雞肉

每百克去皮雞肉的脂肪含量只有一．二克，比各種畜肉低得多。適當吃些雞肉，不但有益於人體健康，而且不會引起肥胖。

5．純瘦豬肉

每百克純瘦豬肉的脂肪含量為六克，但經燉煮後，脂肪含量還會降低，因此，也較適合肥胖者食用。

牛奶和優酪乳哪個更容易讓人長胖

其實，如果攝入總熱量不超過人體所需的熱量，喝牛奶和優酪乳都不會長胖。但是比較來說，優酪乳的熱量比牛奶高，因為優酪乳在加工過程中，為了口感更好加入了糖。這些糖份的熱量較高。此外，喝牛奶一定要選低脂、低糖奶。

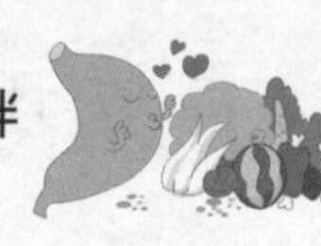

遠離肥胖，日常應如何選擇食物

提供能量的營養素有三種，即碳水化合物、蛋白質、脂肪。按照中國的飲食習慣，碳水化合物所占的比例最大，脂肪次之，蛋白質最少。而要達到減肥的目的，則應選擇高優質蛋白，適量的碳水化合物和限制脂肪的食物。從食物中攝取優質蛋白質，可以按照魚肉、雞肉、牛羊肉、豬肉的順序選擇。但是四條腿的兔子肉含有的脂肪極低，熱量也低，可以作為減肥者選用的減肥肉類。在低熱量的飲食原則下，減肥者應主要選擇蔬菜類、水果類、豆製品類，然後再適量選擇蛋類、奶類、糧食類，少用油脂類（植物油和動物油）。水果、蔬菜是減肥的好食品，但應注意選用含糖量較低的蔬菜，如大白菜、冬瓜、苦瓜、白蘿蔔等，比同熱量的糧食更易解決減肥過程中肥胖者的「難以果腹」之苦，有利於減肥者逐步適應減肥飲食。糧食類食品可以粗細糧搭配，每天選用一些玉米麵、燕麥、蕎麥、小米，既能飽腹熱量又低，可以適量選用。

遠離肥胖，巧選蔬菜水果

用低熱量蔬菜、水果來填飽肚子，既防挨餓，又限制了熱量，是減肥的好辦法。那麼，哪些蔬菜、水果適合減肥者食用呢？

多數蔬菜含水量高，而脂肪、蛋白質含量低，糖的含量不高，產熱量較低。減肥者可常吃黃瓜、冬瓜、西葫蘆、蘿蔔、菠菜、油菜等含水多的蔬菜。像冬瓜，具有低糖、低脂肪等特點，可使食慾不那麼旺盛，有助於減肥。但是也有一些蔬菜是含熱量較高的，如硬豆類，包括毛豆、黃豆、蠶豆等，以及胡蘿蔔、蒜苗等都屬於含熱量較高的蔬菜，每次的食用量不宜過多。馬鈴薯、山藥、粉條、芋頭等含澱粉較高，食用時要注意減少主食的攝入量。

水果比蔬菜所含的糖和熱量高，但是比主食、肉類所含的熱量低得多，減肥者可以選用柚子、檸檬、葡萄、蘋果、西瓜、桃、柳丁等水果，但是柿子、香蕉、紅棗、荔枝、榴槤等含糖量多的水果要限制攝入量。

蔬菜、水果的供給量一般每人一天八〇〇～一〇〇〇克左右（其中五分之四為蔬菜、五分之一為水果），蔬菜中要有一半是綠色或有色的葉菜，蔬菜品種應儘量多樣化，包括根、莖、葉、花、果。

常吃些大米可減肥

在美國大米被譽為「最佳減肥食糧」。美國一所醫學院的沃爾特・甘普那醫生，自從一九三九年開始用大米飯食譜治療糖尿病以後，現在又採用大米飯食譜治療肥胖症，均收到較好的效果。美國營養學家伯克利還指出：褐色的稻米是一種有價值的抗癌食物。現代營養學家的研究表明，大米含有人體所需要的多種氨基酸、不飽和脂肪酸、B群維生素、纖維素和鈣、鐵、磷、鎂、硒等衆多的礦物質。它具有低能量、低脂肪的特點，所含的複合碳水化合物還能給人以飽腹感。

不吃肉就可以不長「肉」嗎

我們平時所吃的肉類不外乎兩種：一種是肥肉，一種是瘦肉。肥肉不是肉而是脂肪，瘦肉才是真正的肉，富含優質蛋白質。瘦肉中的蛋白質在人體內轉化為熱量或脂肪的比例很小。

因此，減肥不是一概不吃肉，而是要適當吃些瘦肉，少吃肥肉。如果將肥肉、瘦肉一概拒絕，便會造成營養素攝入的不平衡，不利於健康長壽。此外，不吃肉食，勢必增加了米麵等糖類食物的進食量，多餘的糖很容易轉

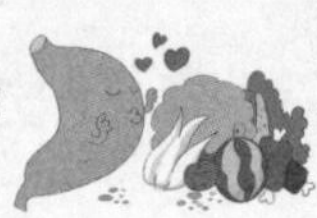

化為脂肪儲存在體內，同樣易使人發胖。

回避肉和魚對減肥不利

人們在減肥時會有一種錯誤的觀點，認為肉或魚會給身體提供很多的營養，而在減肥時只以蔬菜果腹，對肉和魚敬而遠之。其實，在限制熱量的同時控制蛋白質的攝入量是完全錯誤的，正因為減肥者已經減少了熱量的攝入，就更應該比以前攝入更多的蛋白質。攝入稍多的蛋白質，一般不會有發胖的危險。為了減肥，應適當多吃些含蛋白質的食物，並控制糖和脂肪的攝入，這樣的飲食才是合理的。

慢火燉煮，吃肥肉也不胖

日本人口普查時，專家們發現喜歡吃肥肉的沖繩縣居民，不但未出現很多讓人擔憂的高血壓、高血脂、冠心病，且人平均壽命竟高居全國之首。難道「高脂肪飲食危害說」有誤？醫學家就此進行了深入的研究。原來沖繩縣居民喜歡吃經過慢火燉煮四小時左右的肥肉，恰恰是這種烹調方法改變了肥肉中有害脂肪的數量。

據分析，燉煮四個小時左右的肥肉，有害的飽和脂肪酸可減少三〇%～五〇%，膽固醇減少五〇%以上，而對人體有益的不飽和脂肪會因燉煮而明顯增加。

想減肥就小口喝豆漿

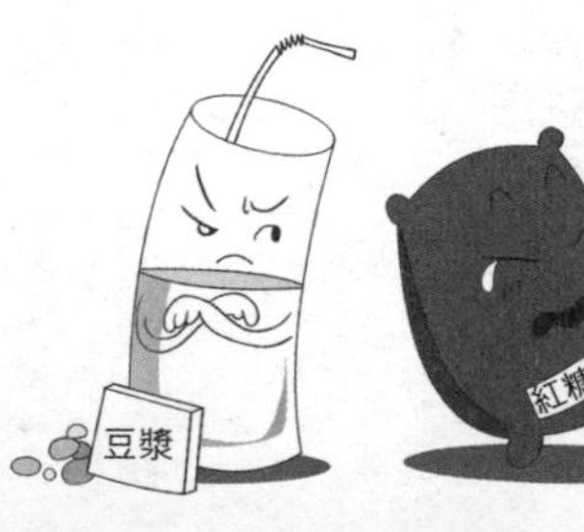

豆漿中所含的有效成份在消化吸收的過程中，可以抑制碳水化合物和脂質的吸收，所以能幫助瘦身。如果在餐前飲用豆漿，再搭配吃一些有飽腹感的高纖維食物，可以防止就餐時過量進食，達到較好的瘦身效果。但豆漿不要一口氣喝下，而是要一口一口慢慢地飲用。因為豆漿中含有大豆蛋白質和大豆配糖體等成份，如果喝得太急就不能很好地被身體吸收，瘦身效果就會降低。

豆漿雖然好喝，但應避免一些錯誤做法：

①不要用保溫瓶盛裝豆漿；

②喝豆漿不能加紅糖；

③豆漿必須煮熟、煮透後再飲用。

巧吃柑橘能減肥

很多人認為柑橘口味較甜，含有糖份，在減肥的時候就把其拒之千里。其實，柑橘具有減肥的功效，只要吃的方法正確，就能輕鬆減肥！

吃柑橘可以起到減肥的作用。柑橘確實可以起到抑制脂肪形成的作用。這是由日本愛媛大學綜合科學研究援助中心的專家在一項實驗中發現的。專家指出，柑橘中含有一種食物纖維庚炔，它能夠抑制血液中膽固醇的升高，具有分解脂肪和抑制人體吸收脂肪的功能。不過，專家提醒，這種食物纖維庚炔存在於柑橘的橘絡，也就是包裹著果肉的内皮部份中。因此，要想減肥，吃柑橘的時候千萬不能丟掉橘絡。

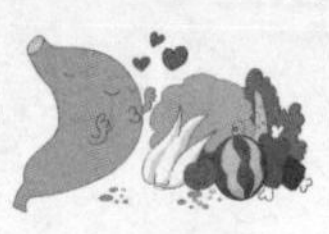

水果適量食，貪食易增胖

許多減肥者認為，水果富含膳食纖維，幾乎不含蛋白質和脂肪，因而可以無節制地放心食用，其實這個觀點是錯誤的。因為水果並非無能量的食品，由於其味道甜美很容易一次吃得過多，其中的糖就會轉化為脂肪而堆積。例如吃半個中等大的西瓜（瓜瓤重約二千克），便不知不覺之間攝入熱量八八〇千卡，約相當於三碗米飯；又如每一〇〇克草莓大約可產生三〇千卡熱量，如果您喜歡吃草莓且能一次吃下很多，攝入的熱量是驚人的。所以吃水果減肥餐時要節制水果的食用，更不能以水果代替主食甚至正餐，因為水果畢竟營養成份不全，如果長期用水果代替正餐，不但起不到減肥的效果，還會影響健康。

餅乾的健康減肥吃法

許多人愛選擇餅乾作為零食，不過不要小看餅乾的熱量，因為有些餅乾內藏的脂肪含量高得驚人，比如夾心餅。而且餅乾的主要營養只有碳水化合物，營養不夠均衡。因此吃餅乾也要吃得得法，才能既有助於減肥，又不影響身體健康。餅乾的食用和選購的注意點如下：

①吃餅乾時多喝開水，正如剛才所說，餅乾的水份太少，一定要多喝開水來降火。另外，水份令餅中的澱粉質發大，容易吃飽，這樣就可以控制納入的份量了。

②選購餅乾時儘量選擇低脂、低糖和低熱量的餅乾。選擇時只要留意包裝的營養標籤，不要選擇脂肪高、糖份高和熱量高的就可以了。

正確喝水有助於減肥

會喝水有助於減肥，方法如下。

第一杯水：早餐前。

如果是在早上七：〇〇起床，洗漱和如廁後喝三〇〇~五〇〇毫升溫開水，三〇分鐘後吃早餐。

第二杯水：午餐前。

在上午一〇：〇〇~一一：三〇之間喝五〇〇毫升左右的水，中午一二：〇〇吃午餐，在這一段時間喝水不僅有利於減肥，而且人的血液濃度在此階段通常較高，喝水可稀釋過濃的血液，使精力更充沛。

第三杯水：晚餐前。

下午二：〇〇~五：〇〇之間喝八〇〇毫升左右的水，晚上六：〇〇吃晚餐，有助於腎和膀胱排除人體內的廢物，讓你健康又美麗地減肥。

第四杯水：臨睡前。

晚餐後九〇分鐘至睡前六〇分鐘，喝二〇〇~三〇〇毫升水，可以為身體補充水份，避免睡眠時體內因缺水而感覺燥熱，減肥的同時可讓肌膚更水潤。

總之，吃正餐的時候最好別喝水，儘量選在兩餐之間喝水，因爲水配著食物喝，不僅身體裏的水份不易排除，對減肥不利，同時稀釋的胃液還易造成脹氣、消化不良等不適症狀。

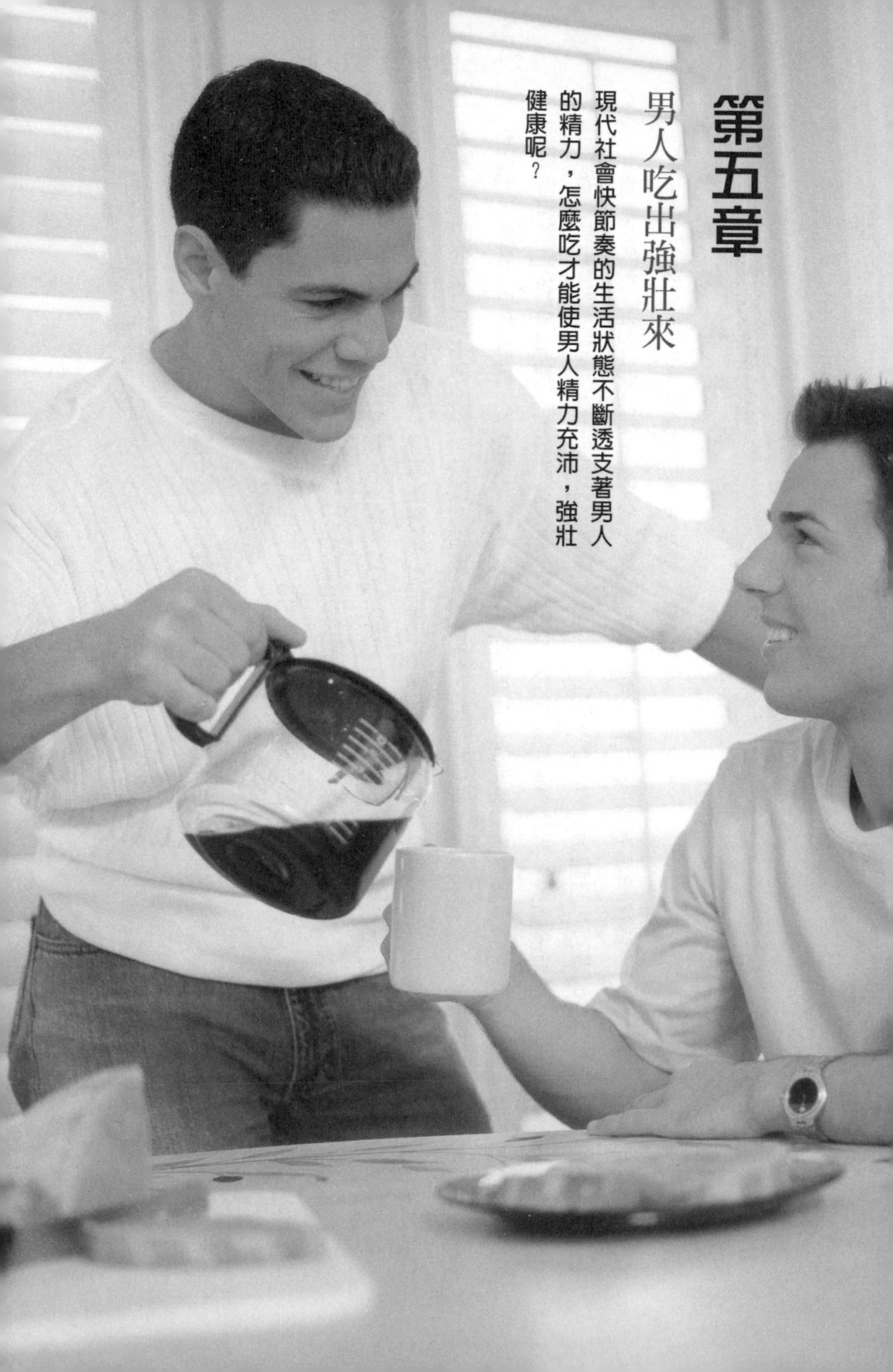

第五章

男人吃出強壯來

現代社會快節奏的生活狀態不斷透支著男人的精力，怎麼吃才能使男人精力充沛，強壯健康呢？

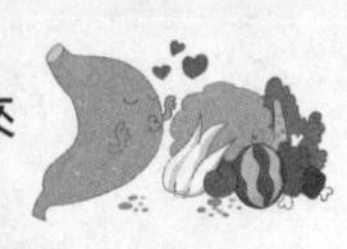

青年男性的健康需求

男性在青年階段，處於身體生長和發育的高峰期，飲食的安排要加強對熱量、蛋白質、維生素、脂肪、礦物質和微量元素等營養素的供給。

這個時期的男性骨骼已完全形成並且越來越強壯，處於身體發育的黃金階段。青年期男性各項素質俱佳，尤其好動，同時較重的腦力勞動使得體內的能源物質消耗較大。飲食中應該多補充牛奶、蛋類、豆類、骨湯、軟骨、蝦皮等含鈣、磷豐富的食物，以保證提供生長發育所需的熱量，增強身體抗病能力。

青年男性還需要保證鐵、鋅等營養素的合理攝入，以便補充身體能量，增強身體的基礎代謝能力。鐵元素是人體合成血紅蛋白的主要成份，缺鐵會造成人體貧血，正常青春期男性每天應補充鐵一二毫克，含鐵豐富的食物有肉類、魚類、動物肝臟、禽血、豆類、菠菜、黑木耳等；鋅元素是機體進行各種代謝活動「酶」的組成部份，缺鋅會導致生長發育遲緩，性機能發育不全、厭食、脫髮、痤瘡等症狀，嚴重的時候可引起侏儒症，青年男性每日鋅的需要量為二〇毫克，含鋅較高的食物有肉類、蛋類、黃花菜、海蠣肉、文蠔等。

青春期的有些男性還會因為攝入過多的動物性脂肪，而加速皮脂腺的分泌，容易長青春痘，宜少吃油炸食品、乳酪、香辣調味品、甜食等助長油脂分泌的食物。

中年男性的健康需求

俗話說，人到中年萬事多。當男性進入中年期，往往會出現精力衰退、情緒低落、不願意運動等現象，失眠、頭痛等危及健康的信號時常亮起紅燈。

首先，在營養補給的時候，要重視肉類食物的合理攝入，以便使男性身體強壯，扶正補虛，可以選擇豬肉、牛肉、羊肉、魚肉以及水產類等食物，尤其是牛瘦肉的脂肪含量相對比較少，僅為一%～二%，更符合中年男人膳食的低脂要求。

其次，兔肉、雞肉屬於高蛋白、低脂肪、低膽固醇的食物，它們的特點是細嫩鮮美、易消化，也適合中年人食用。

魚肉質軟細嫩、易咀嚼消化吸收，中年人常食還可預防骨質疏鬆、骨質軟化等病症。

再次，水產類的食物含有大量的膠原蛋白和硫酸軟骨素，可以起到補腎養血、抗衰老的作用，同時除濕利尿的功效也很顯著。

另外，中年男性還需要補充五穀雜糧和蔬果類的食物，使身體的營養得到全面均衡的吸收。

老年男性的健康需求

男性進入老年期，由於生理功能的衰退，飲食適合以清淡為主，避免過度進食過鹹、過油膩的食物，飲食要注重多樣化，保證營養素的全面供給，從而做到平衡肝臟功能，預防疾病的目的。

在保證定量攝取穀類、豆類食物的同時，可攝取少量的瘦肉，對進入老年期的男性的身體保健也有益處，可以適當地多喝一些肉粥。

在老年時期，睾丸功能退化，激素水平降低，前列腺炎發病率下降，而良性前列腺增生症的發病率明顯升高。

研究發現，蔬菜消耗量高可能降低良性前列腺肥大的發生機率。吃蔬菜較多的人進行良性前列腺肥大手術或

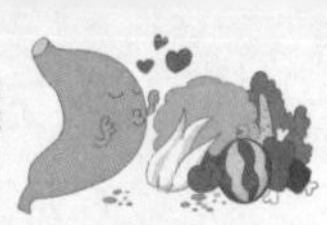

良性前列腺肥大症狀變嚴重的機率比其他人少一一%。

富含胡蘿蔔素、葉黃素、維生素C等抗氧化劑的水果和蔬菜會降低良性前列腺肥大的發生機率。建議老年男性常吃蔬菜，從而減少前列腺肥大的風險。

男人應該多補鋅

男人到中年以後，性慾會逐漸衰退，通過飲食治療可以有效改善這種狀況。

正常人每日鋅的需求量為一五毫克，如果鋅缺乏，會使男性發育滯緩、睾丸萎縮，從而導致性慾減低和性交能力減退。缺鋅會出現味覺障礙，性慾低下。男性精液裏含有大量的鋅，體內鋅不足，會影響精子的數量與品質。

男人飲酒過多，會使體內鋅含量不足，這是由於酒妨礙了人體對鋅的吸收。同時，鋅過量也會引起一些副作用，如引起缺銅性貧血、胃腸道刺激症狀、血紅蛋白下降和免疫功能障礙等。

男性可以經常吃點海產品，牡蠣的鋅含量很高，每一〇〇克牡蠣含鋅一〇〇毫克，一個蠔或兩三個牡蠣就可以為一個正常男人提供全天所需的鋅。

含鋅豐富的食物還有魚、豬肝、牛肉、蝦、貝類、紫菜、芝麻、花生、黃豆及其製品。動物肝臟的含鋅量也較高，男性缺鋅時可適當常吃一些以上食物。

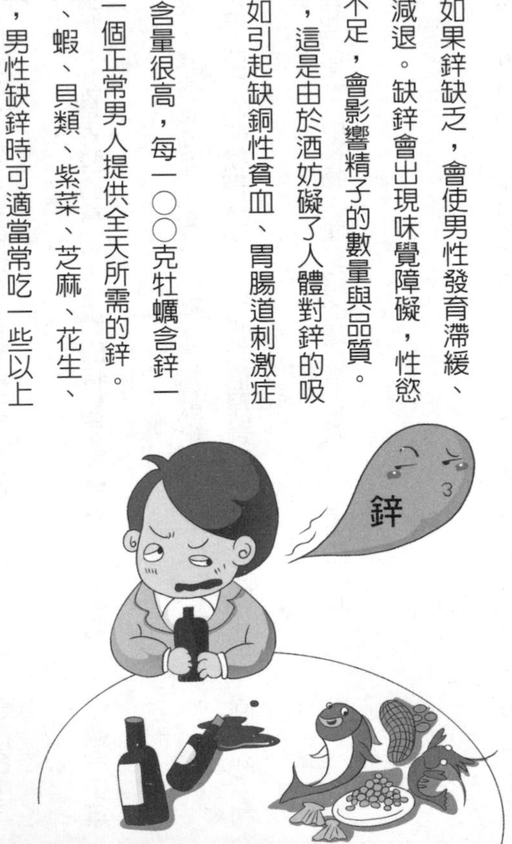

男人必吃的五種食物

男性肩上的責任和壓力容易使男性的健康亮起紅燈，以下五種食物能幫助男性養肝、養胃、抑制病變。

花菜：花菜的質地細嫩，味甘鮮美且易消化吸收，有利尿、清熱的作用，可預防男性結腸癌、胃癌、心臟病等疾病。

韭菜：韭菜的質地柔嫩，味香辛，營養豐富，有行氣、溫中、散血、解毒的功效。

山藥：山藥是家中常食的一種保健食物，可以健脾補肺、固腎益精。

番茄：番茄味道鮮美可口，可以清熱解毒、抗老化、抑制病變。

雞蛋：是一種營養豐富的食物，對男性的氣血不足、熱病煩渴起到扶助正氣的功效，可以補肺養血、滋陰潤燥。

鉻對男性來說也很重要

鉻是維持生命所必需的礦物質，可以降低男性膽固醇含量，增加男性的耐力，還可以使喜歡健美運動的男人增長肌肉、減少脂肪。一般普通男性每天至少需要攝入五〇微克鉻，喜歡運動的男人每天則需要攝入一〇〇～二〇〇克鉻。

男性身體補充鉻元素，可以通過服用含鉻的多種礦物質合劑、強化鉻藥片或釀酒的酵母等途徑進補。

啤酒的原料為大麥、釀造用水、酒花、酵母以及玉米、大米、大麥、小麥等澱粉質輔助原料等。所以男士不妨適當飲用一些啤酒。

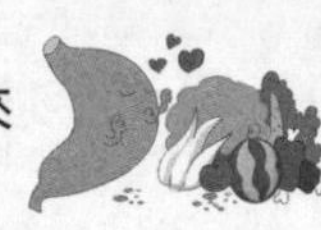

男人要常吃含鎂元素的食物

鎂元素不僅有助於調節人的心臟活動，更重要的是對男性有補氣壯陽的作用，而且還可以增強精子的活力，從而增加受孕成功的機率，提高男性的生育能力。

因此，男性食用含鎂的食物很重要。含鎂較多的食物有大豆、烤馬鈴薯、核桃仁、燕麥粥、通心粉、綠葉蔬菜和海產品等。

男性可以在早餐的時候選擇吃牛奶燕麥粥和香蕉，補充上午所需的營養素。

維生素B2幫助男性長肌肉

很多人都知道，身體長肌肉要靠補充蛋白質來實現，但是如果僅僅補充蛋白質，沒有維生素B2，補再多蛋白質也是無用的。原因是，在維生素中，維生素B2最容易缺乏，它參與碳水化合物、蛋白質、核酸和脂肪的代謝，可提高機體對蛋白質的利用率，促進生長發育；它參與細胞的生長代謝，是機體組織代謝和修復的必需營養素。因此，它對肌肉生長有重要作用。

維生素B2主要存在於動物內臟中，如肝、腎、心等。此外，牛奶、蛋類和紅肉類也含有維生素B2。但由於動物內臟所含脂肪量比較高，因此食用時不要過量。

綠葉蔬菜、豆類、野菜及堅果類食品也含有維生素B2，如核桃、栗子、花生、瓜子等，這些食品對於不愛吃動物內臟的男性來說，無疑是較好的選擇。

男性亞健康不要忽視

亞健康是指介於健康與疾病之間的一種不健康症候反應，可以稱之為疾病的早期反應。

據世界衛生組織調查，全球約有三五%的人處於亞健康狀態，而在這個「亞健康」人群中，中年男性所占比例高達七五%。中年男性因為過大壓力而處於亞健康水準，平均外貌年齡比實際年齡老五歲。

男性亞健康的症狀各不相同，有的男性思慮重重，傷及心脾，出現記憶減退，健忘難眠，食慾不振，突然發胖或變瘦；有的因臟腑功能虛弱失調所致，溫熱內蘊，寒濕困滯，心腎不交，出現時熱時冷，抵抗力減弱，免疫力低下；有的應酬過多，喝酒過度，或者性生活不節制，使自己肝腎受到損傷，出現失眠多夢，精神不振，體力不充沛的現象，還會害怕冷身虛軟，有時頸腰酸疼；有的工作時間過長，休息不夠，心情煩躁，陰虛火旺，眼花耳鳴，口腔潰瘍；有的本身體質虛弱，工作勞累損傷臟腑，出現氣滯血淤、心慌胸悶、臟腑功能失調、性功能下降等。

改善上述這些症狀，不僅要養成良好的生活習慣，戒煙少酒，而且恰當合理的飲食調養也能使症狀得到緩解。男性飲食中應常吃新鮮蔬菜、水產品等食物，少吃油膩、燒烤類食物，常吃養心、安神、健脾的食物以達到養精蓄銳、恢復體能、解除疲勞的養生目的。還可以根據自己的體質恰當地選擇食物進補，比如烏雞、鱉甲、枸杞子、鹿肉、蝦仁及韭菜等食物。

腎虛的男人選擇溫性食物

男性腎虛主要表現為夜尿頻多、精力不濟、腰酸腿軟、失眠多夢、胸悶氣短、耳鳴耳聾、髮落齒搖、易患感

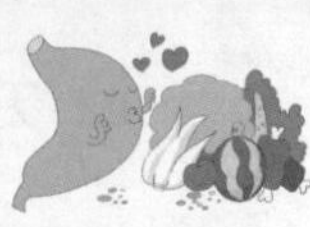

冒、四肢畏寒怕冷等症狀。

導致腎虛的原因有很多，如不良的生活習慣會導致男人腎虛，男人頻繁抽煙、喝酒、性生活頻繁、生活和飲食常無規律、工作繁忙、精神緊張等容易腎虛。另外，喝濃茶、長時間操作電腦、長時間久坐的人也很容易損傷腎臟，常吃速效壯陽藥的男人腎虛的機率也很大。

這類男人在進補時應以補腎固陽、養血固精為本。可常吃一些偏於溫熱且是能夠溫補腎陽的食物，如羊肉、牡蠣、蝦等。此外，還可以適量食用溫性水果，如橘子、大棗、柿子等。

肝不好的男人最好戒酒

肝臟是男人身體內解毒的主要器官，俗話說，男人怕傷肝。對於肝不好的男性，進補時應以高維生素、優質蛋白類食物為主。如常吃一些魚類、蝦類、雞肉、牛肉、紅豆、大棗等。

酒精是肝臟的第一大殺手。長期過量飲酒會傷害肝臟，易出現疲勞、噁心、厭食、嘔吐等症狀。肝不好的男人最好戒酒。

如果您喜歡喝酒或者經常有應酬必須喝酒，那麼在喝酒前最好先吃飯。比如，喝酒前先吃些不易消化的食物到半飽，可以延緩酒精的吸收速度。喝酒過程中多喝稀的，以稀釋酒精，延緩酒精的吸收。喝完酒後，不要立刻休息，要做適度運動，消耗酒精。

脾虛肥胖的男人宜食溫陽食物

冬季氣溫較低，脾受寒困，導致脾不運化，加重脾虛。脾虛的男人應以補脾溫陽為主，常吃性溫健脾的食物，如粳米、蓮子、山藥、大棗、蓮子、芡實。

肥胖容易導致許多慢性非傳染性疾病。現在很多人肥胖是因為晚上應酬，吃完就回去睡覺，所以非常容易造成肥胖。肥胖的男人應控制脂肪及總能量的攝入，飲食以清淡為主，少吃鹽和味精等調料；平時宜採用少油的烹調方式，如清蒸、清燉、涼拌等。「晚飯少吃一口，舒服一宿」，養成良好的飲食習慣對脾虛肥胖的男人健康有益。

腸胃功能差的男人進補要清淡

現代生活節奏加快，大多數男性都不同程度地存在著由於生活不規律、煙酒過度所造成的腸胃消化不良、胃炎、胃潰瘍等疾病。

在進補時，腸胃功能差的男性應該遵循清淡、易消化、各類營養均衡攝入的原則，宜少食多餐，忌大魚大肉，忌暴飲暴食。玉米、蓮子等食物富含澱粉，有利於腸胃消化，還可以健脾益氣。蘿蔔有消積滯、化痰熱、解毒、下氣、寬中等功效，經常出現脹氣現象的男性可食用。

冬季，腸胃功能差的男性宜常食各類溫性熱粥，如玉米粥、蓮子粥、山藥粥，既能禦寒，又可給養，還能療疾。在肉類的攝入上，肉丸子、魚片粥、羊肉粥等容易消化，適合消化能力差、胃氣不足的男性進補。

男人熬夜看球賽，一天飲食有講究

男人半夜看球賽是常事。然而往往會打亂自己身體的生物鐘，因此作息和餐飲都要適時調整，以免出現健康

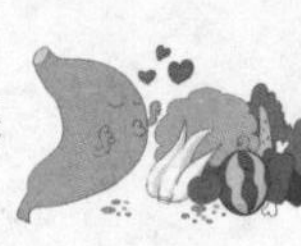

問題。所以建議看球賽期間的飲食可實行一日四餐制。

對於球迷來說，早餐重點吃養眼食品。看球賽難免會熬夜，但長期熬夜會出現最直接的反應是眼睛疲勞，視力受損。所以，早餐多補充維生素A和胡蘿蔔素，可適量吃些動物肝臟。早餐還應當常吃些芹菜等粗纖維食物及鹼性食品，避免夜間久坐引起便秘。早餐要少吃油炸食品，以免造成酸性體質，酸性體質的人免疫力會下降，上班也會沒精神。

午餐是球迷補充熱能和營養的好時機。建議要常吃一些高蛋白食品，以保持下午有充沛的精力輕鬆應對工作。而合理的膳食搭配離不開新鮮蔬菜的調配，所以蔬菜的品種也不應該少於三種。主食儘量少吃精米、精麵等精細食品。

晚餐一定要特別清淡，少吃甜食。球迷的晚餐時間要根據看球的場次而定。如果看二一點和零點的比賽，晚飯可比平時稍微推後一些，如平時十九點吃晚飯，此時可在二〇～二一點再吃；如果要先睡覺再起來看三點場的比賽，可以十八點吃飯。

宵夜可吃滋陰補腎的保健品。很多球迷喜歡一邊看球一邊吃東西，再喝點啤酒，這樣很容易暴飲暴食，或者由於吃得太快，導致急性胃痙攣等腸胃病。所以最好預備點清淡、易消化的湯類當宵夜。如冰糖銀耳蓮子羹、桂圓湯、蓮子湯、綠豆湯、牛奶等。

上班族男士飲食的三注意

一直以來，面對社會與職場的壓力，上班族男士不得不以損害身體、消耗精力為代價來換取成功。面對健康和事業，男人們往往忽略前者。「四〇歲以前拼命賺錢，四〇歲以後花錢保命」成為不少職場男士的真實寫照。

因此，上班族男士的飲食要特別注意。

一要注意養成早吃好、晚吃少的飲食規律。有些辦公室一族因為睡得較晚，往往不吃早餐，而晚餐卻很豐盛。這一生活習慣不僅嚴重傷害腸胃，還會導致高血糖、高血脂、肥胖。由於不吃早餐，胃腸道中的胃液和膽汁都不能正常工作，時間一長，特別傷胃。而晚餐吃得過多，除了加重胃腸的負擔，使血糖轉化成脂肪凝結在血管壁上或腹壁上，久而久之，還會使人肥胖，而且還容易「顯老」。

二要注意遠離煙、酒、油膩食物等危害健康的東西。煙、酒有害健康，可上班族男士為了提神、交際應酬，雖然明知煙酒有害無益，也只得「煙不離口、酒不離手」。而油膩食品也是男性身體健康的隱形殺手。攝入的油膩過多，不僅會導致「亞健康」，而且高血壓、糖尿病等症也會纏身，危害健康。上班族男士應該遠離煙、酒，以清淡飲食為主，在交際應酬時可以選擇茶館、素食店等場所，既高雅時尚，還有益於身體健康。

三要注意多攝取鹼性食物，保持鹼性體質。上班族男士平時飲食不規律，飲食上難免攝入過多的高油高脂的食物。時間一長，身體自然也變為酸性體質，影響健康。在飲食上，上班族男士可以常食鹼性食物，以達到「酸鹼平衡」。鹼性食物如海帶、豆製品；鹼性飲品如酸梅湯。

除了飲食有道，上班族男士同時還要堅持運動、心情開朗，只有這樣，才能健康、事業兩不誤。

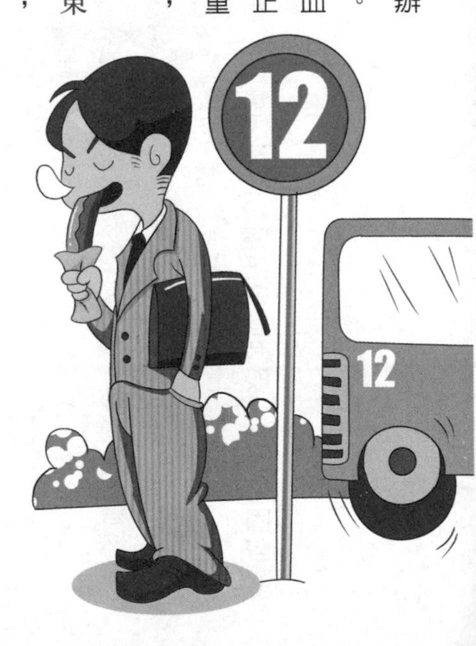

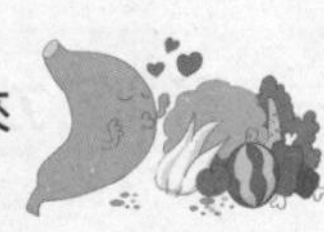

男性健身後注意補糖類和水

男性通過運動健身，強健體魄，大多數的男性健身運動以消耗型為主，身體對營養物質的需求也很講究。

首先，男性健身前要補充充足的糖類，爲運動儲存所需的能源，維持血糖水平。其中富含糖類的食物有穀類、蔬菜、水果等。健身前要注意，為了避免影響消化，至少在運動前一小時完成用餐，不論是早餐、午餐還是晚餐。進食的基本原則是補充低脂、易消化的食物，作為運動時的能量來源。最好別空腹健身，那樣運動容易讓您出現頭暈目眩的狀況。

其次，男性在健身後需要及時補充水份和無機鹽，還需補充易消化的蛋白質食物。比如牛奶、雞蛋等，而不宜攝入雞肉、牛肉等不太容易消化的食物。許多人在體育鍛煉後常有肌肉發脹、關節酸痛、精神疲乏的感覺。為了儘快解除疲勞，他們就會買些雞、魚、牛肉等，以為這樣可補充營養，滿足身體需要。其實，此時食用這些食品不但不利於解除疲勞，反而對身體有不良影響。

另外，食用動物臟器製作的菜餚可起到生精的作用。這是因為動物臟器中含有較多量的膽固醇類物質，其中腎上腺皮質激素和性激素占十分之一左右。

蜜月中的男性飲食注意補氣補精

剛結婚的男性本就因操辦婚禮而倍感勞累，再加上性生活過勤，新郎怎樣才能補充蜜月期的體力消耗？

以食補氣。人的中氣充足，全依賴飲食提供足夠的能量。常吃一些富含高蛋白的食物，如雞、魚、肉、蛋可以彌補勞累對中氣的耗損；維生素E能調節人的性腺功能，應常吃堅果、綠葉蔬菜、新鮮水果及動物肝臟；微量元素鋅是夫妻生活的調節劑，蜜月期間應常吃牡蠣、牛肉等補鋅食品。

以湯補精。新婚燕爾，性生活較頻，往往會導致新郎暫時性腎精虧損，易出現失眠、多夢、腰膝酸軟、遺精、早洩等症狀。適當選用枸杞燉豬腰湯、海參燉黑芝麻湯等食品也可以起到補腎作用。作為新郎，除了飲食方面要加強進補外，還要注意適當休息。

提高男性性功能需注重食補

性功能對男人來說非常重要，陽痿、早洩、陰莖短小是男人的痛楚，男性性功能的強弱是影響夫妻和諧不可忽視的因素，健康、強壯的中青年男性經常面臨著工作、生活以及家庭的多重壓力，若飲食不當則會對男性性功能不利，可以通過補充維生素A、維生素E、鈣、磷、鋅、鐵、銅等營養素，提高男性性功能。

中醫認為，泥鰍味甘，性平，有補中益氣、養腎生精的功效。現代醫學也證實，泥鰍對調節性功能有較好的作用，它含有一種特殊蛋白質，可促進精子的生成。

另外，經常食用豬肝、牛肝、牛肉、紫菜、芝麻、黃豆等食物可以增強男性生殖系統的功能。

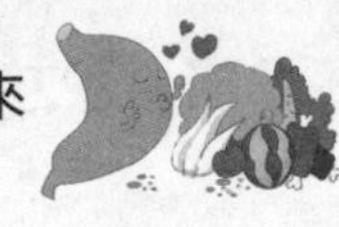

男性房事後不宜食過鹹

男性性生活也應該遵循自然之道，男性房事前後有些食物不宜吃，只有飲食合理，房事後才能健康。

第一，男性房事後不宜吃過鹹的食物，食物過鹹會損害心腎的功能，增大高血壓、浮腫以及腹水等病症的患病率。

第二，男性房事後不宜吃過於油膩的食物，如果性生活前後吃的食物肥甘厚味，很容易使男性的脾胃受傷，男性會出現精氣不足、體虛氣弱的現象。

第三，男性房事後，不宜吃寒涼的食物，因其性寒，容易侵入內臟，傷害脾胃和腎，影響性機能的恢復。比如蝦、蟹、海藻等海產品在房事前後不要過多食用。

男性性慾減弱，羊肉是首選

性慾減弱是大多男人進入更年期後出現的症狀。原則上，中年男人性生活不宜過度，否則會使身體衰老得過快，但也不能沒有性生活，不然會使精液的產生能力下降。只要性生活正常化即可。

因此，男人進入更年期後應常吃一些能改善和增強性腺功能的食物。因為性腺功能改善後，可以從根本上減輕更年期出現的各種症狀。具有這類作用的食物有：羊肉、蝦、羊腎、海參、魚肚、泥鰍、麻雀、韭菜、核桃、芝麻等。

男性激素水平的降低，還會影響機體合成蛋白質的過程。因此，更需要從飲食中攝入優質蛋白。羊肉的脂肪和膽固醇較豬肉和牛肉少，但含有豐富的優質蛋白質、維生素和鈣、磷、鐵、碘等微量元素。中醫認為，羊肉有補腎壯陽的作用，適合男士經常食用。因此，進入更年期的男性更應以羊肉為動物性食物的首選。

愛吃肉的男性朋友要少吃動物肝臟

據一項有關男性飲食習慣的調查顯示，男性飲食偏愛紅肉和家禽，特別是鴨、小牛和火腿以及某些貝類，如蝦和蠔，發生痛風的機率會比常人高，尿酸濃度較高，容易增加患高血脂、冠心病等疾病的隱患。

愛吃肉的男士一般屬於酸性體質，當血液中出現尿酸濃度過高時，建議應常吃蔬菜，多喝水，少吃動物肝臟、腎臟及海鮮類食物，涮羊肉的湯最好別喝。

愛吃肉的男士可以選擇一些家禽肉，能防止膽固醇增高，降低血脂，預防冠心病的發生；可以選擇用雞、魚、兔肉等代替牛、羊、豬肉，能夠降低結腸癌的發病率；可以選擇常吃一些富含膳食纖維的食物，如蔬菜、穀類、海藻和菇菌類食物，以避免體內膽固醇增高。

男性對付啤酒肚的吃法

人過中年，很多男子的肚子會像西瓜一樣鼓了出來，我們俗稱「啤酒肚」，很多人以為這是營養過剩所致，其實，這是營養不良的一個信號。

啤酒肚成為時常困擾著男性的問題之一。有啤酒肚的男性更容易患上高血壓、冠心病、糖尿病等疾病，合理的膳食調理可清除這種疾病的隱患。

一般而言，男人接近老年時，由於新陳代謝率較低，需要的熱量也就較少，但卻需要更多的多種維生素、礦物質。如果營養不能有效地攝入和平衡，

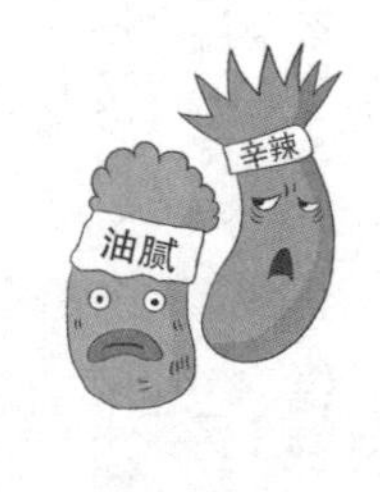

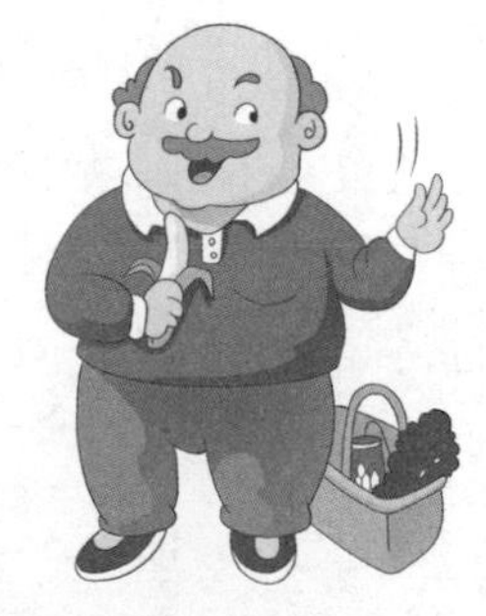

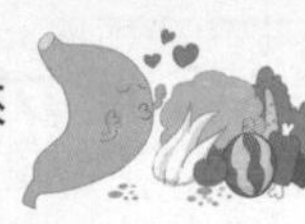

就極易出現脫髮、牙齒鬆動、皮膚乾燥以及肌肉無力、便秘和大腦遲鈍等現象。

有啤酒肚的男性可以選擇常吃些香蕉、蔬菜、蜂蜜等食物，能夠促進腸胃蠕動、燃燒脂肪。另外，要避免或者少吃油膩和辛辣的食物。

常吃黃豆製品，改善男性缺鈣

黃豆中含有植物激素，對男性也有良好的保健作用。據有關研究發現，常吃黃豆及其製品的東方男性，患前列腺癌的機率比西方人低。黃豆對改善男性的骨質鈣流失也有效。一般來說，男性過了六〇歲，骨質鈣開始流失，情況和女性更年期相似。據專家研究發現，讓健康的男性服用大豆蛋白質補充品三個月後，這些人的IGF-1（一種和骨骼形成速率有關的成長因子）增加了一倍。

另外，常吃黃豆還可以補充卵磷脂，而卵磷脂已被證實與短期記憶和學習能力有關。

建議平時常吃黃豆外，還可以食用全麥食品、番茄、綠葉蔬菜、魚類等食物，從而能改善男性的缺鈣症狀，起到預防疾病的效果。

男人不可百日無「薑」

按中醫理論，薑是助陽之品；自古以來，中醫就有「男子不可百日無薑」之說。

現代臨床藥理學研究發現，薑具有加快人體新陳代謝、抗炎鎮痛，同時興奮人體多個系統的功能，還能調節男性前列腺的機能，治療男性前列腺疾病以及性功能障礙。因此，薑常被用於男性保健。

薑含揮發性薑油酮和薑油酚，有活血、祛寒、除濕、發汗之功；特別是薑具有利膽、健胃止嘔、辟腥臭、消水腫的作用，與蜂蜜合用對男性肝病恢復有益。

中老年男性常會因胃寒、食慾不振導致身體虛弱，可常含服鮮薑片，刺激胃液分泌，促進消化。如果男人在吃飯時食用幾片生薑，會增進食慾。

生薑具有解表、發汗的功效，外用生薑能增加頭部血液循環，刺激毛囊打開，令毛髮再生。民間多用於男性斑禿的早期治療。

不過，薑屬辛溫食品，只能在受寒情況下應用，不能過量，以免破血傷陰。如果同時有喉痛、喉乾、大便乾燥等症狀時，建議不要用薑，以免加重症狀。

男性更年期喝黑豆奶，遠離骨質疏鬆

男性更年期是由於激素分泌減少引起的。當男性進入更年期後，隨著雄性激素水平的下降，骨密度值也會隨之降低。此時，更容易發生骨折。

男性骨質疏鬆是更年期的常見疾病。奶類和豆類食品含有豐富的蛋白質和鈣質，對恢復體力和預防骨質疏鬆大有益處。

把具有很強保健功能的黑豆，和同樣具有很高營養價值的黑芝麻及牛奶混合在一起，就製成了營養美味的黑豆奶。

黑豆不僅富含鈣質，還含有較多的卵磷脂和皂苷，卵磷脂能減少「壞膽固醇」，防止動脈硬化，而皂苷具有很強的抗氧化作用，能有效預防癌症和肥胖。把黑豆和芝麻分別炒熟，放在食品加工機中粉碎，然後再和牛奶或豆漿一起飲用，這樣它們的營養成份更容易被人體吸收。中年男性每天早餐前或晚餐前喝上一杯二〇〇毫升的黑

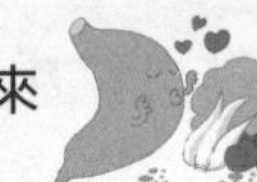

豆奶，可以達到有效補充鈣質的目的。

中年男性護肝首選山楂

中年是男人事業的「黃金點」，也可能是健康的「轉捩點」。健康就在這樣的夜以繼日中，逐漸離他們遠去。節奏緊張的現代生活中，保護男人的肝，遠比補腎更重要。

中醫認為，肝主疏泄、以通為順，如果肝氣不舒，人的周身氣血運行便會紊亂，出現高血壓、消化系統紊亂等疾病。對於如今的中年男性來說，精神壓力大，情緒壓抑，容易造成肝鬱不舒、煩躁、易怒、焦慮、食慾不振等症；男性應酬多，喝酒難免傷肝，還易形成西醫所說的「脂肪肝」；長期面對電腦，「久視傷肝」；加上現在乙肝病人的增多，保護肝臟更是刻不容緩。

因此，男人平常在飲食中要注意養肝。山楂是具有養肝去脂功效的有益食品中的首選。它含有熊果酸，能降低動物脂肪在血管壁上的沉積，能在一定程度上減輕動脈硬化。除了可以常吃些鮮山楂、山楂食品外，平常還可用乾山楂泡水喝，在燉肉時也可適當加入，既可調味，也能幫助消化。

另外，綠茶清熱解毒、消食解膩；菊花平肝明目；玫瑰花舒肝解鬱，平時常飲這類茶水也有益於養肝。枸杞有滋補肝腎、養肝明目的功效，它還能幫助脂肪代謝，泡茶、泡酒、燉湯、熬粥皆可。

此外，核桃仁、開心果之類的堅果，常吃可疏肝理氣、緩解焦慮。大豆及豆製品含有豐富的蛋白質、鈣、鐵、磷、B群維生素和少量脂肪，對肝臟修復非常有益。

對於肝氣不足的人，如有臉色發黃、睡不好覺、常感膽怯等症，可每週吃一次動物肝臟，「以肝養肝」。此外，核桃山楂飲料能緩解腰痛。

南瓜子能提高男性生育能力

精子的優劣直接影響著男人的生育能力。男人吃什麼能呵護自己的精子呢？據專家研究發現，經常吃南瓜葉和南瓜子，有助於提高男性精子品質。

由於南瓜子中含有大量的鋅，從中醫角度來說，含鋅豐富的食物具有補腎的作用，有助於提高男性生育能力。而從西醫角度來說，常吃含鋅豐富的食物不僅對前列腺有好處，還可以增加精子數量。

除南瓜子外，榛子、花生等堅果含鋅也比較豐富，可以在很大程度上改善精子品質。

生薑能延緩男性老年斑的出現

人體內的自由基是一種衰老因子，它作用於皮膚會引起「老年斑」。因此，想延年益壽，延緩老年斑的出現，必須及時清除體內的自由基，而生薑便可以完成清除自由基的使命。

現代醫藥學研究證實，生薑中的有效成份能防止脂肪食物中的過氧化反應，它能減慢其氧化變質的速度，其中的薑辣素有很強的對付自由基的本領。薑含有揮發性薑油酮和薑油酚，具有活血、祛寒、除濕、發汗等功能，此外還有健胃止嘔、辟腥臭、消水腫的作用。同時，薑含有蛋白質、糖類、維生素等物質，並含有植物抗生素，有非常明顯的殺菌作用。

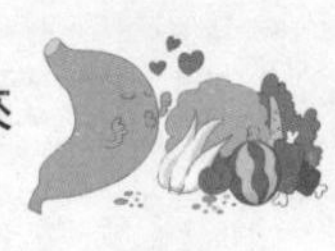

男性應常吃海產品

海產品遠離人群，受到的污染小，且營養豐富，可為男性健康帶來諸多益處，因而受到男人們的喜愛。

鰻魚：每百克含蛋白質一八．五克、脂肪五克、磷一八．五毫克、鈣七六毫克、鐵〇．四毫克，還含有多種維生素。鰻魚肉質肥美，脂膏較多，且有補虛、抗癆祛風、治癟瘡等功效。由於鰻魚體內含有大量維生素A，因此對夜盲症的治療極為有益。

帶魚：每百克含蛋白質一七．七克，脂肪一六．三克，還含有較多鈣、磷、鐵、碘及維生素B1、維生素B2、維生素A等營養成份。帶魚性味甘溫，可暖胃、補虛、潤膚，婦女及肝炎病人食用也有益。

海參：營養價值極高，每百克海參中含蛋白質七六．五%、脂肪〇．九%、碳水化合物一〇．七%、礦物質三．四%，還含有多種維生素。海參的膽固醇含量幾乎是零，因此對老年人最為適宜。海參的滋補作用較高，除了能增加營養外，對於腎虛所致的陽痿、早洩、小便頻數、貧血、產後乳汁少等有較好的輔助治療作用。

魚膘：為高級滋補品，大都由黃魚的魚膘製成，其主要成份為膠體蛋白和黏多糖。它的保健作用為補腎，用於腰膝酸軟、遺精、滑精、健忘的調理和治療。由於魚膘有特殊的止血作用，故多用於治療吐血、崩漏、外傷出血等。

蛤蜊：其肉味道鮮美、營養豐富，含蛋白質、脂肪、碳水化合物和多種礦物質，營養十分豐富。蛤蜊肉味鹹性涼，能滋陰潤燥，可用於五臟陰虛消瀉、納汗、乾咳、失眠、目乾等病症的輔助調養和治療，對淋巴結腫大、甲狀腺腫大也有一定療效。

男子常食泥鰍可滋補強身

泥鰍有養腎生精的功效，其富含的賴氨酸是精子形成的必要成份，因此，常吃泥鰍不但能促進精子形成，還有助於提高精子的品質。

值得一提的是，與鰻魚相比，泥鰍的脂肪含量更少，而其中的鐵質和鈣質比鰻魚要多三倍。對於有「三高」的男性朋友，泥鰍無疑是更健康的選擇。

據瞭解，韓國人喝泥鰍湯壯陽，中國浙北民間也有一道營養價值較高的菜——泥鰍鉆豆腐。專家指出，泥鰍與豆腐搭配，這兩種食材中的營養素充分互補，能大大提高菜餚的進補功效。

三文魚——男性健康的催化劑

男性面臨著生活和工作的雙重壓力，更應關注自己的身心健康。補充大量的蛋白質必不可少。經常吃三文魚這種營養價值較高的魚類，對於男性健康的促進大有裨益。

三文魚生長在大西洋深處，它富含的優質蛋白、不飽和脂肪酸及多種維生素和礦物質，成為世界上最有益人體健康的魚類之一。它的名字叫「salmon」，翻譯成漢語「三文魚」。在中國內地出售的大西洋三文魚有九〇%以上來自挪威。

三文魚有保護心臟、預防心腦血管疾病的功效。深海魚中的Ω—3脂肪酸可以阻止血液凝結、減少血管收縮、降低甘油三酯等，對心臟和血管特別有益。

三文魚能增加肌肉含量，強壯男人體魄。可以預防癌症，促進細胞死亡。

三文魚中的維生素A具有提高免疫力和抗癌作用，三文魚中含有較多的硒，有助於驅趕人體產生的自由基，能解毒和抗氧化，可以益智健腦，增強免疫力。

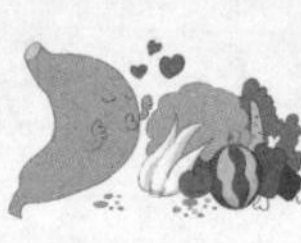

男人心情煩躁時，享用一份三文魚壽司，加一杯牛奶，既能穩定情緒，又能享受美味，心情自然好了一大半，起到調節心情的作用。

三文魚是鋅和鎂的良好來源，經常吃對於改善性功能有較大好處，能起到保護正常性功能，營造和諧的夫妻生活的良好效果。

男人要「蝦」補

蝦味道鮮美，營養豐富，含蛋白質較高，並含脂肪、碳水化合物、鈣、磷、鐵、碘、維生素A、維生素B1、維生素B2、煙酸等，其中以海蝦的營養價值較高。此外，蝦的補益和藥用作用也較高。中國醫學認為，蝦味甘、鹹，性溫，有壯陽益腎的功效。凡久病體虛、氣短乏力、不思飲食者，都可將其作為滋補食品。

男人常食蝦，有強身健體的效果，但陰虛陽亢者不宜多吃。蝦有壯陽的功效，陰虛陽亢的男性如果長期吃蝦，反而會加重本身的陰虛之症，使陰陽更加失調，影響身體健康。因此，蝦也不可「瞎」吃。

男人進補該吃什麼動物鞭

目前市場上售賣的動物鞭包括牛鞭、驢鞭、鹿鞭、馬鞭、羊鞭等，但吃鞭對於腎虛陽痿確有效果嗎？中醫認為吃鞭確有補腎壯陽之效，但男人進補如何選擇動物鞭？

「以形補形」是中醫通過長期實踐觀察得出的一個規律，具有一定的醫學根據，只要在選擇補品時考慮自己的體質和醫生的建議，對症食療，是可以收到積極療效的。中國歷代的醫書都有記載動物鞭的食療作用，如牛鞭、鹿鞭等具有溫腎壯陽、補益精髓的功效，可以用來治療耳聾耳鳴、陽痿勞損、腰膝酸痛等病症。

但是，吃動物鞭進行食補也需區別對待。目前餐館中推出的食補類藥膳以驢鞭、牛鞭等較為普遍，相比之下，驢鞭的效用較為平和，牛鞭的效用更激烈一些，食用時需要格外注意。

專家介紹，對於性功能障礙症狀嚴重者，還可配合中藥同服。對於那些症狀較輕的患者，定期食補可以補腎壯陽；而對於那些性功能障礙症狀嚴重者，則需要在專家指導下，配合藥物等其他療法方可見效。如果過度濫吃動物鞭，不僅不能助性，甚至還會危害健康。

飽餐後喝濃茶易得脂肪肝

日常生活中，許多男性習慣在飽餐後喝杯濃茶，以為這樣可以解油葷、助消化。其實，這種做法會導致或加重脂肪肝。尤其是吃一些葷菜後不要立即喝茶。

由於茶葉中含有大量鞣酸，能與蛋白質合成具有收斂性的鞣酸蛋白質，這種蛋白質能使腸道蠕動減慢，容易造成便秘，增加有毒物質，這樣極易引起脂肪肝。

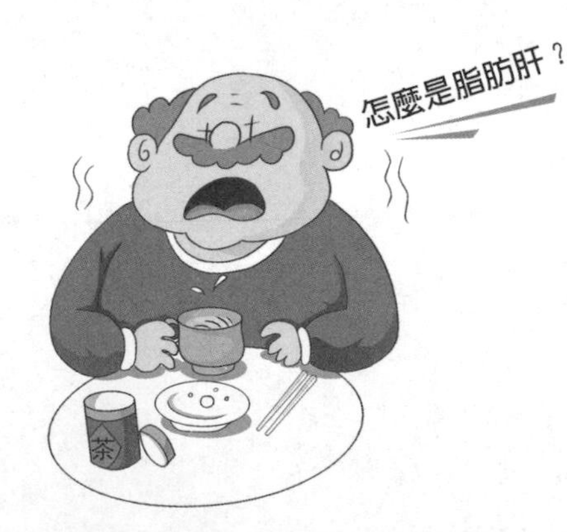

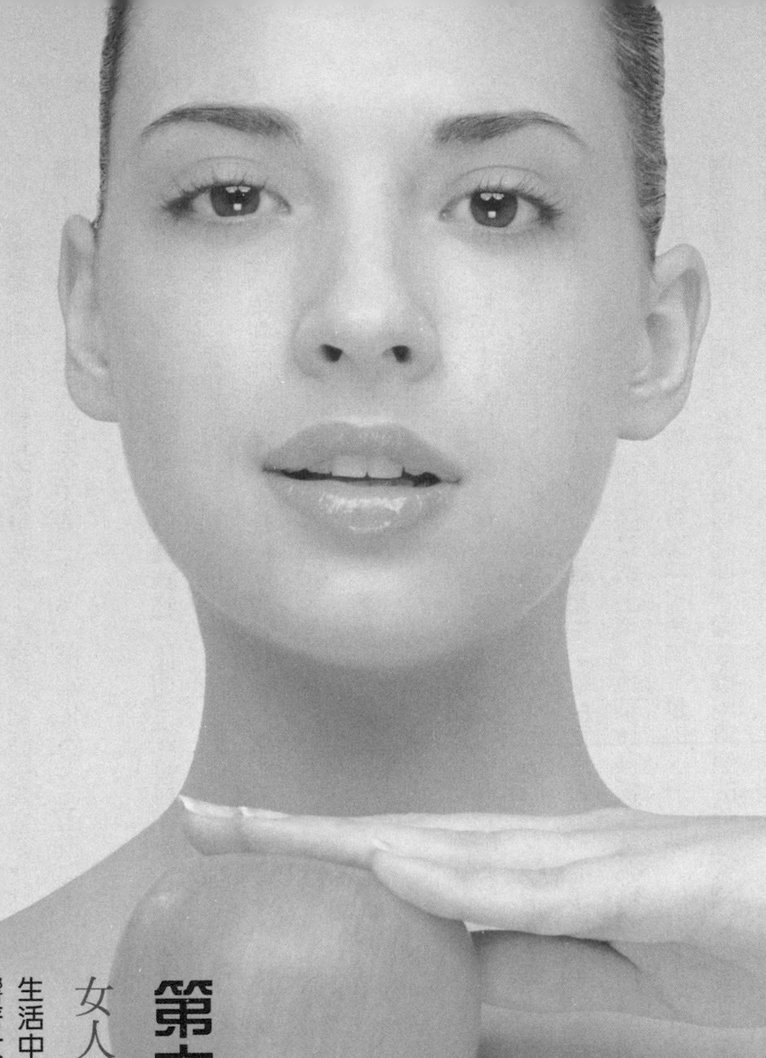

第六章

女人吃出美麗來

生活中太多的壓力侵蝕著女性的容顏，影響著女性的魅力，怎麼吃才能使女人美麗依舊，青春永駐呢？

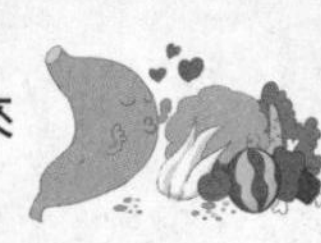

女性早餐營養均衡很重要

清晨是人體補充營養的關鍵時刻，營養均衡的早餐會使女性精力充沛地開始一天的工作和學習。營養學家建議，早餐攝取總熱能約占全天的三〇%，碳水化合物占五五%～六五%，脂肪占二〇%～三〇%，蛋白質占一一%～一五%。

女性早餐可以選擇補充蛋白質食物，比如全麥麵包、粥、饅頭等主食，同時搭配牛奶、豆漿或者雞蛋，乾稀搭配，並搭配些蔬果，以便均衡營養。

女性的早餐應至少滿足其每日所需維生素和葉酸的一半，特別是維生素C和鐵。維生素C含量較高的食物有花菜、青辣椒、柳丁、葡萄汁、番茄，含鐵較多的有肉類、肝臟、海帶、木耳、菠菜、油菜等。

女性午餐注意酸鹼平衡

有些女性中午選擇不吃主食，認為不攝入碳水化合物能減肥。結果長此以往導致身體的酸鹼失衡，免疫力下降，而且容易發生感冒、過敏、皮膚感染等疾病。所以，女性中午就餐特別要注意酸鹼平衡。

專家指出，健康的午餐應以五穀為主，配合大量蔬菜、瓜類及水果，適量肉類、蛋類及魚類食物，減少油、鹽及糖份。午餐女性宜選新鮮蔬菜做主菜，蔬菜類食物富含礦物質、膳食纖維、維生素等，可以排毒養顏。女性宜食用富含蛋白質的食物，如豆製品、魚肉、雞肉、瘦豬肉、牛肉、羊肉及水產品，可以使女性頭腦保持清醒，增強理解力和記憶力。午餐後可吃些水果或飲用適量的鹼性茶飲料，能潤滑腸胃，中和午餐裏魚肉等酸性食物，有利於酸鹼平衡。

女性晚餐，多素少葷，遠離疾病

女性晚餐除考慮營養均衡之外，更要做到飯量適中，多素少葷，只有這樣，才能身體健康，遠離疾病。

專家指出，晚餐時女性吃大量的肉、蛋、奶等高蛋白食品，會增加尿中的鈣量，降低體內的鈣儲存，誘發骨質疏鬆症；如果蛋白質過多的攝入，人體消化不了的部份容易滯留在腸道中，產生有毒物質，刺激腸壁，誘發癌症；如果晚餐脂肪吃得太多，容易使血脂升高。

女性晚餐可儘量選擇富含纖維素的食物，最好保證吃兩種以上的蔬菜。適當地攝取碳水化合物可在人體內生成更多的血清素，能鎮靜安神，對女性失眠者很有幫助。此外，晚餐不要吃得過晚或過於頻繁，避免營養失衡。

青春少女遠離兩類食物

青春期的女孩子要注意在經期應該避免食用一些食物，否則容易造成對身體的損害。主要有兩類食物。

一是生冷的食物，如梨、香蕉、荸薺、石耳、石花、地耳。這些食物被中醫歸類為寒性食物，有清熱解毒、滋陰降火的功效，平時食用均有益於人體健康，但在月經期應儘量不吃或少吃，否則容易造成痛經、月經不調等症狀。

二是辛辣的食物，如肉桂、花椒、丁香、胡椒、辣椒等。這類食品多是調料，烹製菜時放一些可使菜的味道變得更好。可是，月經期的女孩卻不宜食用，否則容易導致痛經、經血過多等症。

青春期的女孩子對熱量的需求較大，她們每天需要的熱量稍高於成年人。這些熱量主要來源於糖、脂肪和蛋白質。不吃早餐或不吃飽會使熱量的供應明顯不足，對生長發育有影響，所以早餐一定要吃好。

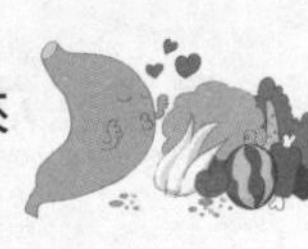

青春期對於蛋白質、礦物質、水份的需要相當大，而且還要全面。青春期女性對蛋白質的需要約為八〇克／天。不同的食物中蛋白質的組成即氨基酸的種類不盡相同，所以吃的食物應該豐富，不要挑食，才能使氨基酸的補充全面。

進入青春期的女孩在吃飯前後應注意休息。在進食的前後如果運動則胃腸道的血供應就會減少，必然導致胃腸功能的下降，從而引起消化不良及一系列的胃腸毛病，所以進食前後要注意休息，以保證胃腸的供血。

女性三十五歲以後怎麼吃

女性三十五歲以後，由於內分泌和卵巢功能逐漸減弱，會出現皮膚乾燥、魚尾紋、雙下巴和肌肉鬆弛等，要注意少吃油炸肥膩的食物，常吃富含維生素的新鮮蔬菜瓜果以及含膠原蛋白的動物蛋白質，如豬蹄、肉皮、魚、瘦肉。

女性三十五歲後，雌激素下降，骨骼密度也開始下降，甚至有可能導致骨質疏鬆症。這個時期更需補鈣，攝取豐富的大豆和大豆製品有助於降低骨骼中鈣流失的速度。這個時期女性每日至少要攝取八〇〇毫克鈣；若在懷孕、哺乳期，則加至一二〇〇毫克。

女性三十五歲後，經常會有便秘、肥胖等苦惱。纖維素可以令女性免去後顧之憂，它在通便、排毒、降血脂、防治肥胖方面功效卓著。

當女性過了三十五歲之後，懷孕、生育都會讓女性營養缺乏，葉酸是B群維生素中的一員，為人體細胞生長和分裂所必需的物質之一，可以緩解營養缺乏症。

同時，補充維生素C和B群維生素也是延緩衰老的一項重要手段。研究表明，自由基是導致衰老的一個重要維生素C有抗氧化作用，可以對抗人體自由基產生，減少環境污染對人體的危害。應常食用鮮棗、柑橘、奇異果、綠色蔬菜等富含維生素C的食物。

適當補充B群維生素，B群維生素可幫助蛋白質合成，促進免疫力的提高，可以使這個階段機體不會過快出現衰老的狀態。

產婦恢復快，飲食有訣竅

產後的新媽媽角色和形象都發生了一些變化，注意幾個瘦身的關鍵，讓您成為令人羨慕的漂亮媽媽。

首先月子裏要減少鹽及其他調味品的攝入，一般來說懷孕全過程會增加約一按一二千克的體重，其中水份占六〇%，它們需要新媽媽分娩後慢慢排出。如果月子裏吃得過鹹或者含有醬油、醋、番茄醬等調味品的食物過多，會使身體內的水份滯留，不易排出，體重自然無法下降。所以產後一週內儘量少喝水，以免對新陳代謝產生負面影響。

其次，產後前兩週要做到利水消腫，使惡露排淨，不要大補特補，先排惡露，後補氣血，惡露越多，越不能補。如麻油豬肝能幫助子宮排除廢物。第三、四週食用麻油雞等可以補血理氣的食物。

飲食上應力求清淡、少鹽，不要吃含脂肪多的食物，不要趁熱吃飯，應該細嚼慢嚥，杜絕吃零食，同時使用腹帶，多做運動，母乳餵養，都可以使您在月子裏安心進補，很快恢復迷人的身材。

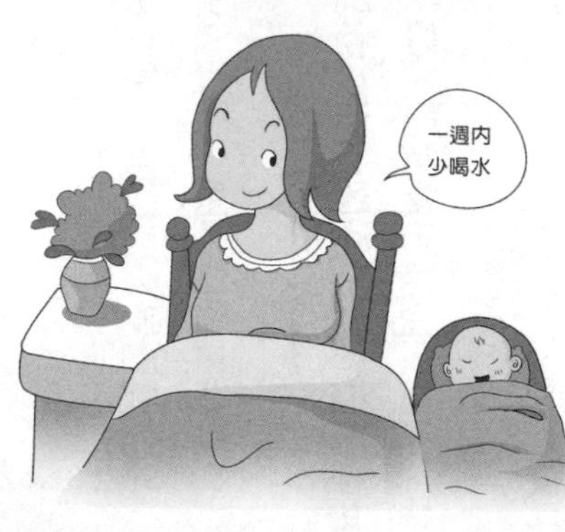

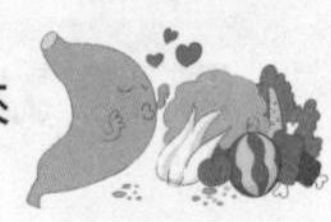

怎樣讓更年期女性靜心安神

女性由中年步入老年的過渡期，稱為更年期。在這個時期，由於卵巢功能逐漸衰退，合成與分泌的雌激素、孕激素日趨減少，植物神經調節功能漸失平衡，各個器官、神經系統的衰老等引起人體一系列生理與心理的改變。

對大多數女性來說，她們意識到更年期的來臨是由於月經變得不規律，慢慢地月經完全停止。還會有一些更年期症狀，如潮熱、出汗、陰道乾燥、張力性尿失禁、情緒波動、憂鬱、睡眠不好。經常食用百合、蓮子、桑葚、牡蠣肉等食物可以安全度過更年期。

百合：既是藥品，也是一種清補食品，有潤肺、補虛、安神作用。

蓮子：性平，味甘澀，有益腎氣、養心氣、補脾氣的功用。適宜女性更年期心神不安、煩躁失眠或夜寐多夢、體虛帶下者食用。

桑葚：更年期女性常吃桑葚，可以收到補肝、益腎、滋陰的功效。虛液退而陰液生，則肝心無火，魂安而神自清寧。最好食用五～六月份時呈紫黑色的桑葚。

牡蠣肉：性平，味甘鹹，能養血滋陰，對陰虛內熱、煩熱失眠、心神不安的更年期者食之最宜。常食能有效地改善更年期婦女的睡眠和精神狀態。

對有失眠等更年期症狀的女性來講，可以適當補充B群維生素、煙鹼酸（維生素B3）、色氨酸，能調理和營養神經。含B群維生素豐富的粗糧、豆類和瘦肉，含B群維生素和煙鹼酸的綠葉蔬菜和水果，以及含色氨酸豐富的牛奶和小米，都能起到鎮靜安眠的作用。維生素B2與性生活的品質密切相關，當更年期女性缺乏維生素B2時，人體陰道內的黏膜就會出現問題，造成陰道壁乾燥、陰道黏膜充血、潰破，直接影響性慾。建議不妨常喝牛奶

老年女性如何補鈣

鈣是人體內含量最多的元素，約有一二〇〇克，也是最容易缺乏的元素之一。其中九九%形成骨骼，一%存在於血液和軟組織裏。老年女性缺鈣尤為嚴重，易引起骨質疏鬆症、抽筋、肥胖、水腫、便秘、高血壓、動脈硬化等，服用一些高鈣營養品固然重要，而通過日常膳食補鈣則更為經濟實用。

在攝入含鈣食物時，老年女性應考慮自身的身體狀況，飲食合理適中，以促進身體吸收。牛奶、海帶和蝦皮、豆製品、動物骨頭中的鈣含量較高，應經常食用。

補鈣更要補鎂。在補鈣的時候，切記不要忘了補充鎂。鈣與鎂的比例為二：一時，最利於鈣的吸收利用。含鎂較多的食物有：杏仁、腰果、花生、黃豆、南瓜籽、小米、大麥及小蝦、龍蝦等海產品。

少吃鹽補鈣。英國科學家在研究中發現，鹽的攝入量越多，尿中鈣的排出量也越多，而且鹽的攝入量越多，鈣的吸收越差。所以老年女性適當減少鹽的攝入對骨質的益處，與增加九〇〇毫克鈣質的作用相當。

同時，老年女性在服用補鈣藥品時最好是在飯前一小時空腹服用。

經期來臨時女性要遠離冰冷食物

九〇%的育齡婦女在經前期都有生理改變，比如情緒緊張，手足、眼瞼水腫，乳房脹痛，腹部脹滿等。症狀有輕有重，如果影響了日常生活就可以診斷為經前期綜合徵。

女性在月經期間不宜吃冰冷的食物，血液必須處在「溫」的狀態下，才能流得順。當吃了冰冷的食物，血液

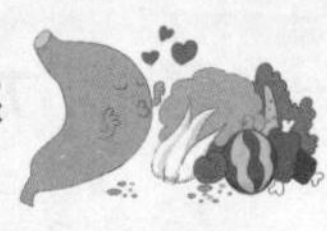

受到溫度改變的刺激，就會致使流通度變差，容易產生血塊，造成痛經。

經期不該多吃屬性偏涼的食物，如冰糕、冬瓜、茄子、絲瓜、黃瓜、竹筍、橘子、梨、柚子、西瓜、蟹、田螺、海帶等；也要避免吃酸澀的食物，如酸梅、未成熟且味酸的水果；辛熱食品也要回避，如油炸食物、辣椒、胡椒、芥末等，以免造成血液不流暢的狀況。

經期應該多吃蔥白、木耳、花生、核桃、大棗、桂圓、玫瑰花等食物，如果在經期內，不小心吃了冰冷的食物，可以喝些紅糖煮生薑，來促進體內血液循環，促使血液流暢。

產婦宜科學食用紅糖

紅糖由於含高鐵而呈紅色，其他礦物質的含量均遠遠超過普通白糖，並且傳統中醫認為：紅糖性溫，有益氣、活血、化食的作用，因此長期以來一直被當作產後必不可少的補品。

中醫認為婦女產後身體多淤，且八脈空虛，易導致腹痛。凡偏淤者，醫生常處以生化湯、失笑散或金鈴子散，並囑在藥煎好後以紅糖調服，目的在於利用紅糖「通淤」或「排惡露」的作用而達到止痛的目的。

同時，現代醫學研究顯示：過量地食用紅糖會對身體不利。因為現在的媽媽多為初產婦，產後子宮收縮較好，惡露也較正常。而紅糖有活血作用，如食入較多，易引起陰道出血增加，造成不良後果。所以產後紅糖不宜久食，食用十天左右即可。

失眠女性必吃的食物

習壓力過重、環境改變、雜訊、光和空氣污染等環境因素也可導致失眠；晚餐過飽、睡前飲茶和咖啡等不良生活習慣也會造成失眠。

食用以下幾種食物能緩和緊繃的肌肉，平穩緊張的情緒，讓失眠的您獲得平靜，可誘導睡眠激素——血清素和褪黑素的產生。

香蕉含有讓肌肉鬆弛的鎂元素，能平穩血清素和褪黑素；馬鈴薯能清除掉對可誘發睡眠的色氨酸起干擾作用的因素；杏仁既含有色氨酸，又含有適量的鎂，能使肌肉鬆弛。

菊花茶具有適度的鎮靜效果，可放鬆神經或身體；溫熱的牛奶含有色氨酸和鈣，色氨酸具有鎮靜作用，所含有的鈣有利於大腦充份吸收色氨酸。

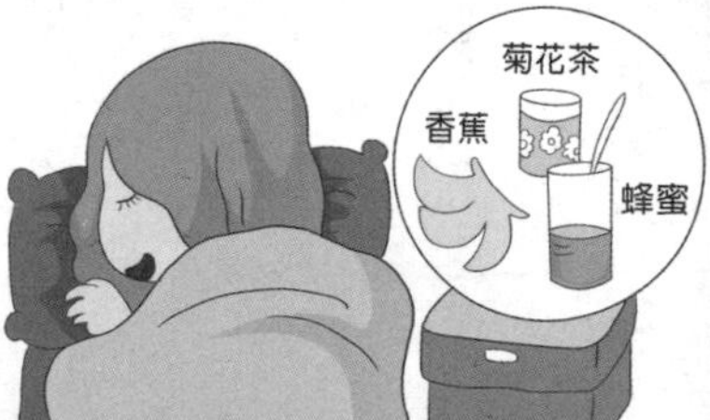

蜂蜜中的葡萄糖能促使您的大腦停止產生進食素（進食素是最近發現的一種與保持清醒有關的神經傳遞素），在喝蜂蜜水時吃上一塊全麥麵包將有助於促進胰島素的分泌，胰島素在大腦中轉變成血清素，有助於色氨酸對大腦產生影響，促進睡眠。

女人喝湯和煲湯也有學問

女人喜歡喝湯，但是喝湯也有學問。例如感冒的時候就不適合用煲湯進補，就連品性溫和的西洋參也不能服用，因為這樣容易加重感冒症狀。女性月經來前，應當飲用補性溫和的湯，千萬不要因為補得過火而導致經血過多。具有食療作用的湯要經常喝才能發揮作用，一般每週以二～三次為宜。

女人要學會煲湯，但是煲湯也有技巧。如果想在家煲一鍋靚湯，還要注意以下事項。選料最好選人參、當

歸、枸杞、百合、蓮子等。

另外，要注意根據身體狀況選擇比較溫和的湯料。如身體火氣旺盛，可選擇綠豆、海帶、冬瓜、蓮子等清火、滋潤類的食材；如果身體寒氣過盛，那麼就應選擇參類為湯料。

烹飪時掌握水溫也非常重要，要冷水下肉，這樣肉外層的蛋白質才不會馬上凝固，肉內部蛋白質才可以充份溶解，湯的味道才會鮮美。下料時肉類要先汆一下，先去掉肉中殘留的血水，才能保證煲出的湯色正。雞要整隻煮，才能保證煲好湯後雞肉的肉質細膩、不粗糙。

另外，煮湯時不要過早放鹽，因為鹽會使肉裏含的水份很快滲透出來，加快蛋白質的凝固，從而影響湯的鮮味。同時火候不要過大，以湯沸騰為准。開鍋後，改為小火慢燉，一般情況下需要煲一個半小時左右。由於參類含有一種生物化學性物質——人參皂苷，湯煮的時間過久，一些成份就會分解，從而失去營養價值，所以，煲參湯的最佳時間是四〇分鐘左右。當然無論煲湯的時間有多長，肉類中的營養也不可能完全溶解在湯裏，所以喝湯後還要吃適量的肉。

總之，女人通過湯來滋補身體，更要懂得煲湯的技巧，學會善待自己的身體。

熬夜女性要吃好晚餐

年輕的職業女性生活不規律，還常熬夜。然而一到吃晚飯時，又怕發胖，不敢多吃，結果經常半夜又餓了，嚴重的會出現低血糖、貧血等症狀。

經常熬夜的女性，晚飯要吃好，只要避免甜食就可以了。可以根據自己的作息時間算好每頓飯的間隔。最佳時間差在五～六個小時，午飯和宵夜要吃得少。如果午飯熱量高且量大，晚餐就以蛋白質食物為主。簡單的說，您可以將熱量平均分開，不要暴飲暴食，饑一頓飽一頓，只是熱量高低錯開些即可。

經常熬夜的女性，視力最容易受損害，加上白天接受日光紫外線照射時間不足，對維生素A、維生素D的需要量高。易缺乏蛋白質、B群維生素、維生素C和適量的熱量。

熬夜當天的晚餐是熬夜女性的主餐，應占全天膳食總熱量的三〇%～四〇%，宜進食高蛋白、低脂肪食物，進餐時間可以安排晚一些，在工作前一兩個小時為宜。

晚餐除了吃含一定比例粗糧的穀類主食外，可常吃一些水果、蔬菜、豆類及富含蛋白質的食品，如肉、蛋、奶等，來補充體力消耗。脂肪不宜過多，否則影響消化。

晚餐避免攝入過多的純糖和含脂肪高的食物，可以讓熬夜時的精神較佳。吃甜食是大忌，甜食的高熱量會消耗B群維生素，使人疲倦，甚至引發肥胖。在食物的烹飪上，力求乾稀搭配，可食用一份清淡的湯類，既開胃又能補充水份和電解質。

熬夜的女性要多喝白開水，熬夜很容易使身體缺水。但不宜飲用咖啡或濃茶，咖啡或濃茶不僅會引起失眠，還會消耗體內的B群維生素，缺乏B群維生素的人容易疲勞。

怎樣讓孕婦與妊娠紋絕緣

大多數婦女妊娠五～六個月時大腿上部、腹部及乳房等處的皮膚會出現許多淡紅色或紫色的條紋，稱為「妊娠紋」。妊娠紋形成初期，會呈現寬窄不同、長短不一的粉紅色或紫紅色的波浪狀花紋，局部還會有輕度疼癢感。分娩後，這些花紋會逐漸消失，留下白色或銀白色的有光澤的疤痕線紋。

其實，妊娠紋是可以預防的。妊娠紋的發生與體質有關，妊娠紋的嚴重程度也會因人而異。想要預防也有很多方法，可以根據自己的情況選擇適合的方法來改善膚質。

在懷孕期間，要避免攝取過多的甜食及油炸食品，應攝取均衡的營養，幫助皮膚增強彈性。

可以吃些對皮膚內膠原纖維有利的食品，以增強皮膚彈性；富含膠原蛋白的食物有牛蹄筋、豬蹄、雞翅、雞皮、魚皮等。

控制糖份攝入，少吃色素含量高的食物；每天早晚喝兩杯脫脂牛奶，吃纖維豐富的蔬菜、水果和富含維生素C的食物，能增加細胞膜的通透性和皮膚的新陳代謝功能。

要補充水份可以增加皮膚的彈性。要養成正確的喝水習慣。早上起床後，喝一杯溫水可以刺激腸胃蠕動，使內臟進入工作狀態，排出體內垃圾。

要保證均衡、營養的膳食，避免過多攝入碳水化合物和過剩的熱量，導致體重增長過多。儘量喝清湯，少喝濃湯，吃低糖水果，少吃餅乾和沙拉。

另外，適度的運動或輕便的家務有助皮膚彈性恢復。對增加腰腹部、臀部、乳房、大腿內側等部位的皮膚彈性效果明顯。

鹼性食物幫助女人排毒養顏

女人的身體在新陳代謝過程中會產生不少「廢物」，而且空氣中也會有大量有毒有害氣體和微粒被吸入。如果體內廢物積蓄過多或機體解毒排汙功能減弱，廢物不能及時排出時，就會影響健康。經常食用綠葉蔬菜、水果、海帶、紫菜、木耳、粗糧等食物，能幫助女性排出體內毒素。

綠葉蔬菜：蔬菜多為鹼性，可以中和飲食中糖、肉、蛋及代謝中產生的過多的酸性物質，使體液保持弱鹼性，從而清除血中有毒物。應常食的蔬菜有蘿蔔、油菜、菠菜、芥藍、大白菜、胡蘿蔔、花菜、甘藍等。

水果：水果味道雖多呈酸味，但在體內代謝過程中能變成鹼性，並能使血液保持鹼性。它們能將積累在細胞中的毒素「溶解」，最終經排泄系統排出體外。可選食檸檬、橘子、柚子、葡萄、甘蔗汁、青梅、蘋果、番茄等。

補對營養素，調出好膚色

古人云：「有諸內者，必形於外。」女性的美從根本上講是良好健康狀態的一種反映，把健康的美從臉部反映出來。人體的內臟與臉部的不同位置有密切聯繫。

從臉部的變化可以瞭解內臟的情況：如額頭皺紋增加，反映肝臟負擔過重；眼圈發黑，說明睡眠不足，腎臟負擔過重；臉頰顏色灰暗，表明機體缺氧，肺功能不佳；鼻子發紅，顯示心臟負擔重。健康良好、精力充沛的人臉色潤澤，顧盼有神；病入膏肓的人，無論怎樣化妝也不會光彩照人。

缺乏維生素B_2的人，臉部易發生脂溢性皮炎；缺乏維生素A的人皮膚乾燥，脫屑；缺乏維生素E的人易發生褐斑，皮膚缺乏彈性；缺乏維生素C的人皮膚黯淡；缺鐵的人皮膚蒼白，無光澤；缺鋅的人皮膚易破損起皮，如能及時調整膳食，補充機體的營養，自然可以產生良好的美容效果。

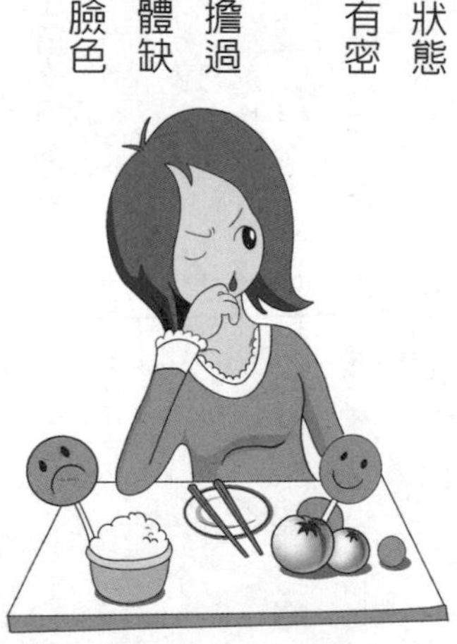

中醫認為，婦女中年以前要補益，注重益氣養陰，有了健康的內臟才能有健美的形體。中年以後要注意幫助

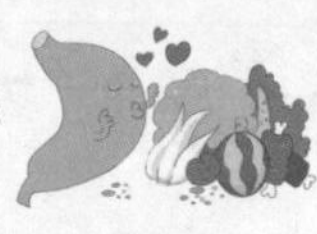

機體清除多餘的積垢，包括利濕、祛痰、化淤等。總之，女性健美要以養膚為主，因為皮膚是健康的視窗。

常吃蔬菜、水果絕不是指可以不吃或少吃主食，不吃豆類、魚、肉、雞蛋和牛奶。食物不存在絕對的「好」與「不好」，關鍵是要搭配得當，才能符合身體的需要。新鮮的黃瓜、胡蘿蔔、番茄、冬瓜、西瓜、草莓、檸檬等都對美容有益，有些姑娘聽說「番茄能美容」，便猛吃番茄，拒絕其他飯菜，結果蛋白質、熱能缺乏，營養不良、面黃肌瘦，虛弱不堪。蔬菜、水果之所以有美容效果，其根本原因是食用後促進了膳食平衡的實現，機體的酸鹼平衡改善，代謝順暢，從而容光煥發。這是蔬菜、水果和其他食物搭配的美容效果。

不同臉色女性，食補也不同

俗話說，女為悅己者容。女性都很重視自己容顏的保護。生活中，女性可以根據臉色和臉部的變化判斷身體的情況，如額頭皺紋增加，說明肝臟負擔過重，臉頰顏色灰暗，表明機體缺氧，肺功能不好，鼻子發紅，表明心臟負擔過重。其實，用身邊的食材進行飲食調理，就可以改善自己的面容，從而使臉色變得紅潤有光澤。

面容晦暗者宜食栗子、白菜等食材。面容晦暗的原因是腎氣不足、陰液虧損，可用栗子燉白菜進行食療。因為栗子健脾補腎，白菜補陰潤燥，二者搭配烹調可使臉色白皙明亮。栗子燉白菜做法為：生栗子二〇〇克，去殼，切成兩半，加入鴨湯適量煨至熟透，再放入白菜二〇〇克，鹽、味精少許，白菜熟後勾芡即可。

臉色蒼白者可選花生、紅棗等食材。臉色蒼白的原因往往是身體貧血所致。可用蜜汁花生棗進行食療。紅棗補氣，花生衣補血，花生肉滋潤，蜂蜜補氣，綜合生效使臉色紅潤。蜜汁花生棗做法為：紅棗一〇〇克，花生米一〇〇克，溫水泡透後放鍋中加水適量，小火煮到熟軟，再加蜂蜜二〇〇克，至湯汁黏稠停火，也可用高壓鍋煮三〇分鐘左右，蜂蜜可待花生米、紅棗熟後入鍋即可。

臉部虛胖者可選擇海米、油菜等食材。臉部虛胖的原因大都是陽虛、腎陽不足，水濕上泛於頭臉部。這種情況下可以選用海米炒油菜進行食療。油菜利尿除濕，海米補腎陽，二者搭配烹調，可以使臉部浮胖腫逐漸消退。海米炒油菜的做法為：油菜二〇〇克，洗淨切長段，用油翻炒後，放入溫水發透的海米五〇克，加適量雞湯炒熟，加鹽、味精，勾芡後即可食用。

能瘦身減肥的蔬菜

減肥瘦身是很多女性追求的一個目標，蔬菜是瘦身減肥應常吃的食物，它們能量較低，不會讓脂肪堆積。大家可以通過食用蔬菜，來達到減肥的目的。

可以選擇白蘿蔔、綠豆芽、冬瓜、黃瓜、韭菜、辣椒、大豆及大豆製品等促進脂肪物質轉化，實現完美瘦身。

其中白蘿蔔含有辛辣成份芥子油，具有促進脂肪類物質更好地進行新陳代謝作用，可避免脂肪在皮下堆積；綠豆芽含水份多，攝入體內後產生的熱量少，更不容易形成脂肪堆積皮下；冬瓜含的營養成份較少且能去掉體內過剩的脂肪，具有較強的通便作用；黃瓜中含有的丙醇二酸，有助於抑制各種食物中的碳水化合物在體內轉化為脂肪；韭菜中含纖維較多且不易消化，可促進腸蠕動，有較強的通便作用，從而可排除腸道中過多的養份；辣椒中含有豐富辣椒素，能促進脂質代謝，並可溶解脂肪，抑制脂肪在體內蓄積。

此外，大豆及大豆製品含有豐富的不飽和脂肪酸，能分解體內的膽固醇，促進脂質代謝，使皮下脂肪不易堆積。

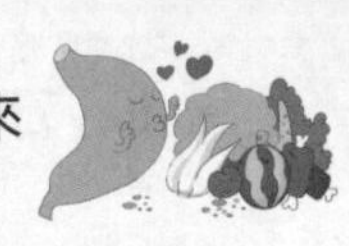

對症喝湯，神采飛揚

如果女性睡眠不好、皮膚晦暗，可選蟲草甲魚湯。冬蟲夏草與甲魚一起燉湯飲用，有提高免疫力、健脾、安神、美白皮膚的功效，是上班族女性四季適宜的補品。

如果女性脾胃虛弱，容易上火，滿臉長痘，可選土茯苓甲魚湯。因為此湯具有清熱解毒、健脾胃的功效，假如您經常出現小便赤黃，就更應當喝這道湯。土茯苓的藥味比較重，所以在烹調時應適當添加調味品。

如果女性工作太忙、壓力太大，可喝西洋參甲魚湯。因為比起人參來，西洋參的食性更加溫和，由於不像人參那麼燥熱，吃了不容易上火。適合不同體質的人進補，而且四季皆宜，而甲魚的滋補功效眾人皆知。這個湯品可以補氣養陰、清火除煩、養胃。對於那些工作緊張、繁忙、精神壓力過大的上班族女性特別適合。

如果女性月經不調、皮膚粗糙，可喝紅棗烏雞湯比較適合。紅棗自古是補血佳品，烏雞也特別適合女性朋友食用。紅棗烏雞湯有益氣、滋陰的功效，對月經紊亂有一定療效，經常食用還能美容！

如果女性經常出現壓力性頭痛，可飲用天麻乳鴿湯。天麻對於頭疼眩暈、肢體麻木治療效果很好；而乳鴿營養豐富，口感滑嫩，所以深受用腦過度、發生頭痛女性的青睞。

如果女性想豐胸，食療秘方之一是煲湯當水喝。例如可以經常飲用豬腳花生湯、木瓜排骨湯和蓮藕排骨湯等。此外，用蓮藕、花生、紅棗和排骨燉湯都可收到一定的豐胸效果。

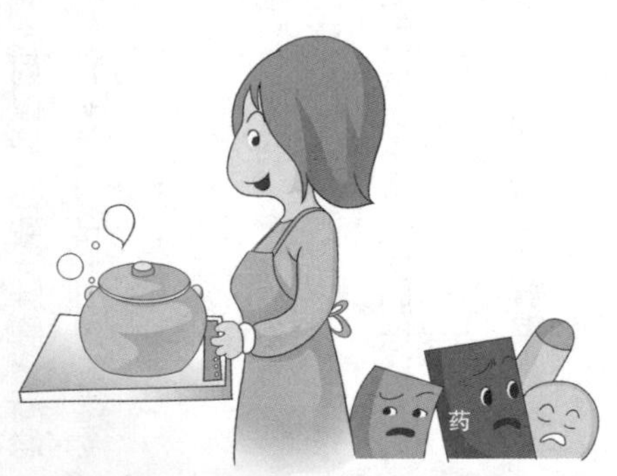

對秋冬季節有肺熱、咳嗽多痰的女性來講，西洋參煲水鴨湯有補肺、益腎、止血、化痰的作用。

對冬季咳嗽、氣短的女性來講，適合選用蘿蔔排骨湯，經常食用可以清火、潤肺、補氣。但要注意，脾胃虛寒和有胃潰瘍的人最好不要食用，以免適得其反。

女性常吃的美容蔬菜

蔬菜含有豐富的維生素C，維生素C為抗氧化劑，能抑制黑色素合成，阻止脂肪氧化，防止脂褐質沉積，常食蔬菜可使皮膚白淨細膩。另外，常吃蔬菜還能防止皮膚乾燥、延緩皮膚老化。建議女性每天最好吃四〇〇～五〇〇克蔬菜。

洋蔥：含有硒以及類黃酮物質，可防止鈣質流失，具有預防骨質疏鬆症的功效，對保持健美、挺拔的身材有益。

香菜：香菜可幫助改善代謝，利於減肥美容。此外，香菜還含有礦物質鐵，常吃能增強人體活力。

豆芽：富含維生素C和維生素E，可防止皮膚衰老起皺，保持皮膚彈性。

胡蘿蔔：可預防皮膚粗糙、口唇乾燥，延緩皮膚老化。

番茄：含有豐富的谷胱甘酶，常食可抑制形成黑色素的酪氨 的活性，防止皮膚色素沉著和黑斑、黃褐斑的產生。

苦瓜：富含維生素B1、維生素C及多種礦物質，經常食用對治療青春痘有較大益處。

黃瓜：含有大量的維生素和游離氨基酸，還有豐富的果酸，能清潔美白肌膚，舒展皮膚皺紋，消除曬傷和雀斑，緩解皮膚過敏。

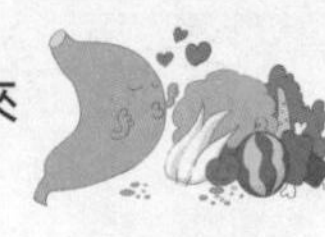

菠菜：含有人體造血的原料之一——鐵，常吃菠菜，能令人臉色紅潤、光彩照人，且不易患缺鐵性貧血。

常吃粗糧有益女性減肥

所謂粗糧主要是指包括玉米、高粱、小米、蕎麥、燕麥、莜麥（燕麥的一種）、薯類及各種豆類在內的糧食。粗糧的膳食纖維可調整消化吸收功能，延長食物在胃內的滯留時間，推遲可消化糖在小腸中出現，影響營養素向腸黏膜彌散，從而延緩營養物質的吸收。同時，膳食纖維可產生飽腹感，避免攝入過多的熱能、脂肪、碳水化合物，有預防肥胖的作用。

比如玉米中含有大量鎂，鎂可加強腸壁蠕動，促進機體廢物的排泄，對於減肥非常有利。玉米成熟時的花穗——玉米鬚，有利尿作用。膨化後的玉米花體積增大，食後可消除人的饑餓感，但熱量較低，是減肥的綠色食品。

但吃粗糧時應注意以下問題。

①循序漸進，突然增加或減少粗糧的進食量，會引起腸道反應；

②每天粗糧的攝入量以三〇～六〇克為宜。

怎樣讓女人豐胸美體

現代醫學早就證明，女人乳房的發育與食物有關。乳房是富於脂肪的腺體組織，缺乏維生素A會妨礙雌激素合成，影響乳房生長。常吃一些有利於刺激內分泌的食物可以加強乳房的發育。

木瓜：維生素A的含量極其豐富，是中國民間的傳統豐胸食品。中醫認為木瓜味甘性平，能消食健胃、滋補催乳，對消化不良者也具有食療作用。木瓜還能配牛奶食用，或製作菜餚或粥食。

紅棗：是調節內分泌、補血養顏的傳統食品；可以和蓮子搭配，能調經益氣、滋補身體。

山藥：是中醫推崇的補虛佳品，富含黏蛋白，具有健脾益腎、補精益氣的作用；雞肝富含血紅素鐵、鋅、銅、維生素A和B群維生素等，有利於雌激素的合成，能補血益氣；萵筍（A菜）是傳統的豐胸蔬菜。可以將三者搭配食用，能調養氣血，促進乳房部位的營養供應，改善皮膚的滋潤感和色澤。

核桃仁和松仁：富含維生素E和鋅，有利於延緩乳房衰老，含有豐富的蛋白質、礦物質、B群維生素，能美容、潤膚。核桃仁和松仁含有亞麻酸，有刺激雌性激素合成的功能。

吃對食物，美麗髮絲

頭髮能增加女性的魅力，是女人的另一面表情。想要頭髮柔順如絲，除了基本的清潔之外，更應該通過食物來「護髮」。

頭髮烏黑是由毛囊內的毛母色素細胞合成黑色顆粒充盈了毛乾所致。經常吃一些含鈣、鎂、銅、鐵、磷、鉬及含維生素豐富的蔬菜、水果、花生、紅棗、核桃、瓜子、黑芝麻等食物，能使黑色顆粒的合成加速，促進並保持毛囊生長黑髮。

民間還有幾種驗方，一個是將黑芝麻炒熟碾碎，和等量白糖混勻，每天早晚各食二匙；一個是每天空腹生吃數顆核桃，經常食用會收到較好的效果。

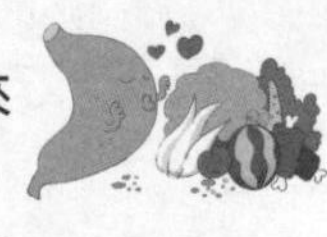

要想防止頭髮脫落，保持頭髮亮麗，可根據自己的髮質來選擇含不同營養成份的食物來加以調補。

奶類及肉類含蛋白質，是頭髮主要的構造物質；果仁、綠葉蔬菜、動物肝臟及花生油含B群維生素和維生素E，能幫助頭髮生長，增加光澤，修補及防脫髮；海帶及紫菜富含碘，可增加光澤，促進血液循環；蛋和瘦肉含鋅，可防脫髮；蓮藕、木耳、動物筋可使頭髮有光澤且富有彈性。

吃素的女性容易過早衰老

人們普遍認為素食含有人體必需的維生素而且熱量低，因此更健康，一些人甚至一日三餐全吃素食。但最近的研究發現，許多吃全素的女性，反而容易出現肥胖、高血壓等，過早衰老。

女性長期吃純素食，會使人體碳水化合物、蛋白質、脂肪比例失衡，造成免疫力降低，內分泌和代謝功能發生障礙。

女性長期吃純素食，不正常的新陳代謝會引發一連串病症。通常在腰圍、血壓、甘油三酯、高密度脂蛋白膽固醇和空腹血糖五個判斷指標中，出現三個指標高於標準值，就代表可能已出現「新陳代謝綜合徵」。是患糖尿病及心血管疾病的前兆。

女性長期吃素食，會出現消化不良、記憶力下降、免疫力降低，內分泌和代謝功能發生障礙，容易發生貧血和腫瘤。此外，長期素食還會引起胃酸及消化　減少，味覺降低，導致食慾不振。

女性應常食紅糖

「女子不可百日無糖」，指的就是紅糖。中醫學認為，性溫的紅糖通過「溫而補之、溫而通之、溫而散之」來發揮補血作用。

據資料記載，一〇〇〇克紅糖含鈣九〇〇毫克、鐵一〇〇毫克，而鈣、鐵又是人體所必需的礦物質與微量元素。用原子熒光譜儀測定後發現，紅糖含有十分豐富的微量元素成份，其中有些微量元素具有強烈刺激機體造血的功能。

女性以血為用，因為女性的月經、胎孕、產育以及哺乳等生理特點皆易耗損血液，所以女性機體相對地容易處於血量不足的狀態。歸根究底，女性養生保健應重視保養氣血，而此時紅糖正可派上大用場。

值得注意的是紅糖性溫，易口乾舌燥、上火的女性應少吃。每天食用紅糖的量最好不要超過一兩（五〇克）。紅糖水最好煮開後飲用，不要用開水一沖即飲。

家庭應常備紅糖，紅糖應裝在玻璃或陶製容器中，置於陰涼乾燥處。

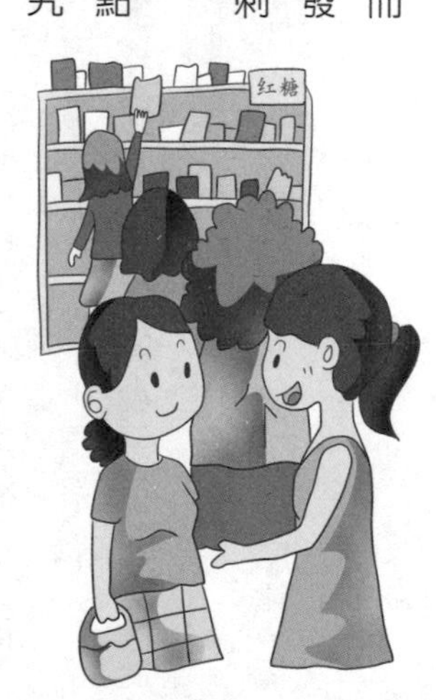

紅棗是女人的保健佳果

紅棗在中國已有三千多年的歷史，《山海經》、《詩經》等均有記載，並將其奉為滋補上品。

中醫常用紅棗養胃健脾。如在處方中遇有藥力較猛或有刺激性的藥物時，常配用紅棗，以保護脾胃，紅棗中含有糖類、蛋白質、脂肪、有機酸，對大腦有補益作用。用紅棗與麵粉製成棗糕，能養胃補腦。

對貧血的女性而言，紅棗可補氣養血。「紅棗有補中益氣、養血安神」的功效。紅棗中的高維生素含量，對人體毛細血管有健全的作用。用紅棗二〇枚，雞蛋一個，紅糖三〇克，水燉服，每日一次，適用於產後調養，有

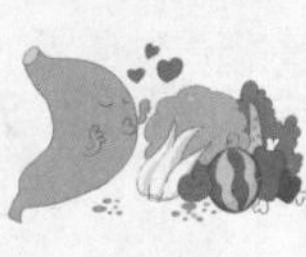

益氣補血的功效。

對失眠的女性而言，紅棗可以促進睡眠。紅棗有補脾、養血、安神的作用。晚飯後用紅棗加水煎汁服用即可；或者與百合煮粥，臨睡前喝粥吃棗，都能加快入睡。用鮮紅棗一〇〇〇克，洗淨去核，取肉搗爛，加適量水用大火煎煮，過濾取汁，混入五〇〇克蜂蜜，於火上調勻製成棗膏，裝瓶備用。每次服一五毫升，每日二次，連續服完，可防治失眠。

所以說，紅棗是女性的保健佳果，但由於紅棗含糖量較高，因而大便秘結、內熱甚者不宜食用。《隨息居飲食譜》中說：「多食患脹泄熱濕，最不益人。凡小兒、產後及溫熱、暑熱諸病前後，黃疸、腫脹並忌之。」

女人常喝雞湯，養肝補血氣色好

中醫認為肝主神志，它的主要作用是生養血氣，女以肝為本，是指女性只有養好肝才有利於消除疲勞。而保養肝的目的在於振奮肝的生機，協調肝的陰陽平衡。

現代生活節奏加快，女性一旦過度勞累就易耗傷心血，血虛生熱，導致月經不調，出現皮膚黃褐斑等，因此女性進補往往要以補肝養血為主。雞湯有滋養肝血的功效，女性可適當喝點雞湯。

女性保養肝還要注意不要太勞累，少熬夜，另外要少生氣，避免焦慮，保持舒暢愉悅的心情。疏肝順氣，氣血才能調適。女性可以多曬太陽，也有利於溫肝。

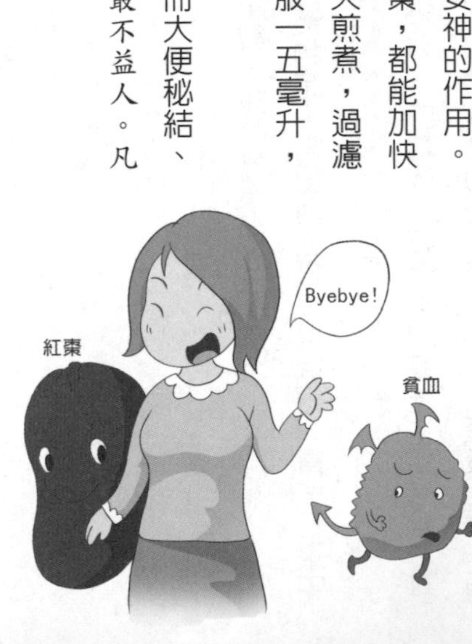

吃黃紅色蔬果讓您曬不黑

愛美的女性總怕日曬，除做足戶外防曬的準備，還應從「內在」加強防曬，常吃「防曬」食物。「防曬」食物能提高皮膚的抗氧化力，幫助清除自由基。

女性應適量攝取黃紅色蔬果。如胡蘿蔔、番茄、木瓜、白薯、南瓜、空心菜、橘子、柿子、櫻桃、草莓等，多含有大量胡蘿蔔素及其他的植物化學物質，有助於抗氧化，增強皮膚抵抗力。

番茄是最好的防曬食物。番茄富含抗氧化劑番茄紅素，每天攝入一六毫克番茄紅素可將曬傷的危險係數下降四〇%。番茄熟吃比生吃防曬效果更好。同時吃一些馬鈴薯或者胡蘿蔔會更有效。

西瓜含水量豐富，特別適合補充人體水份的損失。它還含有多種具有皮膚生理活性的氨基酸，易被皮膚吸收，對臉部皮膚的滋潤、營養、防曬、增白效果較好。

女人巧妙飲食，吃「淡」黑眼圈

女人過度勞累，長期熬夜，或化妝品顆粒潛入眼皮，以及眼瞼受傷引起皮下滲血，都能導致眼周皮膚代謝功能失調，使色素沉積於眼圈、眼窩或眼瞼處靜脈曲張或長期眼瞼水腫，致使靜脈血管阻塞，也能形成眼圈發黑。

有的女人眼圈發黑，預示著她有婦科病。這一類的眼圈發黑是從內眼角向下方約呈四十五度角的棕褐色或淺灰黑色月彎形條狀，中老年時期會明顯，並開始走向外上方一直達到外眼角，呈完整半圓形。這一類在青年至老年幾乎均可見到，只是色澤深淺不同之分。一般是隨著年齡及身體健康狀態的變化而形成，多因患嚴重失眠、貧血或某些婦女病，如月經不調、功能性子宮出血及性生活不節制等，色澤會加重而明顯。

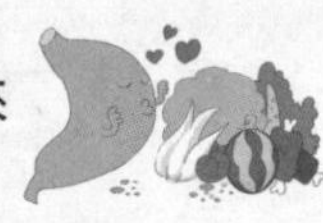

有的女人黑眼圈是某些病理變化在眼周毛細血管上的反映。如動脈硬化、更年期、大病之後體質較差時，都會造成眼周充血，進而淤血，也會使眼周變黑。

女性可以通過食療來改善黑眼圈。可常食雞蛋、瘦肉、魚蝦、芝麻、花生、黃豆等食品，增加蛋白質、維生素A、維生素E的攝入，以滿足眼周皮膚對多種營養物質的生理需求。

同時採用合理的方法，加強眼部血液循環，也有助於消除黑眼圈。比如熱敷、按摩、臨睡前熱水泡腳。

中國醫學認為，人的「氣血」盛衰及臟腑變化常在臉部有所反映，因此，如果變化較明顯、持續時間較長者，應及時請醫生檢查。

「吃」掉女性小雀斑的食物

女人都希望自己面容紅潤而光潔，不僅給人以美感，而且精神愉快。但是，有些女人常會為臉上有小雀斑而苦惱，其實，可以從食療入手，讓您輕鬆除雀斑。

可以每天喝三杯番茄汁或經常吃番茄，因為番茄中富含維生素C，被譽為「維生素C的倉庫」。維生素C可抑制皮膚內酪氨酸酶的活性，有效減少黑色素的形成，從而使皮膚白嫩、黑斑消退。不過，不能空腹喝，會刺激腸胃的。

黃瓜粥可以潤澤皮膚、祛斑、減肥。經常食用黃瓜粥，能消除雀斑、增白皮膚。

常飲檸檬汁，不僅可以白嫩皮膚，防止皮膚的血管老化，消除臉部色素斑，而且還具有防治動脈硬化的作用。檸檬中含有豐富的維生素C，一〇〇克檸檬汁中含維生素C可高達五〇毫克。此外還含有鈣、磷、鐵和B群維生素等。

經常服食黑木耳紅棗湯，可以駐顏祛斑、健美豐肌。可取適量黑木耳洗淨，紅棗去核，加水適量，煮半個小時左右。每日早、晚餐後各食用一次，可用於治療臉部黑斑。

女人貧血要吃「補血菜」

患有貧血的女人，會出現皮膚黏膜蒼白、頭暈、眼花、耳鳴、乏力、心慌、氣促等症狀，如果不及時進行治療，後果會很嚴重。

女人貧血要吃「補血菜」，而含鐵豐富的食物可以起到養血護肝的作用。主要包括動物肝臟、腎臟、心臟、胃腸和海帶、紫菜、黃豆、菠菜、芹菜、油菜、番茄、杏、棗、橘子等均含有豐富的鐵質，民間也常用桂圓肉、大棗、花生內衣作為補血食品。

為了促進鐵質的吸收，還應吃一些酸性的食物。現代醫學研究證明，只有二價鐵離子才能被人體吸收。在酸性環境下，三價鐵易轉變為易溶於水的二價鐵，如果女人體內缺乏胃酸，鐵的吸收便會受到阻礙。所以應吃些如番茄、酸棗、酸黃瓜、酸菜等的酸性食物。

維生素C也可促進鐵質的吸收和利用。因此，女性可常進食含維生素C豐富的食物，如新鮮的蔬菜和水果。

B群維生素是紅細胞生長發育所必需的物質，如維生素B_{12}、葉酸等。動物肝臟和瘦肉中含量較多，綠葉蔬菜等也含有葉酸，可經常食用。

蛋白質是構成血紅蛋白的重要原料，有貧血症狀的女人應常食用含蛋白質豐富的食物，如牛奶、魚類、蛋類、黃豆及豆製品等。

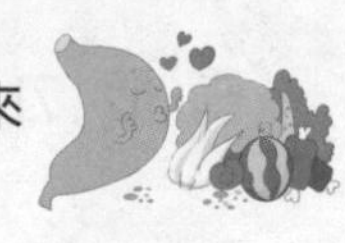

孕婦過量吃水果當心妊娠糖尿病

夏季氣溫高，孕婦如果因缺乏胃口而以水果度日，會導致攝入大量的糖份，極容易發生糖尿病。妊娠糖尿病如不及時控制，不僅影響母親健康，對下一代的生長發育也構成嚴重危害。造成妊娠糖尿病好發的原因與孕婦過多攝入高糖份的水果有一定關係。

含果糖多的水果有西瓜、香蕉、棗、葡萄乾、葡萄等。水果罐頭含果糖也較多。

資料顯示，糖尿病孕婦的胎兒發生先天畸形的機率會比一般孕婦高二～三倍。而且約三〇%的妊娠糖尿病患者在五～十年後轉變為慢性的II型糖尿病。因此，孕婦應合理安排飲食，避免高糖食品，採取少食多餐，常食蔬菜、富含纖維素食品，注意維生素、鐵、鈣的補充。

女性擺脫抑鬱可常吃魚肉

如今大多數的女性越來越多地要肩負事業與家庭的雙重責任，情緒難免產生波動，出現抑鬱的情緒，經常吃魚可改善精神障礙，使女性很容易變得快樂起來。

魚肉中富含Ω－3型脂肪酸，Ω－3型脂肪酸是大腦的關鍵「建築材料」，食物中缺乏Ω－3型脂肪酸，大腦中一種叫血清素的化學物質就會相應較少，血清素含量少會引起或加重抑鬱症。此外，魚肉還富含鎂，當人體內的鎂不足時，就會感到抑鬱。

另外，女性的產後抑鬱症在女性抑鬱症中占一定的比例，而吃魚能對婦女乳汁中的Ω－3型脂肪酸的濃度產生影響，進而降低女性產後抑鬱症的發病率。

通過對不同國家進行的調查和比較研究發現：在魚類消費量最多的國家，抑鬱症的發病率最低，殺人、自殺的發生率也低。而那些魚類消費量少的國家，抑鬱症的發病率相當高。

女性脾胃不好，可吃海參、山藥

中醫學認為，脾、胃是臟腑氣化升降的樞紐，氣血生化之源，所以對女人脾胃的保養十分重要。

面容粗糙的女性屬於陰血不足的燥火型體質。可用滋陰養血的海參和清內熱的竹筍搭配成筍燒海參，能使皮膚細膩光潤。做法是取適量水發海參，去除內臟，洗淨，切片；鮮筍或水發筍洗淨，切片；瘦肉洗淨，切片；炒鍋置火上，倒入適量植物油，炒香蔥花，下入瘦肉煸熟，加海參和筍片燒熟，用鹽、白糖、料酒等調料調味，水澱粉勾芡即可。

臉上長有許多皺紋的女性屬於脾胃兩虛體質。可用補脾益腎、潤燥健腦的山藥和補氣養血的紅棗搭配做成山藥紅棗湯。做法是取適量鮮山藥洗淨，去皮，切滾刀塊；紅棗洗淨；鍋置火上，放入山藥、紅棗和適量清水燒沸，轉小火煮至山藥熟透，離火，晾至溫熱後加蜂蜜即可。

吃富含維生素的食物能延緩女性衰老

延緩衰老是女人千百年來永恆的夢想。三〇～四〇歲是女性人生中一段非常重要的時期，所以應當特別注意對身體的調理和保健。如果錯過這個時機，身體內長期疲勞的細胞就會失去逆轉性，發展到真正的衰老期。吃含維生素的食物能夠給正處在這個年齡段的女性帶來延緩衰老，保持青春的希望。

含有維生素A的食物對眼睛有益，維生素A還可以預防和治療乾眼病。一個成年人每天維生素A的正常攝入

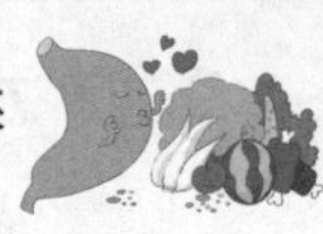

量為一〇〇〇微克，而半碗蒸胡蘿蔔的維生素A含量是它的四倍。其他富含維生素A的食物還有各種動物的肝臟、魚肝油、奶類、蛋類以及莧菜、菠菜、韭菜、青椒、紅心白薯和水果中的橘子、杏、柿子、甜瓜等。

含有維生素C的食物不僅對眼睛有益，還具有增強免疫力、減少心臟病和中風、加速傷口癒合、緩解氣喘、預防感冒、延緩衰老的功效。因此，女性應每天注意攝取含維生素C豐富的食物，如各種新鮮蔬菜和水果，尤其以青椒、黃瓜、花菜、小白菜、西蘭花、鮮棗、梨、橘子、柚子、草莓等含量較高。

含有維生素E的食物可以降低膽固醇，防止血小板在動脈內集結，提高免疫力，清除體內雜質，預防白內障，與富含維生素C的食物一起食用，還具有美容、防衰老的功效。因此，女性可以常吃些杏仁、花生和山核桃。

女人骨質疏鬆宜常吃雜糧

一般來說，骨質疏鬆與骨骼嚴重萎縮的女性要比男性多得多，尤其是更年期的女性。女性從二十八歲以後鈣就開始流失，流失的速度隨著年齡的增加而加快。

常食含豐富鈣質的食品。如牛奶、紫菜、蝦皮、豆製品、芹菜、油菜、胡蘿蔔、黑木耳、蘑菇、芝麻等。高粱、蕎麥、燕麥、玉米等雜糧較稻米、麵粉含鈣多，平時應適當吃些雜糧。

另外，適當安排可以強健骨骼的運動項目。太極拳、體操、步行與站立等對骨質疏鬆症的治療有較大意義。每日累計二～三小時的站立與步行，可防止鈣流失。跑步、打球、跳舞及腹背和四肢適當的負重可使肌肉保持一定的張力，令骨骼能承受一定的壓力，從而強健骨骼，減少骨折的機會，對抑制骨質疏鬆有良好的作用。

女性應該常吃黑色水果

水果的顏色越深，其營養價值越高。因此，黑色水果的黑色表皮中含有較多營養成份，女性應該常吃。

黑色水果之所以呈現出黑色外表，是因為它含有豐富的色素類物質，例如原花青素、葉綠素等，這類物質具有較強的抗氧化性。在食用時，最好將水果完全清洗乾淨，連皮一起吃。

黑色水果營養十分豐富，含有多種氨基酸、維生素及有機酸、胡蘿蔔素等營養物質，礦物質的含量也比其他水果高出許多，黑色水果有桑葚、烏梅、黑葡萄、黑加侖等。

桑葚 桑葚具有增強免疫、促進造血紅細胞生長、防止人體動脈及骨骼關節硬化、促進新陳代謝等功能。但桑葚性微寒，因此女性來月經時要少吃，以防寒氣過大，肚子疼痛。

烏梅 烏梅含有豐富的維生素B_2、鉀、鎂、錳、磷等。現代藥理學研究認為，「血液鹼性者長壽」，烏梅是鹼性食品，因為它含有大量有機酸，經腸壁吸收後會很快轉變成鹼性物質，是不錯的抗衰老食品。此外，烏梅所含的有機酸還能殺死侵入胃腸道中的黴菌等病原菌。

葡萄 宋代的醫書《備用本草》記述葡萄的作用為「主筋骨，溫脾益氣，倍力強志，令人肥健，耐饑忍風寒，久食輕身，不老延年，可作酒，逐水利小便」。黑葡萄的保健功效更好。它含有豐富的礦物質鈣、鉀、磷、鐵以及維生素B_1、維生素B_2、維生素B_6、維生素C等，還含有多種人體所需的氨基酸，常食黑葡萄對神經衰弱、疲勞過度大有裨益。把黑葡萄製成葡萄乾後，糖和鐵的含量會更高，是婦女、兒童和體弱貧血者的滋補佳品。

黑加侖 黑加侖含有豐富的維生素C、磷、鎂、鉀、鈣、花青素、酚類物質。黑加侖有預防痛風、貧血、水腫、關節炎、風濕病、口腔和咽喉疾病、咳嗽等保健功效。

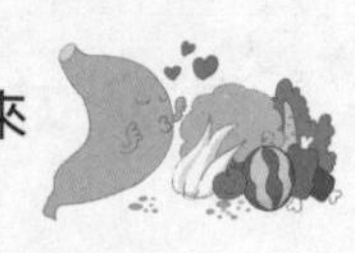

女性常吃芋頭，可防治乳腺增生

乳腺增生是二十五~四十五歲女性最常見的乳房疾病，不僅其發病率占乳腺疾病的首位，而且年齡也越來越低齡化，並呈逐年上升趨勢。最近的大量資料顯示，女性堅持食用芋頭對防治乳腺增生有良好效果。

芋頭又名芋艿，其富含蛋白質、鈣、磷、鐵、胡蘿蔔素、維生素B_1、維生素B_2等多種營養成份，既可當糧食，又可做蔬菜，老幼皆宜。中醫學認為，芋頭性甘、味辛，入腸、胃經，具有益胃、通便散結、補中益肝腎、添精益髓等功效。對輔助治療大便乾結、甲狀腺腫大、急性關節炎等病症有一定療效。對女性乳腺炎的防治有一定的療效，因此女性朋友應常吃芋頭。

芋頭其味辛甘、性平，既是食物，又是藥物。《滇南本草》中說，「治中氣不足，久服益肝腎、添精益髓」，說明芋頭對各種原因引起的慢性淋巴結腫大患者有一定治療效果。淋巴結炎、淋巴結核及淋巴腺腫大病程長，療效差，且較頑固，患者也缺乏耐心，堅持用芋頭煮粥服食，療效可靠，使用方便，花錢也少，是值得推廣的食療良藥。民間用芋頭水煎內服，治胃痛、痢疾和慢性腎炎。

芋頭為細菜品種，煮、蒸、煨、烤、燒、炒、燴均可，最常見的做法是把芋頭煮熟或蒸熟後蘸糖吃，用芋頭燒肉，或將芋頭切成丁與玉米摻在一起煮粥也很不錯。芋頭最好不要生食，會有微毒。

民間也常拿芋頭煮甜粥食用，有補脾胃的作用，《本草綱目》中說：「芋粥寬

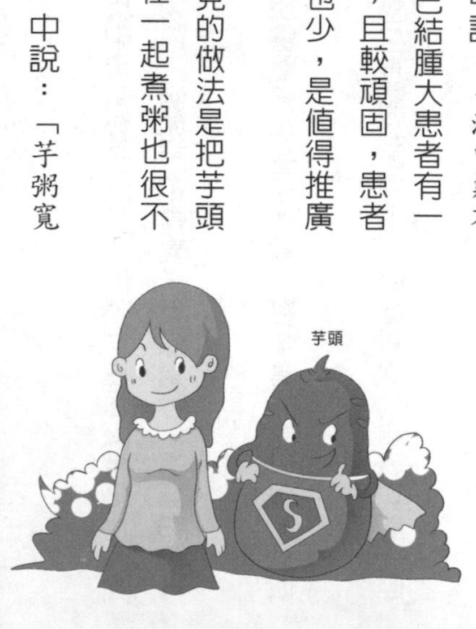

腸胃，令人不饑。」《嶺南采藥錄》中說：「以此煮粥，研末和粥食之，能治小兒連珠病及瘰?，大人亦合，並可免一切疥瘡。」可見，芋頭煮粥，既可食用，也可作為食療，歷史悠久，並沿用至今。

芋頭粥可隨意、間斷服食，或分早晚溫熱食用。但是要注意，芋頭含澱粉較豐富，多食會有滯氣，脘腹脹痛者忌服。

讓女性牙齒美白的食物

女人擁有一口潔白健康的牙齒，笑起來也會顯得特別迷人。要照顧好牙齒，除了勤刷牙、用牙線、定期去看牙醫外，愈來愈多的研究發現，食物也能影響您的燦爛笑容。

芹菜 含有大量粗纖維，這些粗纖維就像掃把，可以掃掉一部份牙齒上的食物殘渣。當您大口嚼著芹菜時，它正幫您的牙齒進行一次大掃除，讓您減少蛀牙的機會。

乳酪 不但是鈣的良好來源之一，它還能保護牙齒。據有關研究指出，乳酪裏含的鈣及磷酸鹽可以平衡口腔中的酸鹼值，避免口腔處於有利細菌活動的酸性環境，造成蛀牙；經常食用乳酪能夠增加齒面的鈣質，有助於強化及重建琺瑯質，使牙齒更為堅固。所以每天要從各種天然食物裏補充鈣。

綠茶 抗氧化能力相當強，可以預防多種癌症，常喝綠茶的人還會減少患心血管疾病的風險。綠茶含有大量的氟，可以和牙齒中的磷灰石結合，具有抗酸防蛀牙的效果。研究顯示，綠茶中的兒茶素能夠減少在口腔中造成蛀牙的變形鏈球菌，同時也可除去難聞的口氣。

香菇 能提升免疫力，對保護牙齒也有幫助。由於香菇裏所含的香菇多糖體可以抑制口腔中的細菌製造牙菌斑。

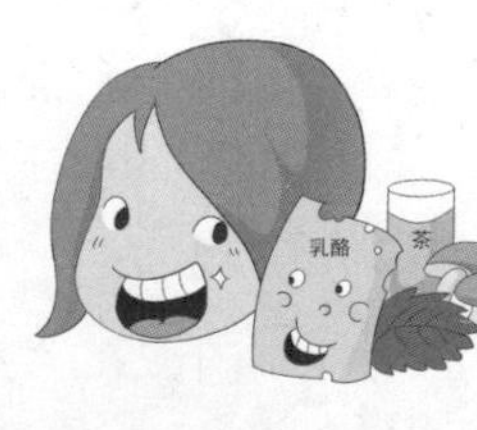

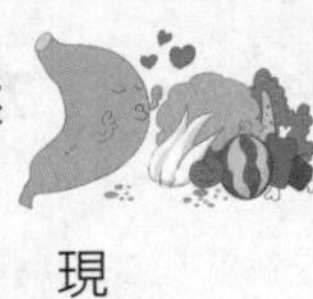

芥末　因含一種特殊成份，會產生辛辣、嗆鼻的味道，這種物質也存在於其他十字花科蔬菜裏。有關實驗發現，芥末裏的某種物質可以抑制造成蛀牙的變形鏈球菌繁殖。

薄荷　薄荷的淡淡清香有助於提神醒腦，同時也能減少「壞口氣」。薄荷葉裏含有一種單帖烯類的化合物，可以經由血液循環到達肺部，讓您在呼吸時感覺氣味清新。國外研究也發現，使用這一類藥草水漱口可以減少口腔內的細菌滋生。

常喝優酪乳，防黴菌性陰道炎

黴菌性陰道炎是一種發病率較高的婦科疾病，其病原菌是一種學名為「白色念珠菌」的真菌。除不注意個人衛生等原因外，使用藥物不當或偏食某些食物也有可能誘發黴菌性陰道炎。

據國外研究人員報導，凡是長期口服避孕丸（雌激素製劑）、四環素類抗生素、可的松類激素製劑，其黴菌性陰道炎的發生率要大大高於常人，同時喜歡吃雞肉、蘑菇和飲啤酒的女性，發生黴菌性陰道炎的機率也高於常人。

女性經常喝優酪乳，不易患黴菌性陰道炎。據科學家分析，優酪乳含大量活乳酸菌。它在人體內可抑制包括白色念珠菌在內的其他雜菌的過度繁殖，有抗菌防病作用。同時，優酪乳不僅價廉物美，且營養豐富，是女性經常食用的防病保健強身的佳品。

月經期吃好，女人更健康

女性在月經期可能有下腹部脹痛、腰酸背痛、量不正常等異常情形。事實上，欲改善這些症狀，除了生活規律、養成運動習慣外，依不同體質、狀況攝取適當的飲食，也可以讓經期「月月順」！

①月經期間，應補充一些有利於「經水之行」的食品，如羊肉、雞肉、紅棗、豆腐皮、蘋果、薏米、牛奶、紅糖、桂圓等具有溫補功效的食品。有食慾差、腰痛等症狀時，飲食宜選用營養豐富、健脾開胃、易消化的食品，如大棗、麵條、薏米粥等。

②月經期應吃些口味清淡且富含營養的食物，不宜吃刺激性強的辛辣食物，也不宜喝酒，以免刺激血管擴張，引起月經量過多。

③月經期應吃新鮮且容易消化的食物，不宜吃生、冷、難以消化的食物。因為月經期如吃生冷食物，一是有礙消化，二是易損傷人體陽氣，導致經血運行不暢，造成經血過少，甚至出現痛經或閉經。

④月經期還應多吃些潤腸通便的食物，如新鮮蔬菜、水果、花生、核桃、芝麻、蜂蜜等，同時也應多喝水，以幫助消化，保持大便通暢。因為月經期易出現大便乾結不通，以致引起盆腔充血。

第七章

老人吃出長壽來

老齡化的社會逐漸向我們走來，老年人更加注重保健養生，怎麼吃才能使老人更加長壽，更加健康？

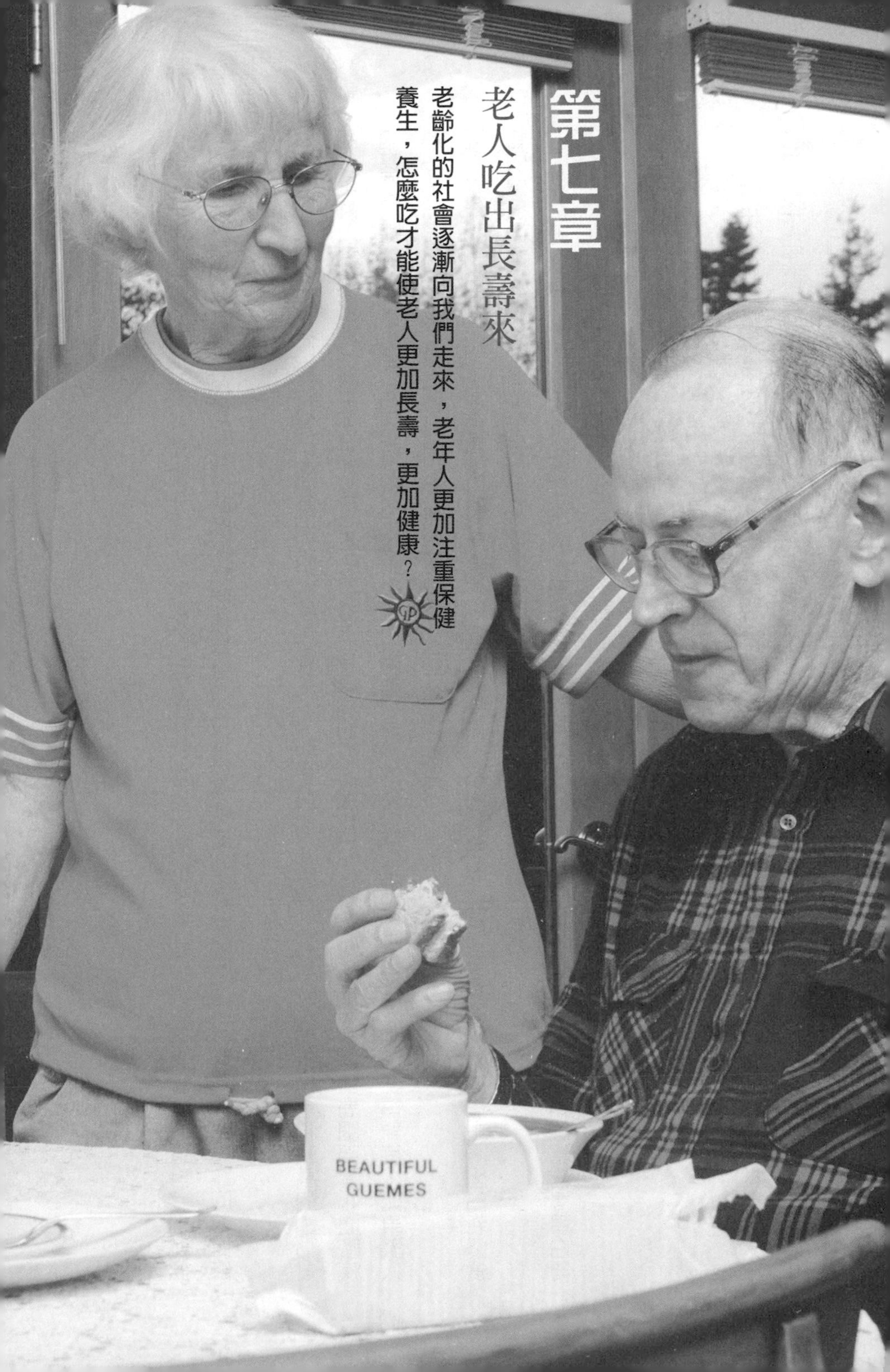

BEAUTIFUL
GUEMES

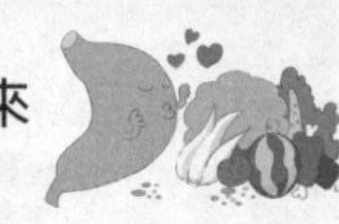

老人三餐別湊合

日常生活中常可見到同樣是老年人，有的精神抖擻、快步如風，有的卻步履艱難、需人照料，這些狀況與飲食營養有著密切關係。良好的營養狀況可增強機體抵禦各種侵害的能力，合理的一日三餐是健康長壽的前提條件。

老年人比較合理的早餐是：適量的新鮮水果或蔬菜，一些如麵包、饅頭、大餅等含碳水化合物較高的麵點食品，再輔以豆漿或穀物雜糧粥等即可。老人早餐不宜進食油膩、煎炸的食物。油炸食品會增加患肥胖、心血管疾病甚至癌症的危險，也容易剋脾傷胃消化不良。對於含糖量高的甜食類早點，中老年人也需謹慎對待，如果攝入過多，除了引起肥胖外，還可能引起無機鹽缺乏。

老年人一份健康的午餐應具備以下元素：選擇不同種類、不同顏色的蔬菜；食物應以新鮮為主，因為新鮮食物的營養價值較高；多進食全麥食品，避免吸收過多的飽和脂肪酸；應儘量少食鹽。

晚餐應以高糖、低蛋白食物為主，因為糖類會增加血清素的分泌，可防止失眠。肉類、蛋類等富含高蛋白質的食物應加以限制。同時應該控制進食量，俗話說：「少吃一口，舒服一宿！」

老年人便秘怎麼吃

老年人容易便秘是由於人上歲數後腸道菌群容易發生變化，隨著年齡的增加，腸道細菌會減少，六十五歲左右的老年人便秘大概能占到五〇%以上。老年人可以選擇合適的食物來預防和改善便秘。

蒟蒻可以幫助老年人解決便秘煩惱。蒟蒻裏有些很特殊的成份，吸收水後體積增加幾百倍，所以腸道可以產生很多的體積多醣產物，能夠通便。

優酪乳也可以幫助老年人遠離便秘。一定要注意是優酪乳，而不是乳酸飲料，優酪乳是用乳酸菌發酵，裏面含有較多乳酸菌，起到益生菌的作用。

另外火麻仁也可以治療便秘，在古代中醫的記載裏火麻仁是能通便的食物。

花粉能幫助老年人通便。花粉有很多種，包括有蜜蜂採集的、還有人工採集的。古代松花粉叫益壽粉，現在是新資源食品，也可以添在食品裏。中醫有個蜂蜜香油的通便方法，用一小勺蜂蜜滴一些香油，加熱水沖了喝，對老年性便秘效果較好。

老年人春季飲食宜養肝

春為四季之首，氣候由寒轉暖，寒暖交替，忽冷忽熱，極易形成風。而風是百病之始，春季的很多疾病，都和風邪有關。

春季適合養肝。肝主春，藏血，主疏泄，肝臟是人體的一個重要器官，不僅具有調節氣血的功能，還有幫助脾胃消化食物、吸收營養的功能。

老年人春季飲食適宜省酸增甘。唐代醫學家孫思邈曾說，「春七十二日，宜省酸增甘，以養脾氣」，意思是說，春天要少吃些酸味的食物，多吃些甜味的食物，以補養脾胃之氣。所以春天可以多吃些大棗、山藥等甘甜的食物，以健脾益胃。

老年人春季食補很重要。春季溫暖多風，老年人極易患外感熱病，因此春季應該進補一些益氣生髮、養陰柔肝、疏泄調達的食物，以補充人體正氣，減少和控制外感熱病的發生。要進食溫補陽氣類的食物，如選擇蔥、

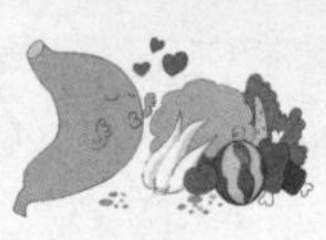

蒜、韭菜等蔬菜。

另外，春天應多吃新鮮時令蔬菜，如菠菜、芹菜、油菜、茭白、萵筍（A菜）、香椿、四季豆等。同時也可以吃一些野菜，營養豐富，保健功能顯著，如薺菜、馬齒莧、蒲公英、車前草、榆錢、竹筍等。

春季早晚進食一些溫腎壯陽、健脾和胃的粥，能保存體內陽氣，增強老年人的免疫力，防禦細菌和病毒的入侵，減少和控制春季多發病和復發病的發生。

老年人夏季飲食應養心脾

夏季陽盛陰衰，赤日炎炎，氣候極熱，容易耗氣傷津，導致舌乾唇燥、口渴思飲、小便赤黃、大便秘結等症；夏季濕氣過重，常導致食慾不振、大便稀溏、四肢不溫等脾胃不適的病症發生。

老年人夏季應養心。心主夏，心藏脈，心是人體生命活動的主宰，其他的臟腑都在心臟的統一領導下，進行分工合作。心屬火，火旺於夏，在飲食方面，老年人最好選用一些能降血脂的食物，比如生薑、大蒜、洋蔥、花生、大豆、蘑菇、海藻、優酪乳、茶葉、甲魚、山楂等，少食用鹹食和脂肪含量高的食品。

老年人夏季應養脾。脾主肌肉四肢，是人體最重要的器官之一。夏季天氣酷熱，人體的消耗很大，急需要大量的營養素來補充，這就增加了脾胃的工作負荷，所以夏季要養脾胃。同時夏季為了防暑降溫，會大量食用涼食和冷飲，如果冷飲無度或者大量喝水，也會因寒涼而傷及脾胃，所以夏季飲食適宜清淡，少油膩，並以溫食為主，少吃多餐。

夏季老年人應補足水份。夏季氣候炎熱，容易流失水份，要注意補足水份和鈉、鉀、鈣、鎂等礦物質，含氮物質及B群維生素、維生素C等。蔬菜每天不應少於五〇〇克，豆腐不少於一〇〇克，可食用一個雞蛋及少量瘦內諸如豆腐、炒青菜、蒜泥拌茄子或黃瓜、鹹雞蛋、醬肝等都是佳餚，少吃油膩的食品。

總之，夏季老年人多食些清淡平和、清熱利濕的食物，以溫食為主，以達到養心、健脾、開胃、祛暑、祛濕的目的。

老年人秋季飲食宜養肺

秋季氣候乾燥，易使人產生「秋燥」的症狀，如咽乾、唇裂、口渴、便秘等，因此飲食要點是養陰潤肺，適合食用芝麻、蜂蜜、梨、蓮子、銀耳、葡萄、蘿蔔等食物。

老年人秋季應養肺。肺主氣，是人體重要的呼吸器官，肺為相傳之官，能輔助心臟，主宰人體血液循行，有治理調節作用。肺主秋，肺屬金，古書中說，肺者為陽中太陽，通於秋氣，這說明肺臟和秋天的氣候相互適應，秋天容易患鼻乾喉痛、咳嗽胸痛等疾病，所以秋天飲食調養要養肺，多吃一些滋陰潤燥的食物，如芝麻、菠菜、藕、甘蔗、豆漿、蜂蜜、豬肺、銀耳、燕窩，以防秋燥傷陰。

秋季老年人要多喝開水、淡茶或牛奶、豆漿，少吃辣椒等食性燥熱的食品。立秋後，氣候乾燥，人們在夏季過多的發汗之後，各組織均感水份不足，如受風寒，易出現頭痛、流淚等症狀，甚至舊病復發，醫學上稱之為「秋燥綜合徵」。

老年人飲食以「清潤」為宜。老年人對秋季氣候變化的適應和耐受力較差，而飲食調養可起到預防作用。秋季易傷津液，還應常吃蘿蔔、番茄、豆腐、柿子、香蕉等具有潤肺生津、養陰清燥功效的食物。同時要禁煙、酒以及辣椒等燥熱的食物。

晚秋進補需要滋陰防燥。暮秋時節，進食具有滋補作用的食品較易被機體消化、吸收和藏納，對體弱多病的

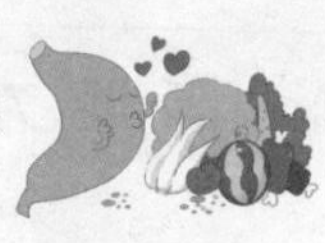

老年人，有康復、祛病和延年之效，可適當吃些雞、鴨、牛肉、豬肝、魚蝦及蓮子、大棗之類的食品。還應注意腹部不要受涼，同時禁食生冷食物。

老年人秋季早餐適合喝粥，粥有極好的健脾胃、補中氣的功能。秋天常食的粥有鴨梨粳米粥、杏仁粳米粥、百合杏仁赤豆粥、豆漿糯米粥、白蘿蔔粳米粥、絲瓜粳米粥等。

老年人秋季應多喝健身湯，秋季食湯，一方面可以滋陰潤燥，另一方面可以進補營養，強身健體，秋季常喝的湯有鰱魚頭湯、赤豆鯽魚湯、百合冬瓜湯、平菇豆腐湯、冬菇紫菜湯等。

總之，秋季應多食滋陰潤肺的食物，早晚喝粥、多喝健身湯，以達到增加身體抵抗力、延年益壽的目的。

老年人冬季飲食應養腎

冬季天氣寒冷，是閉藏之令。冬季天氣上升，地氣下降，一氣閉藏，適合冬藏，是中老年人和身體虛弱的人進補的季節。

老年人冬季飲食須養腎。腎藏精，腎臟所藏的精氣包括五臟六腑的精氣和腎臟本身的精氣兩種。腎主冬，腎屬水，《內經素問‧四氣調神大論》裏面說，腎者，陰中之少陰，通於冬氣。這說明腎臟與冬天的氣候相互適應，中國醫學認為，冬季是人體陽氣潛藏的時候，人體的生理活動也有所收斂，所以，腎臟既要為維持冬季熱能支出準備足夠的能量，又要為來年的春季儲備一定的能量，以提高機體的防病抗病能力。

老年人冬季飲食要以滋陰潛陽、增加熱量為主，多吃一些優質蛋白質、脂肪和碳水化合物，冬季進食要點是「保陰潛陽」，可常吃些木耳、龜、鱉、蓮藕等食物。同時，天氣寒冷，宜增加熱量攝入，加強禦寒能力，適當添加羊肉等高熱量食物。另外，冬天應常吃些新鮮蔬菜，如胡蘿蔔、油菜、菠菜、豆芽等，以免維生素缺乏。

冬季老年人飲食調養要堅持雜、淡、溫、軟、少的原則，做到食物多雜、菜餚清淡，飯菜溫熱、熟軟，少食多餐，這樣才能增強體質，延年益壽。

冬季是老年人食補的最佳季節，老年人應根據自己不同的體質進行食補。氣虛者常會容易疲倦、多汗、臉色發白、舌質白淡、脈若無力，可食用的食物有粳米、糯米、黃米、小米、大麥、花生、扁豆、胡蘿蔔、山藥、香菇、黃花菜、栗子、紅棗、蘋果、鳳梨、牛肉、雞肉、鰱魚、鵪鶉、蓮子、荔枝等。

血虛的老年人常會臉色無華、頭暈乏力、心慌失眠、舌淡健忘、脈細無力，可食用的食物是胡蘿蔔、酸棗、小紅棗、葡萄、松子、黑芝麻、桑葚、豬瘦肉、羊肝、牛肝、烏骨雞、乾貝、海參、甲魚、紅糖、菠菜、黃豆等。

陰虛的老年人食補要清淡，忌用溫熱的食物。多食用大米、小米、玉米、冬瓜、黃瓜、紫菜、豆腐、鴨梨、紅棗、西瓜、百合、鯽魚、甘蔗、蜂蜜、雞蛋等。

陽虛的老年人飲食宜溫升，忌寒涼食物，多食用韭菜、茴香、薑、黑棗、荔枝乾、核桃仁、羊肉、海參、蝦等。

總之，冬季是老年人進補的最佳時間，飲食調養要堅持雜、淡、溫、軟、少的原則，食物以滋陰潛陽、增加熱量為主，這樣才能提高身體免疫力，延年益壽。

吃花椰菜和捲心菜能抗癌

捲心菜（高麗菜）味甘，性平；歸脾、胃經。捲心菜含有維生素C和維生素E。捲心菜可以抗氧化，抵抗衰老，提高人體免疫力，還可增進食慾，促進消化，預防便秘，老年人適合常吃。捲心菜對血糖、血脂有調節作

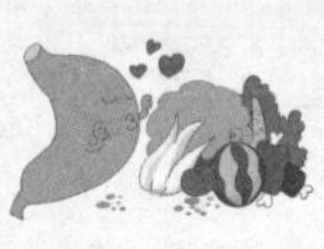

用，是老年糖尿病和肥胖病患者的理想食品。

花椰菜包括西蘭花、花菜等，不僅味道香、口感好，營養價值更是高出其他蔬菜許多倍。其蛋白質含量達四％，胡蘿蔔素的含量是菠菜的三倍，維生素含量也極其豐富，尤其是維生素B2和維生素C，被稱為蔬菜中的上品。

某項大型研究表明，花椰菜和捲心菜中含有可以抗肺癌的化學物質異硫氰酸鹽，食用花椰菜及其同屬蔬菜可以降低癌症的發病率。據相關研究發現，吸煙的人常食用十字花科蔬菜，在十年內患上肺癌的機率明顯減少。

葡萄可以促進老年人睡眠

老年人常吃葡萄有助於睡眠。有關研究人員曾對八種葡萄汁進行了檢測，發現其中可能含有睡眠輔助激素—褪黑素。褪黑素是大腦中松果腺分泌的物質，可以幫助調節睡眠週期，並能治療失眠。

葡萄含有豐富的營養物質，除了有助睡眠，還有很多好處。據測定，每日食一〇〇克鮮葡萄，可滿足人體一晝夜需要鈣量的四％、鎂量的一．六％、磷量的〇．二二％、鐵量的一六．四％、銅量的二．七％和錳量的一六．六％。葡萄可以補益氣血、強筋骨、通經絡、通淋消腫、利小便，有補腎、壯腰、滋神、益血、降壓、開胃的效果，尤其在治療和預防神經衰弱、胃痛腹脹、心血管疾病等方面有較顯著的作用。

現代醫學發現，葡萄皮和葡萄籽中含有一種抗氧化物質白藜蘆醇，對皮膚癌、心腦血管病有預防和治療作用。此外葡萄皮中的天然色素對降低血糖、抗癌有良好的效果，而深色（紫、紅）的葡萄要比淺色（綠、白）的葡萄皮天然色素含量高，去皮的葡萄其功能會喪失很多，因此「吃葡萄不吐葡萄皮」有其科學道理。

此外，葡萄及其產品還有抗病毒活性的成份，研究表明，鮮葡萄和葡萄汁比葡萄酒的抗病毒能力強，葡萄酒中又以紅葡萄酒的能力強。紅葡萄酒中含有類黃酮化合物，特別是其中的槲皮酮能夠降低血小板的黏性，烈性酒和啤酒就沒有這樣的功效，因此適量飲用紅葡萄酒能起到保護心臟、減少心血管疾病發生的作用。

常吃玉米幫助抵抗眼睛老化

玉米是人們非常喜愛的一種食品。通過營養分析發現，其含有蛋白質、糖類、胡蘿蔔素、黃體素和玉米黃質，尤其是玉米黃質的含量較高，可以抗眼睛老化。因此，老年人應常吃玉米。

老年人的機體功能處於退化過程中，器官的不斷老化會引發一些疾病，老年性黃斑病變便是由於眼睛老化而引起的一種疾病，病情嚴重時能導致視力缺損或明顯下降。有關專家研究發現，黃體素、玉米黃質可預防老年性黃斑病的發生。人體大量攝取黃體素和玉米黃質，能降低四三%的患病率。

由於黃體素和玉米黃質為脂溶性，因此，食用時最好加油烹煮，以利於吸收。研究顯示，在一一五℃以下，將玉米分別加熱二十五分鐘和五〇分鐘後，其抗自由基的活性依次升高四四%和五三%。如果能大量攝取黃體素和玉米黃質，能有效降低該病的患病率。所以，老年人平時不妨經常吃些玉米，以幫助抵抗眼睛老化。

黑米可以有效抗衰老

黑米是一種藥食兼用的米，維生素、微量元素和氨基酸含量都高於大米。老年人常吃黑米可以延緩衰老。研究表明，米的顏色越深，表皮色素的抗衰老效果越明顯，當然，黑米色素的作用在各種顏色的米中是最強的。此外，這種色素中還富含黃酮類活性物質，是大米的五倍之多，對預防動脈硬化有較大的作用。另外，黑米含較多的膳食纖維，澱粉消化速度慢，血糖指數為五五（白米飯為八七），黑米中的鉀、鎂等礦物質還有利於控

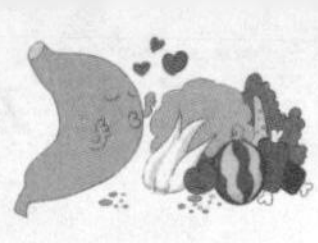

制血壓、減少患心腦血管疾病的風險。所以，老年人如果患糖尿病或者心血管疾病可以通過食用黑米來作為膳食調養。

目前，市場上常見摻假的黑米，一般是用普通大米經染色後冒充黑米出售或者是存放時間較長的次質或劣質黑米，經染色後以次充好出售。因此消費者在購買黑米時一定要注意。

可以通過黑米的色澤和外觀來判斷。一般黑米有光澤，米粒大小均勻，很少有碎米、爆腰（米粒上有裂紋），無蟲，不含雜質。可以將米粒外面的皮層全部刮掉，觀察米粒是否呈白色，若是呈白色，則極有可能是人為染色的黑米。

可以通過聞黑米的氣味來判斷。手中取少量黑米，向黑米哈一口熱氣，然後立即嗅氣味。優質黑米具有正常的清香味，無其他異味。微有異味或有黴變氣味、酸臭味、腐敗味和不正常的氣味的為劣質黑米。

老年人三餐拒絕固定單一的模式

如何科學安排一日三餐，以利於身體健康和防治一些老年慢性病，是廣大老年人所普遍關心的問題。老年人三餐食譜要求「變」。

一日三餐進食時間不同，人體的生理過程也在變化，所以食譜應作相應調整，以適應人體節律的改變。一般來講，早餐應占全天所需營養素的五分之一、中餐占五分之二，晚餐占五分之二。

早餐：應堅持低糖、低脂的原則，優選瘦肉、禽肉、蔬菜、果汁、低脂奶，輔以穀物、麵食。如早餐可喝牛奶或豆漿二五〇克，饅頭一個（相當於麵粉一〇〇克），煮雞蛋一個。

午餐：以高蛋白食物為主，蛋白質進入體內後會分解出酪氨酸，這種氨基酸入腦後可轉化成多巴胺與去甲腎上腺素，從而會使人精力充沛。如午餐可吃相當於一〇〇克麵粉的饅頭一個，玉米粥一～二碗（內含玉米麵五〇克），肉類五〇克，小白菜或其他綠葉蔬菜一〇〇克。

晚餐：應以低蛋白食物為主。肉類、蛋類等高蛋白質的食物宜加以限制。如晚餐可吃相當於五〇克麵粉的花卷一個，相當於五〇克玉米麵的玉米粥一～二碗，大白菜或其他蔬菜二五〇克。

上述這樣一天老年人共吃進麵粉二五〇克、玉米麵一〇〇克、豆漿二五〇克、大白菜二五〇克、肉五〇克、雞蛋六〇克、小白菜一〇〇克，大致上能供給身體一七一六千卡熱量、五九・一克蛋白質、四五六・五毫克鈣、一八・七毫克鐵、〇・一微克胡蘿蔔素、八六四國際單位維生素A、一・四三毫克維生素B_1、〇・八一毫克維生素B_2、一五六毫克維生素C、一二・二毫克維生素PP。老年人所吃進的營養素基本上能滿足需要。

合理調節老年人的三餐食譜變化，目的在於保障老年人的身體健康。

延年益壽常喝粥

長壽是人們千百年來的一個健康追求，長壽是集健身、飲食、衛生、心理等各方面於一體的綜合效應。其中通過飲食來達到延年益壽的目的，是最簡單可行的方法。

隨著年齡的增大，老年人的生理機能也相應衰退，進食一些粥湯類食物，既合乎老年人胃口，又易消化吸

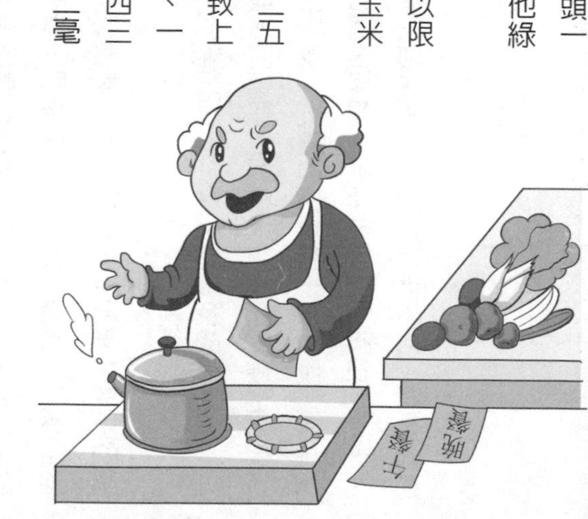

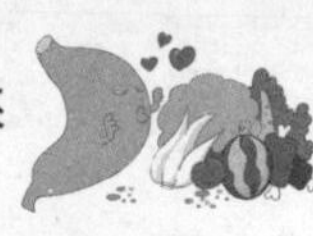

收，能夠達到滋補羸弱、增長氣力的作用。隨著季節的變換，選擇既有營養又含保健價值的原料，選取時鮮的粥品為好。常吃還可以滋養身體、延長壽命。

春天可以選擇喝胡蘿蔔粥。胡蘿蔔富含胡蘿蔔素，凡中老年人以及食慾不振或消化不良、皮膚乾燥、夜盲症、高血壓者，可經常食用此粥。做法：先將胡蘿蔔洗淨切成細絲，沸水汆過後，經與植物油、蔥花、薑末、胡椒等佐料熗鍋，加適量水，再燴入事先蒸熟的米飯，煮熟後放入香菜、芝麻油即可。

夏天天氣燥熱，可以選擇喝綠豆粥。綠豆有止煩渴、消水腫、解熱毒的作用，和高粱米、豆類一起煮爛，再加少許白糖，能增加香甜的口感。

秋天可以選擇吃芡食粥。它能強腎壯體，更有益耳聰目明，對於預防腦細胞衰退和增強記憶力，也有一定的功效。芡食，俗稱雞頭或雞頭米，是生長在湖中、池塘裏的一種小圓葉植物，所結籽粒頗有藥用價值，與李時珍《本草綱目》中的雞頭粥相同。做法：將雞頭米煮熟脫殼，取其仁與大米或糯米同煮。若以小米混煮，熬出的粥則更黏、更稠、更香，別具風味。

冬天玉米紅薯粥是首選。玉米富含蛋白質、脂肪、澱粉和鈣、磷、鐵、維生素B_1、維生素B_2及胡蘿蔔素。紅薯含有的維生素C比梨、蘋果、葡萄多；其含有的黏蛋白，能阻止膽固醇在血管壁上沉積，防止動脈硬化、保持血管彈性；又能防止肝腎中結締組織萎縮，預防膠原病的發生，還能防止便秘。紅薯中還含有一種叫脫氫表雄酮的特殊的化學物質，有預防結腸癌、乳腺癌的作用。常吃玉米紅薯粥，對補益身體、延年益壽大有裨益。

當然，在食用粥的時候要注意適量，貪食會影響老年人的胃消化，引起脹滿不適，導致消化不良，嚴重者還會造成急性胃腸炎，甚至誘發心臟病等。

哪些食物可以幫老年人通血管

老年人隨著年齡的逐漸增加，血液黏稠度增高，有些食物可以幫助老年人疏通血管。

玉米的不飽和脂肪酸含量達八五％以上，主要為亞油酸和油酸，能預防心血管疾病的發生。

蘋果中富含多糖果酸、類黃酮、鉀及維生素C等營養成份，可使積於體內的脂肪分解，避免身體過於發胖，減輕心臟負擔。另外，蘋果還能提高肝臟的解毒能力，降低血膽固醇和血脂含量。

海帶和海藻含有豐富的牛磺酸，可降低血液及膽汁中的膽固醇，其中的褐藻酸，也可抑制膽固醇的吸收，並且促進代謝。

綠茶中的茶多酚是茶葉中的主要物質，可以防止微血管壁破裂出血，還可以降低膽固醇，抑制動脈粥樣硬化。

大蒜除能降低血脂外，還具有阻止斑塊聚積的作用。而且，大蒜還具有類似於維生素E和維生素C的抗氧化特性。所以大蒜在預防和治療動脈粥樣硬化、防止心臟病方面開闢了一條嶄新的「天然」途徑。

洋蔥含有前列腺素，有擴張血管、降低血脂的功能；它含有烯丙基二硫化合物及少量硫氨基酸，可預防動脈粥樣硬化。洋蔥含有類黃酮物質，和蒜一起吃，「疏通」血管的功效特別好。

哪些老年人需要冬補

有些老年人陽氣虛，易患冬令病、春夏病等，需要在冬季滋補身體。冬補的方法有兩種：一是食補，二是藥補。冬補的藥物有人參、阿膠、鹿茸等。人參補氣，對氣虛、體弱、四肢無力、過度疲勞、頭暈眼花、耳鳴等虛弱的人最為合適。阿膠是滋陰補血的良藥，具有補血止血、滋陰潤燥的功能，適用於血虛眩暈、心悸失眠、虛勞咳嗽、便血等患者滋補調養。

陽氣虛者：陽虛者冬季常會流清鼻涕，手足冰涼，易生凍瘡，小便清長，夜尿頻頻，大便清薄，陽物不舉。這類人可食用熟附子、乾薑、人參、羊肉等食物。

易患冬令病者：一些慢性病人，每逢寒冬容易發作，如慢性支氣管炎，每年秋冬發作，咳嗽氣喘，還有凍瘡、尿多症等。這類病為脾腎虧虛，陽虛外寒，可用溫藥進補，如熟附子、肉桂、肉蓯蓉、海馬、人參、甘草、枸杞子等結合使用。

易患春夏病者：冬補並非一勞永逸，但畢竟有利於健康。一年中春夏最容易患病，如冬季調養好，春夏病可以少發。所以冬季應補充高蛋白、高熱量的食物，可食用各種魚類和牛、羊，以及人參、黃芪、桂圓、紅棗等。只要脾胃吸收好，進補後定會使人儲備更多能量，從而增強免疫力、抗病能力。

常吃海藻，腦血管發生意外少

裙帶菜、海帶等食用海洋藻類富含海藻多糖、甘露醇、維生素和鉀、鐵、鈣、磷、碘、硒、鈷等微量元素，含粗蛋白一一．一六％，粗脂肪〇．三二％，碳水化合物三七．八一％。主要用來防治甲狀腺腫大，近幾年國內外的專家研究發現，裙帶菜對人體的健康、長壽有著極其重要的作用。

日本長壽村的居民都有常吃裙帶菜、海帶等海藻的習慣。居民基本不得三高症，也很少有心腦血管病及併發症。日本女性平均壽命已達到八七．六歲，其中海藻功不可沒，因而被日本人譽為「長壽菜」，被歐美等國稱之為「海洋蔬菜之首」。

長壽老人不吃太鹹

世界衛生組織曾定論：四十五～六十五歲是中年人，六十五～七十五歲是年青老人，七十五～九〇歲是老年人，九〇～一百二十歲是高齡老人。

長壽老人的生活秘訣是養成良好的飲食習慣。不要吃得過快、過飽，少吃會長壽，最好每餐飯前有饑餓感再吃飯最好，飽食會短壽，有渴、無渴都要喝水，還有重要的一點是進食不要太鹹或過甜。

鹽吃多了容易長皺紋。專家解釋說，食鹽以鈉離子和氯離子的形式存在於人體血液和體液中，它們在保持體液滲透壓、酸鹼平衡和水份平衡方面起著非常重要的作用。如果鹽吃過多，體內鈉離子增加，就會導致臉部細胞失水，從而造成皮膚老化，時間長了就會使皺紋增多。

專家提醒，人每天鹽份攝入量不要超過六克。鹽吃多了不僅會造成高血壓，還會直接影響容貌。要想皮膚好，比較科學的方法是多喝水，幫助皮膚排毒。

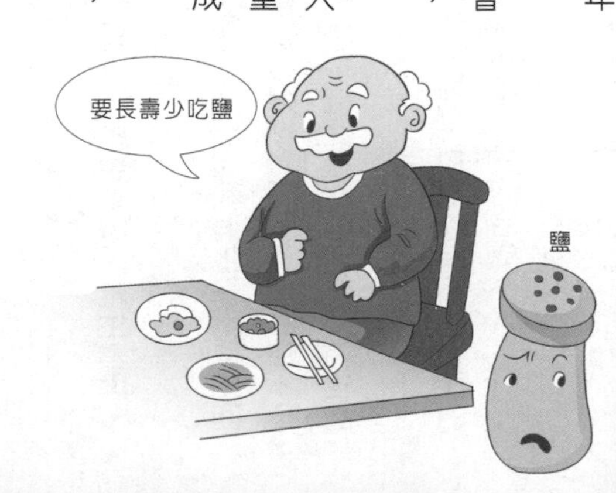

吃素老年人要注重優質蛋白質的攝入

一些老年人由於害怕血脂過高，對葷菜總是抱著敬而遠之的態度，總覺得飲食越清淡越好，甚至認為吃素能長壽。一些專家認為，一味吃素對老年人的健康並非完全有利，吃得過份清淡反而會降低體質，使疾病更易乘「素」而入。

長期吃素，容易缺乏鐵、維生素B12和蛋白質，而這三種物質正是機體製造血紅蛋白的主要原料。一些素食裏雖然含鐵量不少，但是絕大部份屬於難以被人體吸收的「非血紅素鐵」。

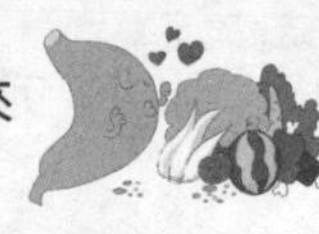

長期素食還會導致低膽固醇血症。膽固醇是人體不可缺少的營養物質，也是人體細胞膜、性激素、皮質醇等的物質基礎，對白細胞活動起著重要的作用。

從營養學的角度分析，絕對吃素很難滿足人體所需要的全部營養，這是因為與動物性食物相比，植物性食物的營養價值要低些。以蛋白質為例，植物性蛋白質中的多種氨基酸在量的比例上是不適當的，食用後難以被人體較完全地利用，而動物性蛋白質要比植物性蛋白營養價值高，氨基酸比例合適，易被人體較完全地利用。

一般長壽的人的飲食很合理。飲食均衡，攝入營養全面，身體就不會有毛病。

如果有的老年人不喜歡食肉，可以食用牛奶、雞蛋、豆製品或魚類，這些食品均能提供優質的蛋白質。

入冬後老年人常吃蕎麥食品

蕎麥在所有穀類中被稱為最有營養的食物，富含澱粉、蛋白質、氨基酸、維生素P、維生素B_1、維生素B_2、蘆丁、鎂、類黃酮等。而且蕎麥中含有人體必需的氨基酸。

入冬後，常吃些蕎麥食品有益於健康。蕎麥所含熱量高，但不會引起發胖。冬季是腦出血和消化性潰瘍出血的高發期，由於蕎麥含有豐富的維生素P，對血管系統有保護作用，可以增強血管壁的彈性、韌度和緻密性。高血壓、冠心病等易受氣候變化的影響，蕎麥中含大量的黃酮類化合物，尤其富含蘆丁，能促進細胞增生和防止血細胞的凝集，還有降血脂、擴張冠狀動脈、增強冠狀動脈血流量等作用。

蕎麥食品還是一種理想的降糖能源物質。臨床觀察發現，糖尿病人食用蕎麥後，血糖、尿糖都有不同程度的下降，這與其中所含的鉻元素有關，它能增強胰島素的活性，加速糖代謝，促進脂肪和蛋白質的合成。

老年人常吃鮮玉米，對健康有益

鮮玉米中大量的天然維生素E，有促進細胞分裂、延遲細胞變老、降低血清膽固醇、防止皮膚病變的功能，還能推遲人體老化，減輕動脈硬化和腦功能衰退的症狀。

玉米中的維生素A，對防治中老年常見的乾眼症、氣管炎、皮膚乾燥及神經麻痹等也有輔助療效。新鮮玉米富含賴氨酸，賴氨酸不僅是人體必需的營養成份，而且還能控制腦腫瘤的生長，對治療癌症有一定作用。

鮮玉米中的纖維素含量比精米、精麵高六～八倍。經常吃一些玉米粒，能使老年人大便通暢，防治便秘和痔瘡，還能減少胃腸病的發生，預防直腸癌。

老人不吃硬，易患癡呆症

隨著生活水準的提高，人們越來越「食不厭精」，菜餚幾乎都是不必費力咀嚼的食物。不少老年人因牙齒不好，而偏向於選擇較軟的食物，卻容易造成大腦的退化。其實老年人可以選擇稍硬的食物進行咀嚼，這樣可提高大腦工作效率，預防腦癡呆的發生。

食物過軟並無好處，因為咀嚼食物時，不僅刺激唾液的分泌、口腔中咀嚼肌的反復收縮運動，也促進腦部的血液循環，加快腦細胞的新陳代謝。大腦若不經常刺激就會退化、萎縮。

我們所講的對大腦進行刺激，不僅是讓大腦思考問題，而且要充份發揮牙齒的咀嚼功能，以刺激大腦、延緩其衰老，只吃柔軟的食物，會使頭腦活力下降、誘發癡呆。人體感覺器官發育最早最敏感的部位是唇、舌等口腔周圍的區域，下顎肌肉和人的大腦之間有一條秘密通道——經絡，牙齒咀嚼時，口腔感覺器官的向心衝動能直接

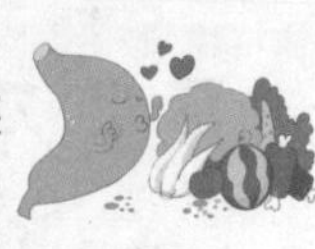

傳達到大腦，從而顯著增加腦細胞的資訊傳遞，提高大腦工作效率。

老年人的食譜中，建議最好配備一兩樣比較硬的食物，如油煎花生米、煮黃豆、爆炒菜乾，或脆生生的醬菜和涼拌黃瓜，也可以連骨頭嚼碎吃些小魚乾等，既增進食慾，又可以預防老年癡呆。

老年人應常喝優酪乳

在老年人中應提倡飲用優酪乳，對增強機體免疫功能，提高整體營養水準，預防衰老，都會起到一定作用。

優酪乳中存在大量乳酸菌，乳酸菌在優酪乳中除產生有機酸外，還能產生抗菌物質。當人們食入大量的優酪乳，就有大量乳酸菌進入腸道，在腸道中抑制腐敗菌的繁殖，減少腸道內有害細菌產生毒素對人體的傷害，長期飲用會起到一定的保健作用。

優酪乳中的蛋白質由於乳酸菌的發酵而變得容易消化吸收，並且奶中鈣與乳酸結合形成乳酸鈣，可以大大提高鈣的吸收利用率，這對老年人攝取蛋白質和鈣是最有利的。老年人容易缺乏胃酸、食慾差，因此可通過飲用優酪乳來促進胃液分泌，提高食慾、增進消化，無疑對健康大有好處。國外資料報導，優酪乳中的乳酸桿菌、雙歧桿菌能抑制致癌物質的活性，起到防癌的作用。

老年人冬天可把優酪乳連袋子或瓶子放入四十五℃左右的溫水中緩慢加溫，溫水不需要繼續加熱，在優酪乳的加溫過程中不斷晃動袋子或瓶子，當手感到袋子或瓶子溫一些，就可以飲用了。這樣優酪乳中的乳酸菌不僅不會被殺死，還能增加乳酸菌的活性，增加其保健作用。

茄子是防治各種老年病的佳蔬

老年人因血管逐漸老化與硬化，皮膚上會出現老年斑，而常吃些茄子，老年斑會明顯減少。

茄子含有豐富的維生素A、維生素B1、維生素C、維生素D、蛋白質和鈣，能使人體血管變得柔軟。茄子還能散淤血，可降低腦血管栓塞的機率。

紫茄子富含維生素，可改善毛細血管的脆性，防止血小管出血，對高血壓、動脈硬化、咯血、紫癜等均有一定的防治作用；茄子纖維所含的皂苷，具有降低膽固醇的功效；茄子中含有龍葵素，能抑制消化道腫瘤細胞的增殖，特別對胃癌、直腸癌有抑制作用；茄子還有清熱活血、消腫止痛的功效。

老年人吃蝦皮好

蝦皮營養極為豐富，一〇〇克蝦皮含蛋白質三九．三克、鈣二克。除此以外，蝦皮還含有豐富的鉀、碘、鎂、磷等微量元素及維生素、氨茶鹼等成份，且其肉質和魚一樣鬆軟，易消化，老年人經常食用，對健康極有裨益。

老年人常食蝦皮，可預防自身因缺鈣所致的骨質疏鬆症；老年人在做菜時放一些蝦皮，對提高食慾和增強體質都很有好處。

但對一些患過敏性疾病的老年人來說，如患過敏性鼻炎、支氣管炎、反復發作性過敏性皮炎、過敏性腹瀉期或發作期等則不宜進食蝦皮。

最有益老年人健康的食物有哪些

良好的飲食可以幫助老年人保持青春的活力。當人們逐漸上了年紀時就應該少吃，並多注意營養。營養學

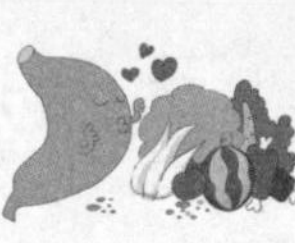

家認為對老年人最有益的食物如下。

褐米：含有大量纖維的食物，能降低膽固醇水平，減少患心血管疾病、直腸癌、膽結石、糖尿病和肥胖症的機率。因為許多人上了年紀後腸活動會變得消極，食用褐米有利於保持腸功能健康。

雞蛋：是人體蛋白質和葉黃素很好的來源，它可以防止我們的眼睛罹患白內障。研究發現，常吃雞蛋還可以預防血栓的形成，可大大降低老年人患心肌梗塞和腦中風的危險。

牛奶：可以選擇喝脫脂牛奶，因為脫脂牛奶含有豐富的鈣，經常喝牛奶不但能滿足人體骨骼對鈣的需求，還能預防骨質疏鬆症。

建議老年人一天應喝二杯脫脂牛奶或相當於此量的脫脂優酪乳，或含鈣豐富的其他食品。

菠菜：含有豐富的鐵、維生素C、維生素A及各類抗氧化劑，有利於預防心肌梗塞和腦中風。它也可以預防直腸癌、骨質疏鬆和關節炎。它所含的葉黃素對眼睛有益。

香蕉：鉀含量豐富，一根香蕉中含有約四六七毫克的鉀。鉀是人體肌肉(尤其是心肌)保持強健有力的保證；鉀還有利於降低動脈血壓。香蕉還是纖維素的良好來源，它不但能預防心血管疾病的發生，還能中和體內過多的酸性物質，並能輔助治療胃痛。

雞肉：含有豐富的蛋白質並能夠預防骨萎縮。它還含有豐富的硒和維生素B，能預防癌症、增強人體能量，並有利於增強大腦的活動能力。

大蒜：能預防癌症和心血管疾病，降低中風機率；能起到消炎、止痛消腫的作用。還是糖尿病患者的食療佳品。

老年人能吃蛋黃嗎

老年人一般脂質代謝差，要避免吃動物內臟、動物腦、魚子等高膽固醇食物。有些老人因此不敢吃雞蛋，尤其是不吃蛋黃，怕血脂升高，影響健康。

其實，蛋黃中的膽固醇雖高，但卵磷脂的含量更高，而磷脂能阻止膽固醇往血管壁上沉積，另外磷脂還是構成神經組織和腦代謝中的重要物質。科學家發現腦中的乙醯膽鹼是在腦學習、記憶過程中的重要物質。乙醯膽鹼多，腦神經細胞傳導資訊就快，認識和記憶能力就較好。而卵磷脂被酶分解後就能釋放出乙醯膽鹼，有助於改善老年人的記憶力。此外，蛋黃中還含有豐富的鈣、磷、鐵和維生素A、維生素D、核黃素，能夠滿足老年人對營養的需要。

所以老年人並不是完全不可以吃蛋黃，而只要注意它含膽固醇較高的一面，適當進食。每個雞蛋黃約含膽固醇二〇〇毫克，老年人如果平均每天吃一個蛋黃，是不會影響血膽固醇水平的。

老年人能常吃豬血嗎

老年人經常會被各種慢性病纏身，比如高血脂、高血壓和高血糖，一旦患上這些疾病，就意味著要少吃高脂肪類食物了。這對於許多喜食肉類的老人來說，無疑是件非常痛苦的事。那麼老年人能常吃豬血嗎？

豬血的蛋白質含量略高於瘦豬肉，素有「液態肉」之稱。它所含氨基酸的比例與人體中氨基酸的比例接近，極易被消化吸收。而且豬血中脂肪含量非常低。每一〇〇克豬血僅含〇．四克脂肪，是同等品質瘦豬肉的四〇分之一左右。

因此患有高血脂的老年人經常食用，也不會引起血脂升高。豬血中還含有大量

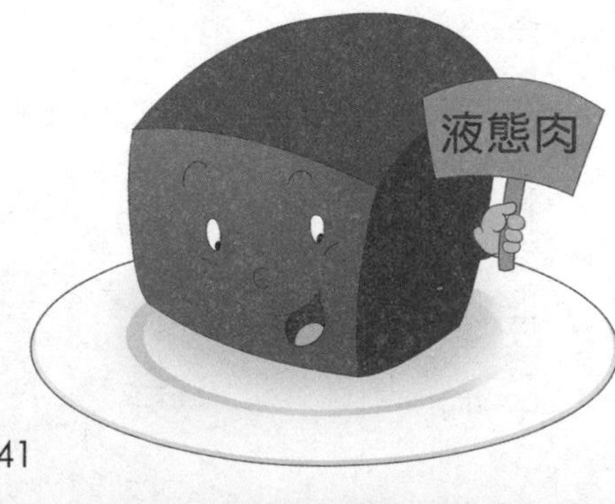

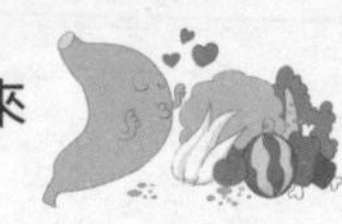

卵磷脂，可防治動脈粥樣硬化及老年癡呆症。

豬血可以煲湯，也可以炒食，將它與豆腐、木耳等一起烹製，味道十分鮮美。

為了防止污染，購買時最好選擇經過滅菌加工的盒裝豬血。豬血以每天進食一五〇～二〇〇克為宜，每週可進食二～三次。胃下垂、痢疾、腹瀉等疾病患者不要食用豬血。做大便常規檢測前三天也忌食豬血。

老年人常喝豆漿可延年益壽

老年人喝豆漿好處多。豆漿中含有的鈣、磷、糖等比牛奶低，但豆漿中不僅含有人體所需的八種氨基酸，而且所含的維生素A、B群維生素以及礦物質鐵、鉀、鈉等均高於牛奶，而蛋白質、脂肪含量與牛奶相當；豆漿中還含有五種抗癌物質。

老年人喝豆漿可強身健體。每一〇〇克豆漿含蛋白質四．五克、脂肪一．八克、碳水化合物一．五克、磷四．五克、鐵二．五克、鈣二．五克以及維生素、核黃素等，對增強體質大有好處。

老年人喝豆漿可防治癌症。豆漿中的蛋白質和硒、鉬等都有很強的抑癌和治癌能力，特別對胃癌、腸癌、乳腺癌有特效。據調查，不喝豆漿的人發生癌症的機率要比常喝豆漿的人提高五〇%。

老年人喝豆漿可防止衰老。豆漿中所含的硒、維生素E、維生素C，有較強的抗氧化功能，能使人體的細胞「返老還童」，特別對腦細胞作用最大。

老年人喝豆漿能改善糖尿病、冠心病、腦中風、支氣管炎等疾病的症狀，還能防止老年癡呆、便秘、肥胖等症狀。因此提倡老年人常喝豆漿。

老年人常吃香蕉可防病

香蕉不但是食用的鮮果，而且還是保健食品中的佼佼者。老年人可常吃香蕉。研究發現，香蕉具有一定的防癌功能，而且越成熟的香蕉，其抗癌效能就越高。

香蕉是芭蕉科草本植物的果實，古稱甘蕉，品種較多，有仙人蕉、花蓮蕉、北蕉、蘋果蕉等諸多品種。科學家比較葡萄、蘋果、西瓜等多種水果的免疫活性，結果確認香蕉效果最好，能增加白細胞，改善免疫系統的功能，還能產生攻擊異常細胞的物質「TNF」。而且，香蕉越成熟，它的免疫活性越高。

中國中醫認為，香蕉味甘、性寒，具有潤肺養陰、清熱生津、潤腸通便的功效。有關香蕉的藥用性能，《本草綱目拾遺》中記載，香蕉有「收麻風毒」之效；《名醫別錄》則說其「根大寒，主痛腫，清熱」。此外，香蕉的藥用性能也多見於其他的醫學書籍中。

香蕉的營養價值非常豐富，含有多種人體所需的有效成份，如蛋白質、脂肪、碳水化合物、鈣、磷、鐵以及胡蘿蔔素，維生素A、B群維生素、維生素C、維生素E等物質。

香蕉可以緩解某些食物對胃黏膜的刺激，所以，對胃潰瘍有較好的預防效果。

香蕉有滋養、潤腸的功效，大便乾結不下的患者，吃香蕉可刺激胃腸的蠕動，使糞便通暢。患高血壓、冠心病、心血管病的人每日不妨吃一～二個香蕉。

香蕉性寒，脾胃虛寒者常食易腹瀉，所以，在食用時要因人而異，不可一概而論。

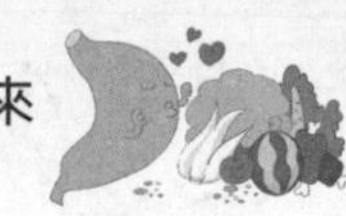

番茄抗衰延年

番茄是公認的健康食品，如果把番茄做成醬，會更適合老年人食用。番茄中的抗氧化成份番茄紅素，已被證實能減少動脈阻塞、降低患心血管疾病的機會。

番茄經過加熱煮熟成番茄醬，能提高番茄紅素的抗氧化效果。而且纖維質可以被軟化，適合老年人攝入膳食纖維，使腸胃更容易接受。番茄醬還保留著大量的維生素A、維生素C、B群維生素、多種礦物質、蛋白質和纖維素及天然果膠，對於乳腺癌、肺癌、子宮內膜癌、結腸癌有預防效果。

另外，番茄醬味道酸甜可口，能增進食慾，且番茄醬比新鮮番茄更容易被消化吸收。而且吃起來很方便，如果老人不方便做飯，平時吃早點、正餐裏的米飯、饅頭時就抹一些番茄醬，炒花菜、豆腐等菜時也可以加點番茄醬。

番茄裏含有對人體有益的抗氧化成份番茄紅素，它對減少動脈阻塞、預防癌症有一定幫助。但番茄紅素是脂溶性物質，需經過油脂烹調才能自然釋放出來。因此，做熟的番茄，尤其是經過植物油烹炒加熱後的，能溶出更多的番茄紅素，同時也更有利於人體的吸收。

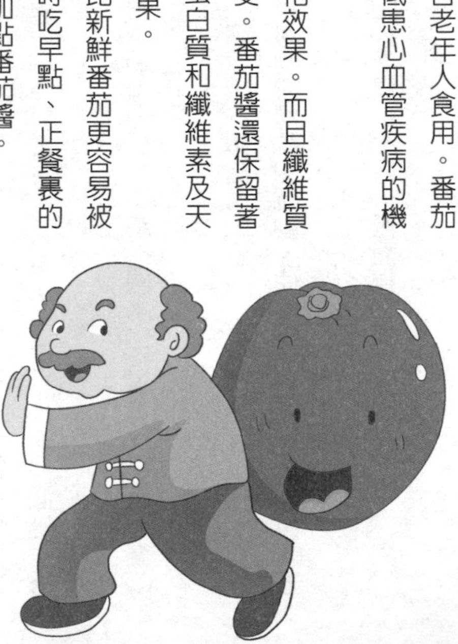

所以，老年人最好把番茄做熟了吃，如和雞蛋同炒，或與紫菜、油菜等做成湯。在做湯的過程中，最好加入適量的植物油，以利於番茄紅素的溶出。

秋季咳喘的老年人常吃黑芝麻

黑芝麻含脂肪油、花生酸、維生素E、卵磷脂、蛋白質和多量的鈣，有很高的營養價值，能滋補肝腎、烏鬚髮、潤腸通便。可用於大便燥結不暢及貧血引起的頭昏、眼花、耳鳴、腰酸、腿無力、老年咳喘的調養。

入秋後，老年人容易出現咳喘，建議常吃黑芝麻。做法很簡單，可以取炒黑芝麻二五〇克、生薑二〇〇克搗汁去渣，再與芝麻同炒，加蜂蜜一二〇克蒸熟，冰糖一二〇克搗碎蒸溶後加入，混合後裝瓶，每日早晚各服一湯匙。

老年人宜常吃芝麻醬

芝麻醬既是調味品，又有獨特的營養作用。其獨特的營養價值在於它含有「四高」：高鈣、高鐵、高蛋白和高亞油酸。

高鈣：芝麻醬中所含的鈣比豆類高，每一〇〇克芝麻醬含鈣八七〇毫克，僅次於蝦皮。老年人常食芝麻醬可補充膳食中的鈣不足。

高鐵：每百克芝麻醬含鐵高達五八毫克，比豬肝的鐵含量高一倍，比雞蛋的鐵含量高出六倍，每吃一〇克（約一湯匙）芝麻醬，可攝入鐵五．八毫克，已接近周歲左右小兒每日鐵的供給量。

高蛋白：每一〇〇克芝麻醬含蛋白質二〇克，比瘦肉、雞蛋、小黃魚、鯧魚等含蛋白質要高。

高亞油酸：芝麻醬中含有豐富的不飽和脂肪酸，其中亞油酸高達五〇%，這對軟化血管很有益。芝麻醬含有豐富的鐵、鈣、蛋白質、磷、核黃素和芳香的芝麻酚，是老年人補鈣、補鐵的一種理想方法。常吃芝麻醬可軟化血管、預防冠心病等心血管疾病。

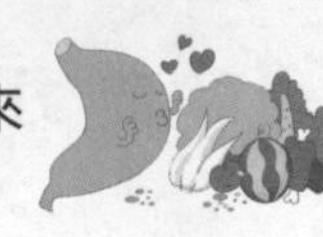

老年人每週可吃二~三次納豆

納豆是中國人喜愛的豆豉發酵過程中的半成品，納豆和豆豉都是由大豆發酵而成的。這些發酵食品不僅健胃解毒，而且含有豐富的尿激酶，具有降血壓、防治糖尿病等多種功效。

研究發現，納豆溶解血栓的作用可以持續八~十二小時，因此，建議有血栓風險的老年人每週吃二~三次納豆，而且在晚餐吃效果最好，因為心腦血管疾病的高發時段往往在清晨。此外，除了防止血栓發生和溶解血栓的作用外，納豆還能預防骨質疏鬆。異黃酮是一種防止細胞氧化的抗氧化物質，有預防癌症的效果，吃一包五〇克左右的納豆可攝取五〇毫克的異黃酮，相當於美國推薦預防癌症的每日攝取量。

一些大型超市內有碗裝、袋裝或罐裝的納豆。可能會有一些人受不了它那股味道。可以嘗試把納豆炒在飯裏面或放在咖喱飯、蛋包飯中，只要避開長時間煮、炒，納豆的保健效果就不會被破壞。同時，可以和白蘿蔔、洋白菜、油菜等新鮮蔬菜一起吃，能幫助補充納豆中缺乏的維生素C、礦物質等營養素，還具有美容養顏的效果；可以和菠菜一起吃，有助於緩和更年期種種的不適症狀。

常吃棗，人不老

民間諺語有：一日食三棗，郎中不用找。門前一棵棗，紅顏直到老。要想皮膚好，粥裏加紅棗。五穀加小棗，勝似靈芝草。一日吃三棗，終生不顯老。寧可三日無肉，不可一日無棗。

棗可以健脾益氣、養血安神，中醫認為氣是功能，血是物質，也就是陰陽，棗能氣血雙補，這在中藥裏很少見，因此棗的藥用價值非常高。而且現代醫學發現吃紅棗可以穩定血糖，再有紅棗含有很豐富的鐵元素。

鮮棗含維生素C特別高，是柑橘含量的八～十七倍，是蘋果的五〇倍以上，所以紅棗被營養學界稱為天然維生素丸。

老年人貧血可常吃棗。鮮棗維生素C含量很高，但鮮棗只在秋季才有，而乾棗雖然維生素C含量比鮮棗稍微低一些，但是因為它有各種營養成份，特別是含鐵比較高，對於女性補鐵補血很有好處。

患糖尿病的老年人可以適當吃棗。棗能夠比較穩定地維持比較高的血糖水平，糖尿病人如果吃棗，在飲食總量裏要減少碳水化合物。

甘油三酯特別高的老年人也可以吃棗，棗有降低膽固醇的作用。血脂是甘油三酯和膽固醇，這兩項高容易造成高脂血症或者脂肪肝，所以常吃棗對於降低膽固醇、降低甘油三酯有一定的作用。

消化不好的老年人應少吃棗。棗的維生素含量高，一般人都適合，但是因為棗皮纖維含量很高，不易消化，所以消化不好的人吃棗不要過量，吃得太多肯定對身體不好，胃腸消化功能比較差的人吃鮮棗太多，往往更不好消化。同時，中醫認為棗甘平，甘是熱的表現，所以上火的人也不要吃。

日常菜譜中也可以經常烹製含有紅棗的菜餚，如紅棗當歸燉豬蹄、紅棗粥，有養胃保健的作用。

老年人膳食纖維不能過量

膳食纖維主要包括纖維素、半纖維素、果膠等。膳食纖維的最佳來源有豆類及穀物（麥麩、燕麥、玉米等）、水果、綠葉蔬菜、竹筍等。膳食纖維雖然很重要，但攝入不宜過量，一般每人每天的攝入量應控制在二〇克以內。特別是老年人，由於腸胃消化功能減弱，更應注意限量。

因為膳食纖維不能在小腸消化吸收，而本身的體積又很大，進食過多，無疑會增加胃腸負擔。特別是患有胃

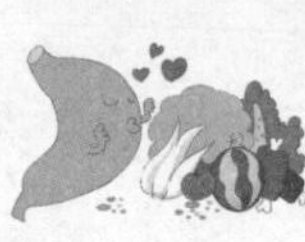

炎、潰瘍病的老年人，不但容易引發上腹飽脹等不適症狀，還會影響下一餐的進食。大量攝入膳食纖維在延緩脂肪和糖吸收的同時，也在一定程度上阻礙了部份常量和微量元素的吸收，造成鈣、鐵、鋅等元素缺乏，甚至還會因糖、脂肪吸收過少而誘發低血糖症。

在一般情況下，老人對蛋白質的消化吸收能力較年輕人低，若再攝入過多的膳食纖維，則容易引發蛋白質營養不良症。此外，膳食纖維攝入過多，會對食道與胃黏膜造成不良刺激，因而可能使食管癌、胃癌的患病危險性增加。

每日的膳食品種應多樣化，做好合理搭配。既要保證必需膳食纖維的攝入，又不宜過量，特別是不要一餐進食過多。

老年人每日的粗糧、雜糧不宜超過主食總量的三分之一，最好控制在一〇〇克以下。如果進食燕麥，每日不宜超過三〇克，而且最好分頓吃。

低纖維性蔬菜如冬瓜、黃瓜、茄子、去皮番茄等，老年人可適量多進食；而高纖維性蔬菜如芹菜、韭菜、竹筍、豆芽、空心菜、蒜苗等，每日不宜超過二〇〇克，且不宜兩種高纖維性蔬菜在一天內同時進食，最好交替食用。

老年人應限量吃粉絲

患有胃炎等胃腸疾病的老年人最好少食多餐，食品不可過於粗糙和進食過量。

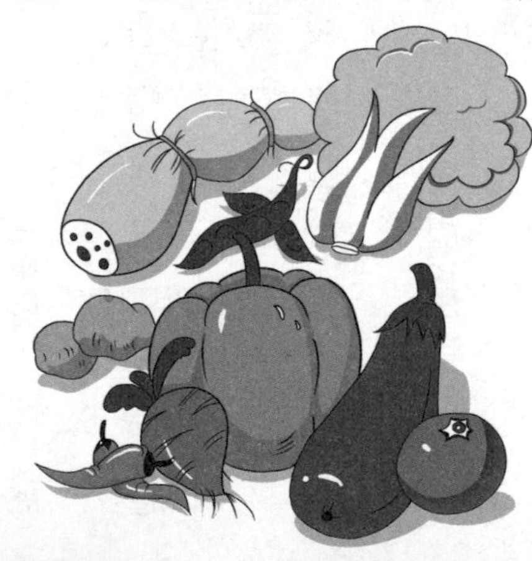

喜食粉絲的人不少，有的一次能吃上一大碗，甚至以粉絲為主食而充饑。其實這種吃法是不科學的，尤其老年人要注意限量。

因為粉絲在加工製作中，其粉漿中加入了〇．五％左右的明礬。加入的明礬與粉漿凝聚在一起，隨著粉絲的成形和乾燥，明礬的含量會有增無減。

眾所周知，明礬中含有較多的鋁鹽，因此粉絲是含鋁的食物，大量食粉絲，也就大量攝入了鋁。鋁對人體的毒害是多方面的。根據科學測試，每人每日允許攝入的鋁量為每公斤體重一毫克。據測定，我們日常使用鋁制餐具可以攝入約四毫克的鋁，經常食用含鉛食物則可攝入一〇毫克以上的鋁。一個人每天可食用粉絲的上限量是很小。而將粉絲作為主食，無疑是等於慢性自殺。

對老年人而言，鋁更是引起老年性癡呆症的罪魁禍首。喜歡吃粉絲的老年人應該適當地調整飲食習慣，避免對身體造成危害。

老年人常吃薯類營養好

我們經常會吃到薯類食品，比如清炒馬鈴薯絲、馬鈴薯燉牛肉、烤地瓜、煮紅薯、紅薯粥等。不僅味道好、價格低，而且營養價值也很高。

世界衛生組織發佈的「二〇〇七全球健康食品排行榜」中，由於紅薯膳食纖維含量高、化學物質含量少，榮登「蔬菜榜」榜首。

老年人易患便秘，有害物質停留時間增加，患富貴病如肥胖、高脂血症、冠心病、糖尿病的機率增加。而常

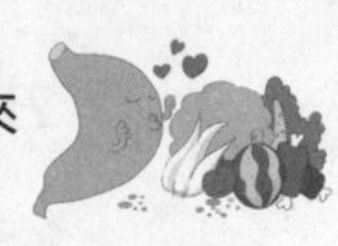

吃紅薯對身體十分有益。

紅薯中富含β－胡蘿蔔素、鉀、鐵和維生素B_6，每一〇〇克紅薯產生的熱量比米飯低三分之一，維生素B_1、維生素B_2的含量比大米高出三～六倍。紅薯中含有豐富的賴氨酸，可以迅速增加飽腹感。而紅薯中所含有豐富的鉀，能有效預防高血壓和腦中風等心血管疾病的發生。

很多老年人認為薯類澱粉含量過高，是容易導致發胖的食品，其實，一個中等大小的帶皮馬鈴薯（一四八克）含有二克膳食纖維，約占人體每日所需膳食纖維的八％，有助於控制體重。營養學家指出，薯類食物每週宜吃五次左右，每次宜攝入五〇～一〇〇克。

紅薯的熱量較高，可在正餐中吃，也可作為零食加餐補充能量。但老年人患胃潰瘍、胃酸分泌過多、慢性腸炎者應該少吃紅薯，因為紅薯中碳水化合物含量較高，腸胃不容易消化。含糖較高的紅薯不適合老年糖尿病患者食用。

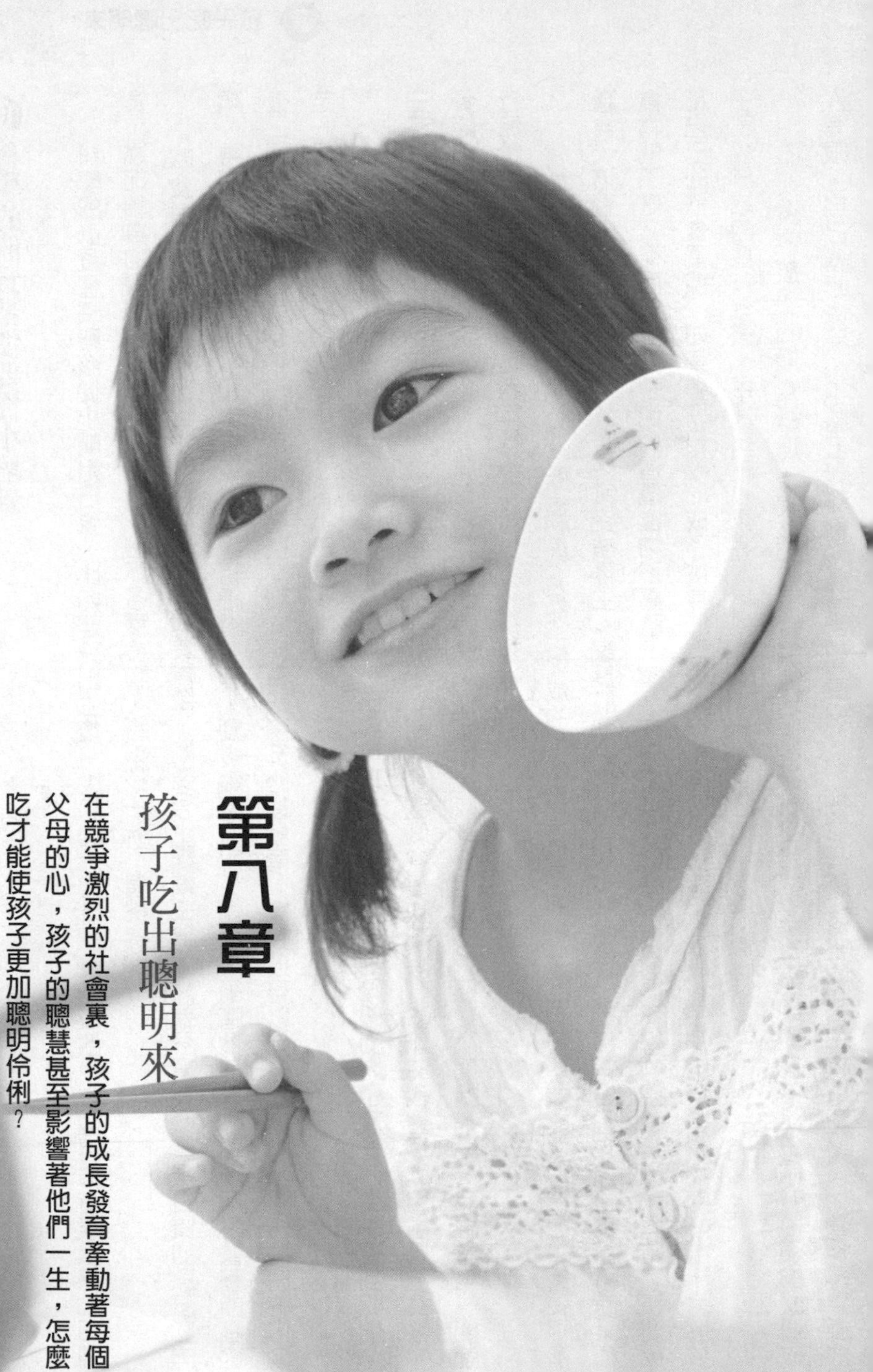

第八章 孩子吃出聰明來

在競爭激烈的社會裏，孩子的成長發育牽動著每個父母的心，孩子的聰慧甚至影響著他們一生，怎麼吃才能使孩子更加聰明伶俐？

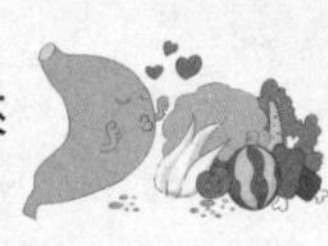

科學的飲食習慣要從小培養

科學的飲食習慣應該從小開始培養，比如嬰兒出生後，應該開始母乳餵養，在四～六個月的時候應該添加輔食，添加輔食的種類要多樣化，讓孩子適應各種食物，將來孩子就不會挑食。

飲食要均衡。父母給孩子準備的食物種類要齊全，既要有米麵類主食，又要有富含優質蛋白質的魚蛋乳肉類，再加以大量綠葉蔬菜和水果，糧食應粗細糧兼有，副食葷素搭配，達到平衡膳食要求。要在保證營養的基礎上，經常更換花樣引起孩子的食慾，這樣有利於兒童智慧及心理發育。家長還可以向醫生諮詢，在一段時間內制定一個科學的食譜，合理安排孩子對蛋白質、維生素、碳水化合物的攝入。

補鈣要從小抓起。孩子一定要從小開始補鈣，研究發現，人在三〇歲前骨架的大小及骨密度會達到峰值，三〇～四〇歲時比較穩定，四〇歲後，特別是婦女更年期後骨密度會很快下降。青年時代習慣飲用牛奶的女性，骨峰值高，其骨折危險性小。骨質疏鬆發生比較晚，症狀也比較輕。可見，只要從小開始補鈣，年輕時對骨骼進行保護，才能有效地預防老年骨質疏鬆。

言傳身教，飲食不挑食。飲食習慣是從小形成的，父母是孩子的第一任老師。若能讓孩子從小接受平衡膳食，培養良好的膳食習慣，會使其受益終生。家長的飲食習慣對孩子有影響，家長不要因為自己不喜歡吃某種食物就不做，從而導致孩子也對這種食物不喜歡，家長在餵養孩子的時候要懂得科學的餵養知識，同時家長要改正自己的飲食習慣。如果孩子已經形成了挑食的習慣，家長要做好表率，告訴孩子食用那些食物的好處。對於孩子已經形成的挑食習慣，家長要耐心教導。

不要縱容孩子的偏食行為。家長不宜用食物作為獎勵，避免誘導孩子對某種食物產生偏好。有的父母收入有限，自己省吃儉用，平時五穀雜糧、青菜豆腐度日，卻縱容孩子吃零食，甚至把價格昂貴、營養不平衡的

「西式速食」作為好好學習的「獎勵」。殊不知「西式速食」對孩子身體發育並沒有益處。

總之，孩子養成科學的飲食習慣，應該做到不挑食、不偏食，在許可的範圍內允許孩子選擇食物，鼓勵孩子參加各項體育鍛煉、提高食慾、增進進食能力；不要急於求成，強迫孩子吃某種不愛吃的食物，使孩子對這種食物產生反感。有的家長給孩子大量吃肉，孩子適應了高蛋白、高脂肪的膳食，一旦沒有肉，便感到十分不適，不少小胖墩都是喜歡大量吃肉、無肉不歡而造成的。但是試想如果有一天，當他們步入中年，需要面對控制脂肪和熱能的時候，卻陷入不得不面對以素食為主的飲食的不平衡時，會非常痛苦，所以從小就要培養孩子養成科學的飲食習慣，為身體健康打下堅實的基礎。

嬰兒輔食如何添加更營養

嬰兒添加輔食可以從四個月開始，可以先從一種食物過渡到另一種食物，時間可以是一～二週，添加的時候，按照單一到多樣化的順序，從液體、泥糊到固體，慢慢變化。

在寶寶四個月時，從母體內帶來的鐵和DHA已開始逐漸減少，需要從飲食中得到補充。

當寶寶六個月大時，他們需要多種口味和口感的食物，寶寶每天的飲食應包括母乳、牛奶、嬰兒米粉、魚類、畜禽肉類和蛋黃、蔬菜、水果、果汁以及水。

寶寶八個月大以後，處於長牙階段，質地較粗糙的食物對萌牙期的寶寶非常有益。長牙是寶寶發育成長的一個重要階段，咀嚼是一個必須學習的技巧。如果寶寶沒有機會學習如何咀嚼，日後他們可能只會吃質感細膩的食物，難以接受其他食物。八個月左右寶寶可嘗試丁塊狀食物。

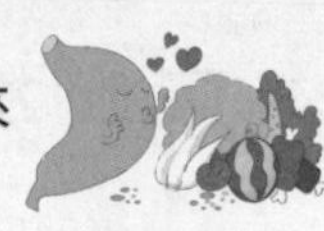

孩子斷奶後怎麼吃

隨著月齡的增加，母乳所提供的營養已經無法滿足寶寶生長發育的需求，作為媽媽應該要給孩子斷奶了，孩子斷奶的時間最好在十一個月到周歲左右，以春秋兩季為佳。而孩子斷奶應該配合科學營養的輔食，以便使孩子身體的營養不至於中斷。

輔食的添加應遵循由少到多、由稀到稠、由細到粗、由單一到多種的原則。通常可以先添加一些果汁、蔬菜汁，然後添加米糊、蛋黃、魚泥、菜泥，等孩子的消化能力逐漸提高後，再逐漸加入肉末、稀飯、掛麵、饅頭等。

一般孩子都不太愛吃綠色蔬菜，所以蔬菜一定要切得細、碎，可以紅綠搭配，如綠葉菜可以配些彩椒、番茄。

主食要做到：飯爛、麵軟、清淡、細碎。因為寶寶這個階段咀嚼能力弱。水果可以考慮用小勺刮成泥狀餵食，不要強迫寶寶多吃，每次少吃一些就好，逐漸加量。

二～三歲寶寶食物如何多樣化

二～三歲是寶寶生長發育的重要時期，膳食安排要從特製的飯菜向成人的飲食過渡。每天最好要保證寶寶能吃二～三次蛋白質食物，四次以上的水果和新鮮蔬菜，還有二次以上的米飯、饅頭或者麥片等含碳水化合物的食物。

孩子考試前喝牛奶易疲倦

中小學生每年經歷的考試，牽動著家長的心，特別在緊鑼密鼓備考階段，飲食更是關鍵。

專家介紹，孩子考試期間不要吃得太過油膩或攝入過多的蛋白質，因為過油或蛋白質過多，會加重腸胃的負擔，為了幫助消化，身體就會調動血液到胃部去，以致腦部缺血、缺氧，這樣的話，孩子就會覺得昏昏欲睡，無法集中注意力，反而影響了應考能力。

考生的飲食宜均衡，飲食當中應包括動植物蛋白、綠葉蔬菜、黃色蔬菜和水果。一天的飲食也要合理搭配：「早餐要吃飽，午餐要吃好，晚餐要吃少。」可以適當增加魚類、菇類、蝦類等含有優質蛋白質的菜餚，補充孩子大腦所需。牛奶喝了以後，易產生血清素，人容易疲倦。所以孩子考試前不宜喝牛奶，最好喝豆漿。

常吃魚肉可以使孩子更聰明

如何使自己的孩子變得更聰明，是家長經常費盡心思思量的事情，經過科學論證，某些食物對孩子智力方面有著不可忽視的作用。

眾所周知，孩子大腦的發育，要有充足的氧氣和葡萄糖，同時更需要各種營養物質，如蛋白質、維生素、脂肪、鐵、鈣、磷、鉀、錳、鋅、碘等各種無機鹽。而魚肉含有豐富的蛋白質，而且肉質細嫩、易消化，含較多的鈣、磷，有助於骨骼和大腦的發育。

魚肉含有較多核黃素，是改善腦機能的重要物質。此外，還含有豐富的鐵、鋅、銅、碘等元素。

嬰幼兒時期是大腦及智力發育最重要的時期，而魚肉含有豐富的蛋白質及各類元素，是嬰幼兒腦部發育不可

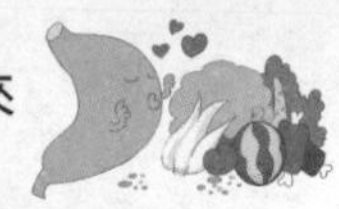

缺少的營養素。

一歲以內寶寶不能用蜂蜜

蜂蜜營養豐富，有一定的藥用價值。它有清熱、補中、解毒、潤燥、止痛等功效。蜂蜜中含有大量的糖類、維生素和礦物質，因其本身的化學結構，它的礦物質更容易消化吸收，蜂蜜能減輕疲勞和改善睡眠，但是一歲以內的寶寶最好不要用蜂蜜。

因為有的蜂蜜中含有肉毒桿菌孢子，而孩子的腸道中的正常菌群還沒有建立，所以如果食用蜂蜜，很容易引起感染、中毒，所以嬰兒最好不要吃蜂蜜。

孩子吃飯要細嚼慢嚥

我們經常會看到這種情況，有的父母會因為孩子每餐狼吞虎嚥的「吃相」而經常在人前表揚，以為這樣說明食慾好；有的孩子餓了或者急著要去玩，吃起飯來狼吞虎嚥、囫圇吞棗，把未經充份咀嚼磨碎的食物吞入胃內。其實孩子這些狼吞虎嚥的習慣對身體是十分有害的，還對兒童口腔及臉部的正常發育有很大影響。

研究認為：咀嚼運動與消化吸收有直接關係，食物必須通過咀嚼才能嚼爛，才能便於體內消化和吸收。而正確的咀嚼是細細地嚼、慢慢地咽，而絕不是狼吞虎嚥。

細嚼慢嚥，可使食物與口腔充份接觸，刺激口腔黏膜及舌部的感受器，引起臉部神經的反射，從而刺激唾液分泌。充份的咀嚼，能促使胃中分泌胃酸，幫助食物消化。

咀嚼還能對兒童口腔、下頜及臉部的發育，對牙齒疾病的預防，有重要的作用。任何器官均需要一定的功能刺激。細嚼慢嚥可以刺激臉部頜骨的生長發育。如果頜骨生長發育不良、不夠，可能會出現牙齒缺乏足夠的生長間隙而造成牙齒排列不齊、畸形咬合錯位等情況。

細嚼慢嚥，可以減少齲齒的發生。咀嚼的摩擦作用，一方面可使牙齒獲得良好刺激，另一方面可使牙齒表面受到唾液的沖洗而達到自潔。還可促進牙齒周圍組織健康，減少牙周疾病。咀嚼對牙齦的摩擦是一種生理按摩，使血流通暢，增加了對疾病的抵抗能力，牙周病必然就會減少。

父母的以身作則，也能正面影響孩子養成良好的飲食習慣。吃飯時，特別是中、晚餐，盡可能地細嚼慢嚥，大約每餐用時在十五～三〇分鐘為宜。不能總強調工作忙時間短，猛吃搶喝；要先為表率，否則必然會對孩子造成負面影響。

使孩子養成細嚼慢嚥的良好飲食習慣，保證孩子的營養均衡，讓孩子健康茁壯地發育成長。

過份飽食對健康不利

中國元代著名兒科學家曾世榮曾做過這樣一首歌訣：「四時欲得小兒安，常要三分饑與寒；但願人皆依此法，自然諸疾不相干。」

現在重讀這首歌訣依然很有指導意義。如今，大多是獨生子女，無形中父母對孩子會有過多的保護，父母認為孩子穿得越厚越好，吃得越多越壯。其實，這樣做對兒童的健康成長和發育是不利的。

孩子的消化系統還不成熟，如果孩子吃得過多、過飽，會給孩子的胃腸加重負擔，使消化能力減弱，容易引起胃腸疾患，不利於孩子健康成長。

現代醫學認為，讓少食成為終身習慣，對人的身體健康至關重要。美國某研究所從十五年前開始，用猴子做

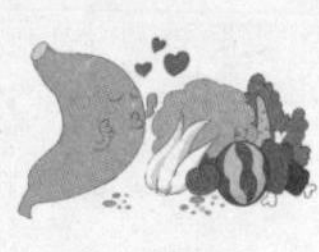

了有關少食與健康之間關係的研究試驗。他們將猴子分成兩組，一組讓其吃飽，一組只吃七分飽。十五年下來，吃七分飽的那組猴子的死亡率只是吃飽組的一半。

由此可見，過份飽食對健康不利。

糾正兒童挑食的對策

挑食不僅會使孩子營養失衡，帶來健康隱患，還會影響他們的智力發育。孩子挑食時父母應該積極引導，幫助孩子戒掉挑食的壞毛病。以下是糾正兒童挑食的對策，以供參考。

①避免一面進餐，一面看電視，確保兒童專心吃飯。

②不在吃飯時嘮叨、數落孩子的缺點，或檢查孩子的學習成績，或糾正孩子不良的坐姿等。

③不在孩子面前品評食物的優劣及對某些食物的好惡。

④父母帶頭品嘗孩子不願吃的食物。

⑤家長做飯應經常變換花樣，以防孩子對某種食物產生厭煩。餃子、包子等有餡食品大多以菜、肉、蛋等做餡，這些帶餡食品便於兒童咀嚼、吞嚥和消化吸收，且味道鮮美、營養也比較全面，對於那些不愛吃蔬菜的孩子，不妨經常給他們吃些帶餡食品。

⑥不以許諾為獎賞鼓勵孩子吃某種食物，或以懲罰的手段強迫

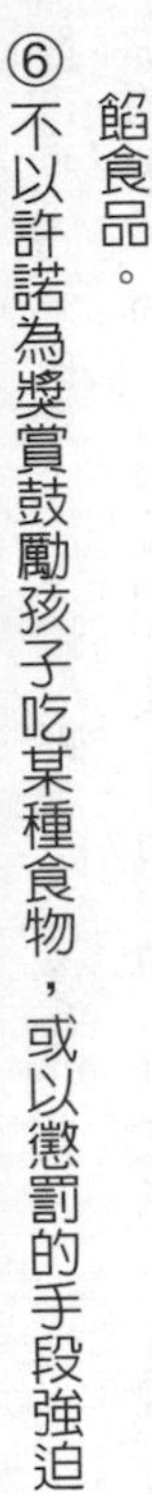

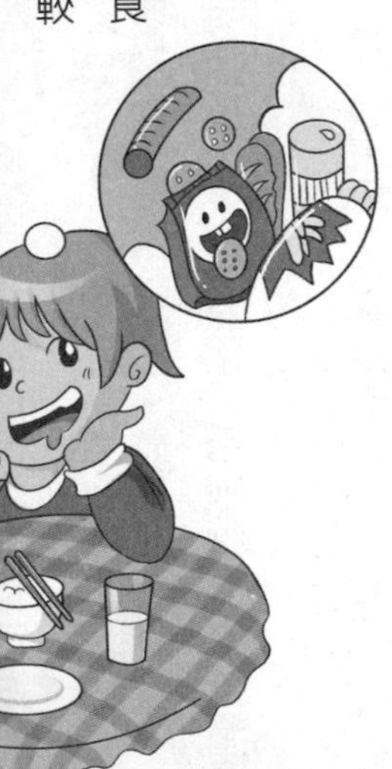

孩子吃下某種食物，這樣會使孩子形成不良的條件反射。

常吃哪些食物對孩子大腦發育有益

孩子的成長發育需要從食物中吸取很多營養素，而牛奶、奇異果、雞蛋、胡蘿蔔、青菜、香菇等食物含有孩子身體所需的營養素，常吃會幫助孩子提高智力。

牛奶　含有人體生長發育和維持健康所需的幾乎所有的營養素。牛奶中含有豐富的蛋白質，有八種人體所必需的氨基酸，容易被孩子身體吸收。牛奶中還有豐富的鈣質，能夠促進兒童生長發育，是不可缺少的礦物質來源。

奇異果　含有豐富的營養素，同時奇異果含有天然的肌醇，有助於兒童腦部活動，能幫助提高寶寶的智力發育。奇異果中含有良好的膳食纖維，能夠幫助兒童消化，防止便秘，快速清除孩子體內的有害物質，並提高身體免疫力。

雞蛋　含有多種維生素和氨基酸，容易消化和吸收。雞蛋黃中的卵磷脂、甘油三酯、膽固醇和卵黃素，對神經系統和身體發育有很大的作用。常吃雞蛋可以使孩子更聰明。

當然，雞蛋在寶寶的營養餐中起著很重要的作用。但也要注意雞蛋不可以生吃，也不可以多吃。因為雞蛋生吃會影響鐵元素的吸收，而食用雞蛋過量，則會導致消化不掉的蛋白質與腸道細菌生成有害物質，影響寶寶身體健康。

胡蘿蔔　含有豐富的胡蘿蔔素、維生素A、鉀、鈣、鐵等營養素，維生素A可以促進機體正常生長與發育，對寶寶的視力發育有幫助，胡蘿蔔素可以促進寶寶的智力發育。

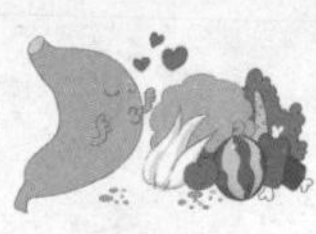

青菜　富含膳食纖維和維生素以及鉀、鈣、鐵等礦物質，能夠很好地給孩子身體補充營養。青菜中含有豐富的維生素可以增強寶寶的免疫力，豐富的膳食纖維可以刺激胃液和腸道蠕動，有助於兒童消化吸收。

香菇　兒童常吃香菇可以增強體力和提高智力，香菇內富含十八種氨基酸，其中有七種是人體所必需的氨基酸，很容易被人體消化吸收，對兒童神經系統的發育有很好的促進作用。

孩子喝牛奶不是越多越好

有的孩子把牛奶當作飲料，拿牛奶來解渴，甚至把牛奶當成主食，結果因為過多食用牛奶而有飽腹感，不僅抑制食慾，甚至會導致厭食等現象。當家長發現孩子厭食才開始糾正時，已經比較困難了，所以，過量攝取牛奶，不僅無法充份吸收，也會影響到膳食平衡和合理營養，身體健康也會受到損害。此外，牛奶的含鐵量較少，大量飲牛奶可能會導致兒童貧血。

有的孩子喝奶後覺得肚子不舒服，會出現腹脹、腹痛甚至腹瀉，這可能是乳糖不耐受，有的嬰兒先天性就缺乏乳糖酶，喝了牛奶以後乳糖在小腸不能水解而進入大腸，經大腸細菌作用，產酸、產氣而導致腹痛、腹脹甚至腹瀉。出現這種狀況，不要緊張，可以用優酪乳代替牛奶，或者可以改喝無乳糖或者低乳糖的牛奶或者奶粉，也可以採用少量多次飲用牛奶的方法攝取牛奶，要避免空腹喝奶，在喝牛奶之前或者喝牛奶的同時，要吃一些富含碳水化合物的食物，從而避免因為飲用牛奶而造成身體不適，又能幫助身體正常吸收牛奶的營養，保證孩子身體營養平衡。

牛奶和優酪乳是優質蛋白質和鈣等多種微量營養素的重要來源，而含乳飲料則通常為低蛋白、低鈣和高糖以及添加了多種添加劑的產品。

缺鋅影響孩子的智力

鋅元素是兒童成長發育必不可少的微量元素。兒童因身體流汗或不良的飲食習慣容易使鋅元素流失，所以如果不有意識地補充鋅，就會因缺鋅而影響兒童智力發育。

鋅元素被譽為「智慧元素」。兒童缺鋅會導致智力發育遲緩，精神不集中，嚴重的會上課失神，學習成績下降等。

鋅元素還是人體細胞成長的關鍵物質，對腦細胞來說尤其如此。如果兒童缺鋅，骨骼和大腦皮層發育不完全，發育就會受阻。

此外，缺鋅還會導致胸腺發育不良、淋巴細胞萎縮、免疫功能減退等病症。嚴重缺鋅還會引發侏儒症、腸原性肢端皮炎、病毒性肝炎、腎功能不全、白血病、傷口不易癒合等。

兒童缺鋅往往伴隨著維生素A和維生素B2等營養素的缺乏；同時，鋅又與多種維生素和微量元素相互依賴。因此，補鋅應從均衡營養、全面補充人體所需維生素和微量元素入手。要讓兒童常吃含鋅量高的食物，如粗糧、蛋、肉、魚、堅果等。

預防孩子便秘，飲食要對症

隨著生活水準的提高，兒童便秘也越來越常見。如果糞便不能及時排出體外，停留在孩子的身體裏時間過長，會引起頭暈、乏力、口臭、噁心等一系列身體中毒的症狀。很多孩子二～三天甚至四～五天才能解一次大

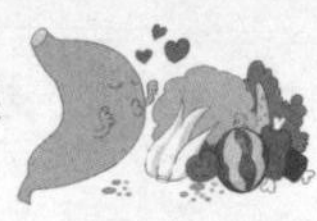

便，以至於每次大便都成為孩子和父母非常辛苦難受的事。

引起便秘的原因很多，飲食不足、食物成份結構不良、腸功能失常、疾病或情緒等原因都可能引起孩子便秘。

母乳餵養的孩子不易便秘。乳母應注意飲食均衡，通過改變飲食結構來預防和治療孩子便秘。乳母不宜過食高蛋白食物，如雞蛋、牛肉、蝦、蟹等，應盡可能常吃青菜和水果。母乳餵養的嬰兒出現便秘時，可另加潤腸食物，如加糖的菜汁、橘子汁、蜜糖水、甜煉乳等。

發生便秘的孩子中人工餵養兒較多，可適當減少牛奶的餵入量，添加輔食，如牛奶中加糖，餵食梨汁、橙汁、番茄汁、菜汁等，以刺激腸蠕動，促進排便。幼兒可多進食蔬菜、水果、粗糧、紅薯等。

良好的排便習慣也可以預防便秘，建議小孩要做到每天排便一次，最好是在每天晚餐後排便。非不得已的情況下，不輕易更改排便時間，不隨意減少排便次數。對於已經便秘的兒童，便前可先讓其做下蹲動作，增加腹壓，或順時針方向按摩腹部，促進腸管蠕動，達到排便的目的。

過多食用辛辣燥熱的食物也會導致便秘，比如薑醋蛋、辣椒、羊肉等，飲食宜清淡，可常食用雪梨煲豬胰湯、胡蘿蔔馬蹄煲脊骨湯、紅薯糖水等。

總之，只有通過改善飲食結構，養成良好的排便習慣，多運動，多喝水，增強體力，就可以預防和治療孩子便秘。

白開水是孩子最好的飲料

目前市場上的飲料可謂五花八門，各種飲料宣傳廣告不絕於耳。由於大多數飲料都聲稱具有保健、益智、營養、補充維生素C等功能，很多父母不惜多花錢也要讓孩子喝飲料，有的甚至將飲料取代水。但專家指出，經常飲用飲料對兒童的健康不利，白開水才是兒童最健康的飲品。

專家指出，作為人體六大營養素之一，水是人體內最好的潤滑劑和溶劑，體內有很多物質必須溶於水才可以反應。因此，對於人體來說喝水的意義不僅僅限於解渴，它是保證人體各項生理功能正常運轉的基礎。

礦泉水和純淨水也不能代替白開水成為孩子的日常飲用水。純淨水是採用一些技術手段將普通水加以淨化而成。它在去除水中的有害物質時，也將一些對人體有益的物質如鋅、鐵、鎂、碘等一起除掉，如長期飲用，將對處於生長發育中的少年兒童造成不利影響。而礦泉水品種很多，由於產地不同，所含的礦物質也不同，並不是所有的礦泉水都適合孩子當飲用水長期飲用。

白開水具有促進新陳代謝、調節體溫、輸送營養、清潔內臟、增強機體免疫力、美容護膚等作用，從健康角度來講，家長最好給孩子喝白開水。

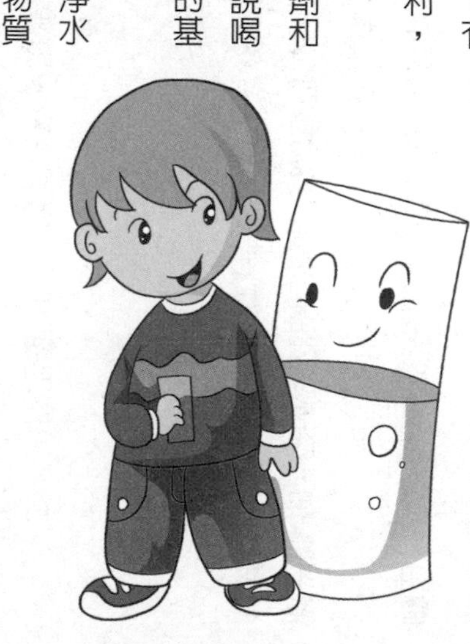

十歲以內別吃醃製食品

常見的醃製食品有醃製臘肉、醃製臘腸、醃製酸菜、醃製鹹魚、醃製香菜心、醃製生薑等，脫水蔬果有脫水蘑菇乾、脫水洋蔥絲等。醃透的酸菜和鹹菜中含有大量的亞硝胺類化合物，這些化合物最易誘發胃腸道癌瘤。十

歲以內的兒童不要吃醃製食品。

原因有二：一是醃製品（鹹魚、鹹肉、鹹菜等）含鹽量太高，高鹽飲食易誘發高血壓病；二是醃製品中含有大量的亞硝酸鹽，它和黃麴黴毒素、苯並芘是世界上公認的三大致癌物質。研究資料表明：十歲以前開始吃醃製品的孩子，成年後患癌的可能性比一般人群高三倍。

因此孩子還是遠離醃製食品比較好。

兒童不宜吃過鹹

英國營養組織發表兒童食鹽量指導，建議一～六歲兒童每天食鹽不應超過二克。兒童長期進食高鹽份食物，不但會影響日後口味，將來患高血壓、腎病和心臟病的機會較大，而且更會影響骨骼生長。

人的腎臟有基本功能，可以生成尿液、排泄代謝產物，可以維持體液平衡及體內酸鹼平衡，還有調節內分泌的功能，而兒童的腎臟功能還比較差，過鹹的食物很容易加重腎臟的負擔，從而影響兒童身體的正常發育。

少讓孩子吃罐頭食品

罐頭中的人工合成物會對孩子的健康造成危害。由於孩子的體質稚嫩，內臟器官發育還不成熟，尤其是肝、腎等器官的解毒和代謝功能還沒有完善。如果食用罐頭食品過多，人工合成物容易在體內蓄積，形成的毒素不能及時排出體外，這樣不但影響孩子的生長和發育，而且還有可能引起慢性中毒。

不論水果罐頭還是肉類罐頭，為了保持罐頭的色鮮味美和延長保存時間，都會加入一定的化學添加劑，如香精、色素、防腐劑等，其中的維生素會遭到破壞，營養價值大大降低。

同時，很多水果罐頭含有較高的糖份，並以液體作為載體被人體吸收，使糖份吸收率大大提高，容易使孩子胰腺負荷加重，導致肥胖。

所以孩子最好適量食用罐頭，打開蓋後要一次性吃完，同時在吃罐頭前要看清包裝盒的標籤，確認在保存期限內再食用。

選擇饅頭代替麵包

麵包口味多樣，易於消化、吸收，食用方便。寶寶添加輔食時，家長常常會拿麵包來充當輔食，但是要知道麵包在烘烤過程中，麵粉中的賴氨酸會被分解，這樣會大大降低其營養價值，不妨用饅頭來代替麵包餵養寶寶。

饅頭不含食品添加劑，味道清淡，可配菜餚，且能更好地保存麵粉中的營養成份。經過發酵的饅頭有利於消化吸收，這是因為酵母中的酶能促進營養物質的分解。因此，身體消瘦的人、兒童和老年人等消化功能較弱的人，更應多吃饅頭少吃麵包。

易開罐飲料對兒童有危害

易開罐飲料的包裝是以鋁合金為材料製成的。為避免鋁合金與飲料接觸，其內層塗有有機塗料。有些廠家在生產過程中，保護塗料未完全塗滿罐壁，或者在灌裝、封蓋或運輸的途中出現塗層破損，均會導致飲料與鋁合金直接接觸，使鋁離子溶於飲料中。有調查顯示，易開罐飲料比瓶裝飲料鋁的含量高出三~六倍。兒童如果常飲易

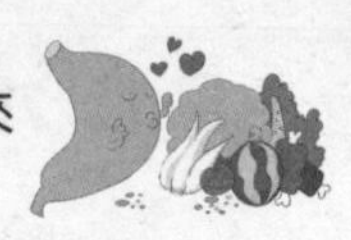

開罐飲料，易造成鋁攝入過多，不利於兒童骨骼及牙齒發育，還可能導致兒童智力下降、行為異常。

膨化食品鉛含量高

薯片、雪餅、蝦條這些膨化食品含有鉛，膨化食品含鉛的原因：一是使用了膨鬆劑；二是膨化食品在加工過程當中是通過金屬管道的，金屬管道裏面通常會有鉛和錫的合金，在高溫的情況下，這些鉛就會汽化，汽化了以後的鉛能污染生產出來的膨化食品。這樣兒童常吃膨化食品易導致鉛中毒，危害兒童的智力發育和神經系統的健康。

汽水可樂會帶走身體大量的鈣

孩子之所以喜歡喝可樂，不僅因為其口感好，而且，這類碳酸飲料產生的氣體能把胃裏的熱量帶出來，給人舒適和興奮的感覺，但實際上，碳酸飲料沒有任何營養成份。

那些色澤鮮豔的汽水中含有大量的人工合成色素和香精，其中包括糖精、甜蜜素、安賽蜜和甜味素等。過量食用汽水，容易使色素和香精進入兒童的體內，沉著在消化道黏膜上，但是兒童的消化道還沒有發育成熟，很容易引起食慾下降、消化不良，甚至干擾體內多種酶的功能，影響兒童正常的新陳代謝和身體的發育生長，碳酸飲料含磷酸、碳酸，會帶走身體大量的鈣。

如果一定要喝汽水或者可樂，要儘量快喝，不要小口抿，或者可以用吸管喝，減少可樂與牙齒的接觸時間，喝完後最好用清水漱口。

飲料不能代替水，飲料在代謝過程中實際上要消耗一定量的水，喝飲料是一個脫水的過程，喝完飲料後，最好再喝些水，這樣可以補充已經消耗的水份。

小兒肥胖（小胖墩）現象需避免

曾經有文章把坐在沙發上，吃著薯條、喝著可樂看電視的現代孩子稱作「沙發馬鈴薯」。但凡有這樣飲食習慣的孩子，八〇%以上是小胖墩。在小學生中存在著很多由於飲食、運動等原因造成的病態的胖墩現象，給孩子的生活、學習帶來了很多的不便，應當避免。

肥胖會使兒童心血管、呼吸功能產生慢性的損傷，發育遲滯，降低身體健康水平，阻礙心理行為發展，壓抑潛能發育。而且它還是成人期心血管疾病、糖尿病、高血壓和某些部位癌症的重要危險因素。兒童肥胖會使兒童的自尊心、自信心受到嚴重損傷，對兒童的性格塑造、氣質培養、習慣養成有破壞性的負面影響。四〇%的兒童青少年肥胖者將在成年後繼續肥胖，因社會習俗和認同方面存在的偏見，肥胖者在升學、求職、社交、婚姻方面都面臨著更多的壓力。

要避免兒童肥胖，就要儘量少吃零食和甜食；主食要儘量做到粗糧和細糧搭配；要常吃雞蛋，少吃肉，少吃鰻魚和油炸食品，同時要養成良好的生活習慣，早睡早起，堅持體育鍛煉，從而減少肥胖兒童的體重，避免出現「小胖墩」現象。

西式速食損傷兒童智力

西式速食的口味好，是因為它主要的烹飪方法是以油炸、煎、烤為主，脂肪占相當大的比例，這也正是西式速食美味可口的秘密所在。人體脂肪的生理功能之一是迅速果腹和改善口感。要使食物變得好吃，只要在烹調中

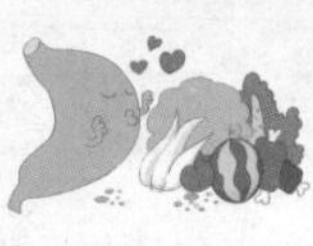

加入不同比例和不同種類的脂肪，即能產生令人垂涎的效果。例如，再普通不過的馬鈴薯，只要將它切成細絲狀，放在大油鍋裏一炸，即可形成鬆軟噴香的口感。

西式速食大多含有高蛋白、高脂肪和高熱量。經測算，一份西式速食中脂肪提供的能量占總能量的五〇%左右。而絕大多數西式速食中蔬菜含量少，纖維素含量低，維生素A、維生素C、B群維生素和鈣、鐵含量不足。霜淇淋和碳酸飲料的含糖量較大，麵粉經過精加工營養成份也損失了很多。因為西式速食的高熱量、高糖份、高膽固醇、低營養，被稱為「垃圾食品」。

西式速食的營養結構並不合理，除了快捷、方便、衛生、能填飽肚子外，沒什麼好處。由於西式速食中肉類成份及油炸食品較多，脂肪含量過高，而主要提供維生素C及膳食纖維的新鮮蔬菜過少；甜食較多，且含糖量高。經常攝入這種高脂肪、高熱量的食品，會導致能量過剩，容易引起小孩肥胖，而肥胖給孩子帶來的直接損害是影響生長發育，影響心理健康。

西式速食會成為心血管病的重大隱患。由於它富含對心血管損傷最大的飽和脂肪酸，為心血管病埋下隱患，而這種隱患一般要經過二〇年左右的時間才顯現出來。

西式速食會影響兒童智力發育。由於脂肪在大腦組織堆積形成「肥胖腦」，使大腦溝回緊靠在一起，影響神經網路發育，使兒童智力水準降低。

餅乾類食品營養成份低

餅乾因其醇香的口感和方便實用的特點深受孩子們的喜愛，但是它卻在不知不覺中侵蝕著孩子們的健康。

餅乾類食品是世界衛生組織評出的十大垃圾食品之一，這類食品含有過多的食用香精和色素，經常食用，會給兒童的肝臟功能造成負擔。

在選購餅乾的時候，儘量選擇低脂、低糖、低熱量的餅乾，可以選擇食用低溫烘烤的和全麥的餅乾。

在食用餅乾後，要多喝水，這不僅可以降火，還可以補充因食用餅乾而喪失的水份，同時水份令餅乾中的澱粉質變大，容易讓人感覺飽脹感，這樣會減少攝入餅乾的份量。

餅乾雖然清脆可口，但是吃多不僅容易發胖，還會提高體內壞膽固醇的含量，所以吃餅乾要適可而止。

孩子不要常吃果凍

果凍是孩子們喜愛的一種零食，但是常吃果凍不僅不能補充營養，甚至會妨礙某些營養素的吸收。

目前，市場上銷售的果凍是用增稠劑（海藻酸鈉、瓊脂、明膠、卡拉膠等）加入各種人工合成香精、著色劑、甜味劑、酸味劑配製而成。在提取過程中經過酸、鹼、漂白等工藝處理，會使它原有的維生素、無機鹽等營養成份均喪失。

果凍中使用的增稠劑——海藻膠、海藻酸鈉、瓊脂等屬於膳食纖維類，但攝入過多會影響人體對脂肪、蛋白質的吸收，尤其是鐵、鋅等無機鹽由於結合成不可溶性混合物，降低了人體對鐵、鋅等微量元素的吸收。

果凍的生產離不開食品添加劑，孩子不要常吃。而且所謂「果味」果凍添加的是果味香精和食品色素，生產原料中沒有果汁、果肉，營養價值不高，最好少吃。在挑果凍時一定要看包裝是否結實，有無漏氣、漏水，注意保存期限。

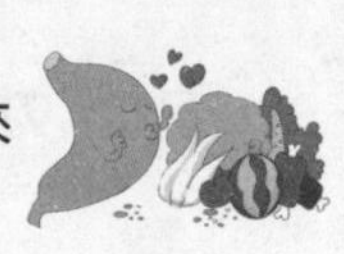

話梅蜜餞類食物含有亞硝酸鹽

亞硝酸鹽對食品起到防腐蝕和顯色的作用，它是人類公認的三大致癌物質之一。話梅和蜜餞、果脯含有亞硝酸鹽，同時含有防腐劑和香精，過量食用會加重孩子肝臟的負擔，損傷肝臟的功能。這類食品含有高糖份、高熱量、低維生素，比如果脯中糖的代謝分解需要各種維生素和礦物質的參與，大量食用果脯會增加身體對其他營養素的需求，而使身體缺乏維生素或某些微量元素。

如果喜歡吃話梅蜜餞類的食品，可以用水果乾來代替，水果乾中的糖份不是添加的，而是水果自身含有的，在製作水果乾的過程中，礦物質得到濃縮，營養價值會更高，比如葡萄乾、棗乾、梅乾等都是不錯的選擇。

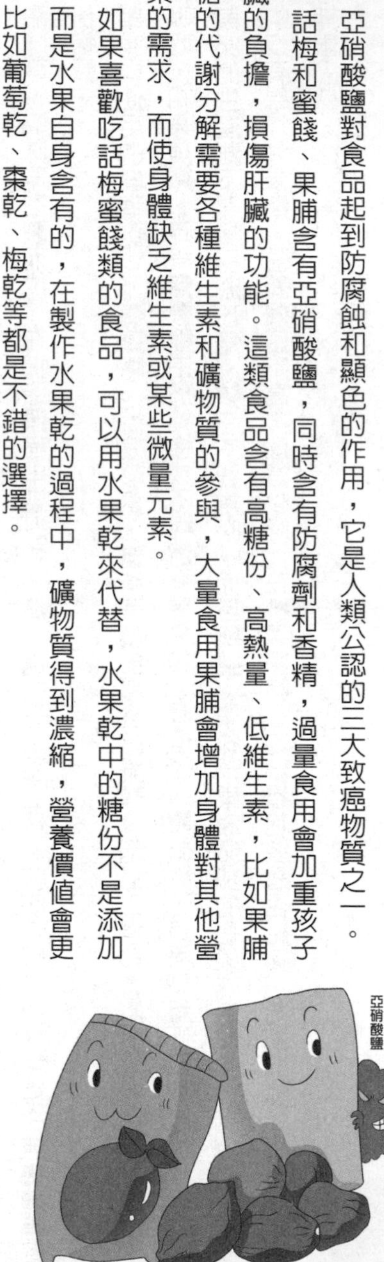

過量補鋅易影響兒童正常發育

兒童過量補鋅不但起不到促進孩子生長的作用，反而會引起中毒，可能影響生長發育。對於不缺鋅的孩子來說，額外補充有可能造成體內鋅過量，從而引發代謝紊亂，甚至對大腦造成損害。服用鋅過量會導致孩子出現嘔吐、頭痛、腹瀉、抽搐等症狀，並可能損傷大腦神經元，導致記憶力下降。因過量的鋅很難被排出體外，體內鋅含量過高，可能會抑制機體對鐵和銅的吸收，引起缺鐵性貧血。

在補鋅的時候要注意，補鋅過量還會造成孩子性早熟。鋅又被稱作性激動劑，如盲目服用極易造成孩子性發育提前，得不償失。

因此，缺鋅不嚴重時，最好的方法是常吃動物肝臟、瘦肉、蛋黃和魚類等富含鋅的食物。如果要服用補鋅產品，則不能空腹服用，不能與牛奶同服，宜飯後服用。

光添加牛奶雞蛋，孩子仍會缺鐵

很多父母及時地給孩子添加牛奶和雞蛋，但往往發現孩子還是會發生貧血，原因在於牛奶和雞蛋滿足不了孩子對鐵質的要求。

通常，一〇〇〇毫升牛奶中僅含〇．五～一．〇毫克鐵，而一歲的孩子每天需要從食物中攝取六毫克鐵。此外，牛奶中鐵的吸收率很低，僅為一〇%；還有，牛奶不含促進鐵質吸收的維生素C、銅等營養素。

雞蛋蛋白質含量豐富，蛋黃中的鐵質含量也不低，但蛋黃中的鐵處於與磷酸鹽結合的狀態，吸收率不高，而且蛋裏的鐵與蛋白結合穩定，加熱後不游離，腸道不容易吸收，不能滿足孩子對鐵的需求。

孩子正處於生長發育的旺盛期，貧血發生後會出現食慾減退、愛哭愛鬧等現象，還容易反復感冒，智力發育也會受損。因此，家長一定要從預防入手，平時要注意添加含鐵質多的食物，如肉末、肝泥等；另外，要及時補充蔬菜、水果，因為蔬菜、水果中的維生素C能促進食物中鐵的吸收。

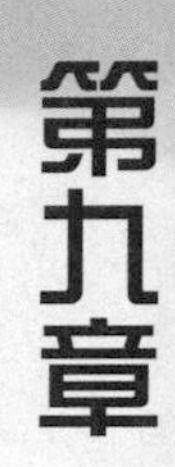

第九章

大自然的恩賜——家常食材保健康

「冬吃蘿蔔夏吃薑，不用醫生開藥方」，那些最家常的食材，卻對我們的身體健康有著至關重要的作用，常吃這些食材，為我們的健康加分，不辜負大自然的恩賜。

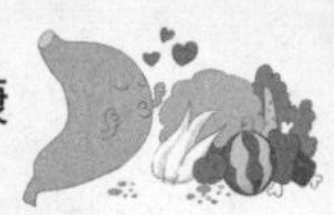

蔬菜類

白菜

性味歸經：白菜微寒，味甘，入腸、胃經。

功　效：白菜具有通利腸胃、養胃生津、除煩解渴、利尿通便、清熱解毒的功效，可用於肺熱咳嗽、便秘、丹毒、漆瘡等病症。白菜中含有豐富的粗纖維，不但能潤腸、促進排毒，還可刺激腸胃蠕動，促進大便排泄，幫助消化，對預防癌症也有良好療效。

食用宜忌：脾虛便溏者不宜食用。

食用佳餚

【蝦米拌白菜】

◆材　料：大白菜五〇〇克、蝦米30克。

◆調味料：鹽、味精、白糖、白醋、紅椒絲、香油各適量。

◆作　法：1.大白菜取心，洗淨，切細絲；蝦米洗淨，用溫水泡發。

2.用少許鹽將白菜絲拌勻，醃漬5分鐘左右，將水擠乾，把白菜絲放入容器中。

3.加入蝦米、香油、鹽、味精、白糖、白醋、紅椒絲拌勻即可。

【醋溜白菜】

◆材　料：白菜五〇〇克。

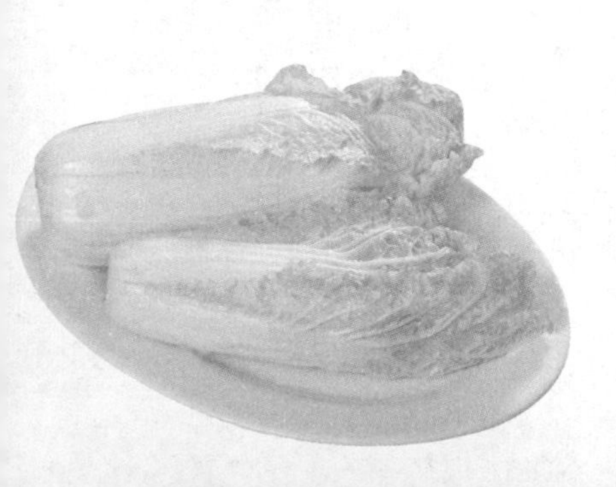

◆調味料：植物油、醋、鹽、白糖、醬油、太白粉水各適量。

◆作　法：1.白菜擇洗乾淨，取嫩葉，切菱形片。

2.鍋內倒油燒熱，下白菜葉翻炒，放醬油、鹽、白糖炒至熟軟。

3.將醋、太白粉水調成芡汁倒入，炒勻即可。

菠菜

性味歸經：菠菜味甘、性涼，入大腸、胃經。

功　效：菠菜具有補血止血、利五臟、通腸胃、調中氣、活血脈、止渴、斂陰潤燥、滋陰平肝的功效，對高血壓、頭痛、目眩、風火赤眼、糖尿病、便秘、消化不良、跌打損傷、便血、壞血病、大便澀滯等症有輔助治療的功效。菠菜中含有大量植物纖維，能促進腸道蠕動，利於排便，還可促進胰腺分泌，幫助消化；有益成份如維生素C、鈣、磷以及一定量的鐵、維生素E等能供給人體多種營養物質，其所含的鐵質對缺鐵性貧血有較好的輔助治療作用；另外，菠菜提取物具有促進培養細胞增殖的作用，既抗衰老又能增強青春活力。

食用宜忌：1.電腦工作者、愛美的人適合常吃菠菜。

2.糖尿病人經常吃些菠菜，有利於保持血糖穩定。

食用佳餚

【蒜泥菠菜】

◆材　料：菠菜一二五〇克、大蒜20克。

◆調味料：醋、白糖、鹽、香油、味精各適量。

◆作　法：1.菠菜去根、老葉，洗淨，放沸水中燙熟，撈出，放涼開水中過涼，撈出，切段，瀝乾，放入盤中，撒鹽拌

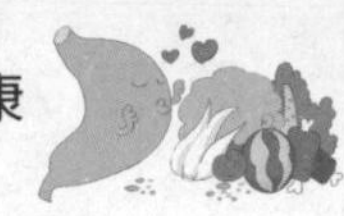

勻。

2.大蒜去皮，搗碎，放碗中，加鹽、白糖、味精調成蒜泥。

3.將蒜泥澆在菠菜上，淋上醋、香油即可。

【三彩菠菜】

◆材　料：菠菜二五〇克、粉絲50克、蝦皮30克、雞蛋2個。

◆調味料：植物油、蒜末、鹽、醋、香油、味精各適量。

◆作　法：1.菠菜擇洗乾淨，放入沸水中略燙，撈出切成長段；粉絲泡發後，剪成長段；蝦皮泡發；雞蛋磕入碗中，加少許鹽打散。

2.煎鍋倒油燒至五成熱，倒入雞蛋液，讓其在鍋內攤開，待攤成蛋皮後，取出，切成絲。

3.炒鍋倒油燒熱，炒香蒜末、蝦皮，加入菠菜、粉絲、雞蛋絲、鹽、醋、香油、味精，翻炒至熟即可。

韭菜

性味歸經：韭菜味辛、性溫，入肝、胃、腎經，有溫中開胃、補腎助陽、散瘀的功效。

功　效：韭菜的辛辣氣味有散瘀活血、行氣導滯的作用，適用於跌打損傷、反胃、腸炎、吐血、胸痛等症；揮發性精油及硫化物等特殊成份會散發出一種獨特的辛香氣味，有助於疏理肝氣，能增進食慾，增強消化功能；大量維生素和粗纖維能增進腸胃蠕動，能輔助治療便秘、預防腸癌等。

食用宜忌：1.吃韭菜炒河蝦對腰膝無力、腎虛者有益。

2.消化不良或者腸胃功能較弱的人，吃韭菜會燒心難受，一定不可多食。

【豆芽炒韭菜】

◆材　料：豆芽二五〇克、韭菜一〇〇克、麵筋少許。

◆調味料：植物油、鹽、薑末、雞精、太白粉水各適量。

◆作　法：1.豆芽洗淨；韭菜洗淨，切段；麵筋切段。

2.鍋內倒油燒熱，放入薑末熗鍋，倒豆芽翻炒至變軟時，加韭菜和麵筋翻炒，放鹽、雞精，加太白水勾芡即可。

【核桃仁炒韭菜】

◆材　料：韭菜段二〇〇克、核桃仁60克。

◆調味料：鹽、植物油各適量。

◆作　法：1.鍋置火上，倒油燒熱，放入核桃仁炸黃。

2.另起油鍋燒熱，放韭菜段翻炒，放入核桃仁，加鹽調味，翻炒至韭菜熟即可。

馬鈴薯

性味歸經：馬鈴薯味甘、性平，入脾、胃、大腸經。

功　效：馬鈴薯含有豐富的維生素及鈣、鉀等微量元素，且易於消化吸收，營養豐富，所含的鉀能取代體內的鈉，同時能將鈉排出體外，有利於高血壓和腎炎水腫患者的康復；大量澱粉和蛋白質能增強脾胃的消化功能；膳食纖維可以寬腸通便，幫助機體及時排出代謝毒素，防止便秘，預防腸道疾病的發生；提供大量有特殊保護作

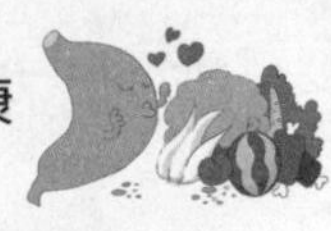

用的黏液蛋白，可以保持消化道、呼吸道及關節腔、漿膜腔的潤滑，預防心血管系統的脂肪沉澱，保持血管彈性，有利於預防動脈粥樣硬化的發生。

食用宜忌：1.馬鈴薯含蛋白質低，含鉀量高，適合低蛋白飲食的腎病患者食用。
2.馬鈴薯適宜作爲糖尿病患者的日常飲食，它不僅不會使血糖升高，還可以增加飽腹感。

食用佳餚

【清炒馬鈴薯絲】

◆材　料：馬鈴薯三〇〇克、青椒1個。

◆調味料：鹽、醋、花椒、白糖、植物油各適量。

◆作　法：1.馬鈴薯洗淨，去皮，切絲，放入清水中片刻；青椒洗淨，去蒂及籽，切絲。
2.鍋內倒油燒熱，下花椒炸香，倒入馬鈴薯絲爆炒，加醋，再調入鹽和白糖炒勻，將熟時放入青椒絲，翻炒2分鐘即可。

【乳香馬鈴薯粒】

◆材　料：馬鈴薯三〇〇克、雞蛋1個（取蛋黃）。

◆調味料：黃油、麵粉、鹽、鮮濃奶汁各適量。

◆作　法：1.馬鈴薯去皮，洗淨，蒸熟，製成馬鈴薯泥。
2.馬鈴薯泥中加入麵粉、蛋黃、鹽，攪拌均勻後，切成四方形的顆粒狀。
3.鍋內放黃油，將馬鈴薯粒煎成金黃色，出鍋盛盤。
4.在做好的馬鈴薯粒上，淋上鮮濃奶汁即可。

南瓜

性味歸經：南瓜味甘、性溫，入脾、胃經。

功　　效：南瓜中的果膠具有很好的依附性，能黏結和消除體內細菌毒素和其他有害物質，如重金屬中的鉛、汞和放射性元素，能起到解毒作用，還可以保護胃部黏膜，免受粗糙食物刺激，促進潰瘍癒合；鈷可以活躍人體新陳代謝，促進造血功能，並參與人體內維生素B12的合成，是人體胰島細胞所必需的微量元素，對防治糖尿病、降低血糖有特殊療效；鋅能參與人體核酸、蛋白質的合成，是腎上腺皮質激素的固有成份，是人體生長發育的重要物質；南瓜能消除致癌物質亞硝酸鹽的突變作用，有防癌功效，並能幫助肝、腎功能恢復，增強肝、腎細胞的再生能力。

食用宜忌：1.南瓜防治糖尿病、高血壓有幫助，也是肥胖者的理想減肥食品。
2.南瓜是很好的暖胃食品，體寒者可以多食。

食用佳餚

【鹹蛋黃焗南瓜】

◆材　料：南瓜一五〇克、鹹鴨蛋2個。

◆調味料：植物油、鹽、雞精各適量。

◆作　法：1.南瓜洗淨，去皮，切開，去籽，切條狀，焯水，撈出，瀝乾。
2.鹹鴨蛋去殼，去清，用刀把蛋黃壓碎。
3.鍋內倒油燒熱，將壓碎的鴨蛋黃放入，炒到起氣泡，加水，待蛋黃鹹味出來時加入鹽和雞精，把南瓜倒入翻炒，直到蛋黃全部粘滿南瓜即可。

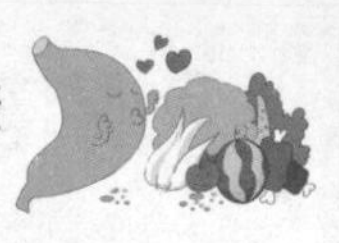

【南瓜四喜湯】

◆材　料：南瓜一〇〇克，牛肉丸、胡蘿蔔、萵筍（A菜）各50克。

◆調味料：清湯、鹽、雞精、香油各適量。

◆作　法：1.南瓜、胡蘿蔔和萵筍分別洗淨，去皮，切成魚丸大小的球；牛肉丸洗淨。
2.清湯入鍋，加牛肉丸大火燒開，撇去浮沫。
3.把南瓜、胡蘿蔔與萵筍球放入湯中，繼續用大火燒開，加鹽、雞精調味，淋上香油即可。

茄子

性味歸經：茄子味甘、性涼，入脾、胃、大腸經。

功　效：茄子含有維生素E，可防止出血和抗衰老；龍葵鹼能抑制消化系統腫瘤的增殖，對於防治胃癌有一定療效，還有清退癌熱的作用；維生素P可以增強人體細胞間的黏著力，增強毛細血管的彈性，降低毛細血管的脆性及滲透性，防止微血管破裂出血，使心血管保持正常的功能。

食用宜忌：茄子性涼，胃寒、消化不良、容易腹瀉者不宜多食。

食用佳餚

【肉末燒茄子】

◆材　料：紫皮茄子三〇〇克，豬肉、青豆各一〇〇克。

◆調味料：蔥末、薑絲、蒜末、白糖、醋、醬油、料酒、鹽、味精、植物油、太白粉水各適量。

◆作　法：1.豬肉洗淨，剁碎；茄子洗淨，切塊；青豆洗淨，放入沸水中焯熟，撈出待用。
2.炒鍋置火上，倒油燒至七成熱，放入切好的茄子，炸至外表金黃，撈出瀝油。

3. 炒鍋留適量油，燒熱後倒入豬肉末煸炒，再放蔥末、薑絲、蒜末，加白糖、醋、醬油、料酒、鹽、味精調味，用太白粉水勾芡。
4. 最後放入炸好的茄子、青豆，翻炒均勻即可。

【青紅椒炒茄子】

◆材料：茄子四〇〇克、青紅椒一〇〇克。

◆調味料：蔥末、蒜末、薑絲、料酒、醬油、白糖、味精、鹽、香油、太白粉水、植物油各適量。

◆作法：1. 茄子洗淨，切長條；青紅椒洗淨，去蒂及籽，切細長條。
2. 炒鍋倒油燒至六成熱，放入茄子、青紅椒翻炒片刻，撈出瀝油。
3. 鍋留底油燒熱，下入蔥末、薑絲、蒜末煸香，倒入茄子、青紅椒，烹入料酒，調入適量水、醬油、白糖、味精、鹽，翻炒均勻，用太白粉水勾芡，淋上香油即可。

洋蔥

性味歸經：洋蔥味甘、微辛、性溫，入肝、脾、胃、肺經。

功　效：洋蔥營養豐富，氣味辛辣，能刺激胃、腸及消化腺分泌，增進食慾，促進消化，可用於治療消化不良、食慾不振、食積內停等症。洋蔥鱗莖和葉子含有一種油脂性揮發物——硫化丙烯，具有辛香辣味，這種物質能抗寒，抵禦流感病毒，使洋蔥有較強的殺菌、散風寒作用；洋蔥含有前列腺素A，可以擴張血管、降低血液黏度，可以降血壓、減少外周血管和增加冠狀動脈的血流量，預防血栓的形成；天然抗癌物質可以阻止體內的生物化學機制出現變異，控制癌細胞的生長，從而具有一定程度的防癌抗癌作用；微量元素硒是一種很強的抗氧化劑，能消除體內的自由基，增強細胞的活力和代謝能力，具有抗衰老的功效；鈣質可以提高骨密度，有助於防治骨質疏鬆症。

食用宜忌：1. 經常食用洋蔥能增強抵抗力，防癌、抗癌。

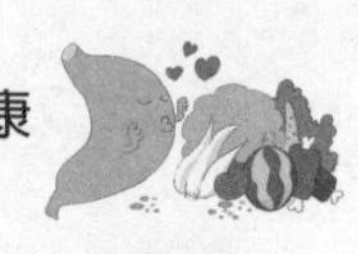

2.洋蔥一次不宜食用過多，容易引起發熱。

食用佳餚

【洋蔥炒馬鈴薯片】

◆**材　料**：馬鈴薯四○○克、洋蔥二○○克、芹菜50克。

◆**調味料**：香菜、鹽、胡椒粉、植物油各適量。

◆**作　法**：1.洋蔥剝皮，洗淨，切碎末；香菜、芹菜分別洗淨，切碎末待用。

2.馬鈴薯洗淨，入沸水煮至嫩熟，撈出晾涼，去皮，切薄片待用。

3.炒鍋上火，倒油燒熱，下馬鈴薯片煎炸至一面金黃，然後加入洋蔥末、芹菜末、香菜末，再調入鹽和胡椒粉，將馬鈴薯片翻過來炸另一面，待馬鈴薯片炸至金黃時，盛出即可。

【洋蔥湯】

◆**材　料**：清湯三○○克、洋蔥二○○克、紅辣椒1個。

◆**調味料**：香菜段、胡椒粉、植物油、鹽各適量。

◆**作　法**：1.洋蔥去皮洗淨，切細絲；紅辣椒洗淨，去蒂及籽，切絲。

2.鍋內倒油燒至五成熱，放入洋蔥絲、紅辣椒絲、鹽和胡椒粉翻炒，炒至洋蔥絲呈深棕色出香味，將清湯倒入鍋中，燒至沸騰，放香菜段即可。

花菜（西蘭花）

性味歸經：花菜性涼、味甘。

功效：花菜含有豐富的維生素K，能夠加快血液凝結，被稱爲「維C使者」，不但有利於人的生長發育，更重要的是能提高人體的免疫功能，促進肝臟解毒，增強人的體質，增加抗病能力，尤其對胃癌、直腸癌有一定的療效。花菜是含類黃酮最多的食物之一，類黃酮可以防止感染，還是最好的血管清理劑，能夠阻止膽固醇氧化，防止血小板凝結成塊，從而減少心臟病與中風的危險；多種吲哚衍生物可降低人體內雌激素水平，預防乳腺癌的發生；二硫酚硫酮可以阻止皮膚色素斑的形成，經常食用可以潤滑開胃，對肌膚有很好的美白效果。

食用宜忌：1.花菜含少量的致甲狀腺腫物質，需要通過食用足量的碘來中和，如碘鹽、海魚和海帶、紫菜等。

2.花菜燒煮時間不宜過長，以免破壞防癌、抗癌的營養成份。

食用佳餚

【涼拌西蘭花】

◆材　料：西蘭花三〇〇克。

◆調味料：蔥絲、蒜末、鹽、醋、香油各適量。

◆作　法：1.西蘭花洗淨，掰成小塊，用沸水焯燙，撈出，瀝乾，晾涼。

2.將西蘭花放盤中，加蔥絲、蒜末、鹽、醋、香油拌勻即可。

【熗花菜】

◆材　料：花菜三〇〇克。

◆調味料：植物油、香油、鹽、味精、花椒各適量。

◆作　法：1.花菜掰成小朵，擇洗乾淨，放入沸水鍋中焯水，用冷開水浸泡，撈出，瀝乾，加鹽醃漬10分鐘，瀝去鹽

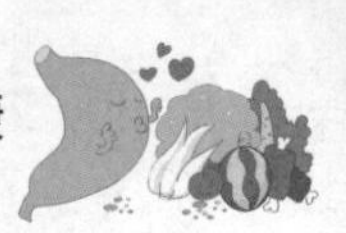

水。

2. 鍋內倒油燒熱，下花椒炸出香味，撈出花椒不用，製成花椒油。

3. 將花椒油、味精、香油拌入花菜中即可。

番茄

性味歸經：番茄味甘、酸，性微寒，入肝、胃、肺經。

功　效：番茄含有維生素和礦物質元素，具有保護人體心血管的作用，可減少心臟病的發作機率，其中的維生素C有生津止渴、健胃消食、涼血平肝、清熱解毒、降低血壓的功效，對高血壓、腎臟病人有很好的輔助治療作用；番茄紅素具有獨特的抗氧化能力，能清除自由基，保護細胞，能阻止癌變進程；吃番茄有助於改善牙齦出血或皮下出血的症狀，還能抗衰老，保持皮膚白皙。

食用宜忌：1. 適宜暑熱煩渴、食慾不振之時食用；適宜高血壓患者、牙齦出血者、眼底出血患者食用；適宜維生素C缺乏之者食用；適宜作爲美容保健品。

2. 番茄性寒，胃寒者忌食；女子痛經時及有痛經史者忌用；忌食未成熟的番茄。

食用佳餚

【番茄燒豆腐】

◆材　料：豆腐五〇〇克、番茄一〇〇克。

◆調味料：植物油、蔥末、鹽、醬油、味精各適量。

◆作　法：1. 番茄洗淨，切片；豆腐洗淨，切條。

2. 炒鍋上火，倒油燒熱，放入豆腐條煎炸至呈金黃色，盛出餘油。

3.將切好的番茄片倒入鍋內，調入醬油、鹽略炒，然後蓋鍋蓋燜煮5分鐘，最後放入味精、蔥末即可。

【番茄牛肉】

◆**材　料**：牛腿肉五〇〇克、番茄二五〇克。

◆**調味料**：植物油、乾辣椒段、花椒、薑絲、白糖、醬油、鹽、酒釀、鮮湯、蔥末、味精、香油、料酒各適量。

◆**作　法**：1.番茄洗淨，切小片；牛腿肉洗淨，切片，用鹽、料酒、薑絲、蔥末拌勻，醃漬1小時。

2.鍋內倒油，燒至七成熱時，倒入牛肉片，炸至褐色時撈出，瀝油。

3.鍋留底油，倒入乾辣椒段、花椒炸香，倒入番茄翻炒，最後加入鮮湯，放入牛肉，加鹽、醬油、酒釀、味精、白糖調味，待湯汁黏稠，調入香油即可。

辣椒（青椒）

性味歸經：辣椒味辛、性熱，入心、脾經。

功　效：辣椒含有豐富的維生素，能增加飯量，增強體力，改善怕冷、凍傷、血管性頭痛等症狀，能夠通過發汗而降低體溫，緩解肌肉疼痛，具有較強的解熱鎮痛作用，其中的維生素C可以控制心臟病及冠狀動脈硬化，降低膽固醇。辣椒中含一種特殊物質，能加速新陳代謝，促進荷爾蒙分泌，保健皮膚，還含有多種抗氧化物質，可預防癌症及其他慢性疾病。辣椒的有效成份辣椒素是一種抗氧化物質，它可阻止細胞的新陳代謝，降低癌細胞的發生率，還可以促進脂肪的新陳代謝，防止體內脂肪存積，有利於降脂、減肥。

食用宜忌：1.春季可常吃些辣椒，能有效恢復精力、消除春困。

2.不要食用辣椒過多。過多的辣椒素會極大刺激胃腸黏膜，引起胃痛、腹瀉並使肛門燒灼刺痛，誘發胃腸疾病，促使痔瘡出血，不利健康。

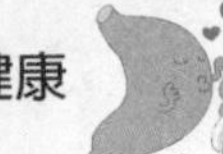

食用佳餚

【青椒炒蛋】

◆材　料：雞蛋二〇〇克、青椒50克。

◆調味料：植物油、料酒、鹽各適量。

◆作　法：1.雞蛋打散，加鹽和料酒調勻；青椒洗淨，去蒂及籽，切丁。

2.鍋內倒油燒熱，倒入蛋液，炒熟後盛出。

3.鍋底留油燒熱，放青椒煸炒，把雞蛋倒入炒散，加少許鹽調味即可。

【炒青椒】

◆材　料：青椒三〇〇克。

◆調味料：植物油、醬油、鹽、蔥絲各適量。

◆作　法：1.將青椒洗乾淨，去蒂及籽，切長絲。

2.鍋內倒油燒熱，放入蔥絲稍炸，再放入青椒拌炒均勻，待青椒炒成深綠色時，加醬油、鹽調味，翻炒幾下即可。

大蒜

性味歸經：大蒜味辛、性溫，入脾、胃、肺經。

功　效：大蒜能保護肝臟，誘導肝細胞脫毒酶的活性，可以阻斷亞硝酸鹽致癌物質的合成，從而預防癌症的發生。同時大蒜中的鍺和硒等元素還有良好的抑制癌瘤或抗癌的作用；大蒜的抗氧化性優於人參，常食大蒜能延緩衰老；大蒜能「除風濕，破冷風」，對風寒濕類關節炎有抑制作用；經常接觸鉛或有鉛中毒傾向的人食用大蒜，能力，增強人體免疫功能，預防癌症的發生；大蒜中含硒較多，對人體中胰島素合成下降有調節作用，所以糖尿病患者多食大蒜有助於減輕病情；大蒜中含有辣素，具有很強的殺菌能力，可以起到預防流感、防止傷口感染、治療感染性疾病和驅蟲的功效；大蒜的有效成份具有明顯的降血脂及預防冠心病和動脈硬化的作用，並且可以防止血栓的形成。

食用宜忌：1.大蒜特別適宜肺結核、癌症、高血壓、動脈硬化患者食用。
2.大蒜辛溫，多食生熱，對局部有刺激，陰虛火旺、目口舌有疾者忌食。
3.食用大蒜過量會影響視力和肝功能，有肝病的人不宜常食。

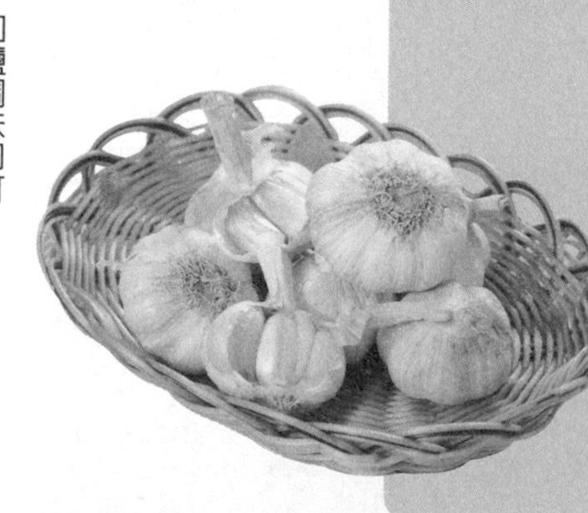

食用佳餚

【蒜香莧菜】

◆材　料：莧菜五〇〇克。

◆調味料：大蒜、植物油、鹽各適量。

◆作　法：1.莧菜擇洗乾淨，切長段；大蒜去皮，洗淨，拍鬆，切成蒜末。
2.鍋內倒油燒熱，炒香部分蒜末，下莧菜翻炒至熟，再下剩下的蒜末拌勻，加鹽調味即可。

黃瓜

性味歸經：黃瓜味甘、性涼，入脾、胃、大腸經。

功　效：黃瓜含有的葫蘆素C可提高人體免疫力，具有抗腫瘤的作用；纖維素能促進人體腸道內腐敗物質的排除，降

低膽固醇，強身健體；丙醇二酸則可抑制糖類物質轉變爲脂肪；豐富的維生素E可以起到延年益壽、抗衰老的作用；黃瓜中的黃瓜酶，有很強的生物活性，可有效促進機體的新陳代謝；黃瓜中所含的丙氨酸、精氨酸和谷氨醯胺對肝臟病人，特別是對酒精肝硬化患者有一定的輔助治療作用，可以防止酒精中毒；黃瓜中所含的葡萄糖苷、果糖等不參與通常的糖代謝，糖尿病患者以黃瓜代替澱粉類食物充饑，可以降低血糖。

食用宜忌：

1.黃瓜可以幫助控制血糖，適合糖尿病患者食用。

2.有慢性支氣管炎的患者不宜多吃黃瓜，脾胃虛寒者不宜多食。

食用佳餚

【拍黃瓜】

◆材　料：黃瓜1根。

◆調味料：香油、鹽、味精、醋各適量。

◆作　法：1.黃瓜洗淨，用刀將黃瓜拍鬆，再切成1.5釐米見方的塊，放入盤中。
2.加鹽、味精、醋、香油拌勻即可。

【黃瓜炒雞蛋】

◆材　料：嫩黃瓜二五〇克、雞蛋2個。

◆調味料：植物油、鹽、味精、蔥末、薑末各適量。

◆作　法：1.雞蛋打入碗內，加鹽、味精攪勻；黃瓜洗淨，切菱形片。
2.鍋內倒油燒熱，倒入蛋液炒成蛋花倒出。
3.鍋底留油燒熱，放蔥末、薑末爆香，放入黃瓜片翻炒，加鹽、味精煸炒至斷生，再倒入蛋花翻炒均勻即

芹菜

性味歸經：芹菜味甘、性涼，入肺、胃、肝經。

功　　效：芹菜中含酸性的降壓成份，具有明顯的降壓作用，是輔助治療高血壓及其併發症的首選之品，對於血管硬化、神經衰弱患者亦有輔助治療作用；芹菜的葉、莖含有揮發性物質，別具芳香，能增強人的食慾，還有降血糖作用；芹菜是高纖維食物，具有抗癌、防癌的功效；芹菜中含有一種鹼性成份，對人體能起到安神作用，利於安定情緒，消除煩躁；芹菜含有利尿的有效成份，能消除體內鈉瀦留，利尿消腫；芹菜含鐵量較高，能補充婦女經血的損失；芹菜中的鋅元素是一種性功能食品，能促進人的性興奮。

食用宜忌：1.適宜高血壓及其併發症患者食用，血管硬化、神經衰弱者也宜多食。
2.芹菜性涼質滑，脾胃虛寒、腸滑不固者謹慎食用。

食用佳餚

【芹菜炒豆腐乾】

◆材　料：芹菜二〇〇克、豆腐乾1塊。

◆調味料：植物油、鹽、米酒、雞精、胡椒粉各適量。

◆作　法：1.芹菜去葉，洗淨，以刀背拍菜梗，切小段；豆腐乾洗淨，切細絲。
2.鍋內倒油燒熱，放芹菜炒香，再放入豆腐乾絲炒熱，加鹽、米酒、雞精、胡椒粉炒勻即可。

【西芹百合】

◆材　料：水發百合一五〇克、西芹一〇〇克、聖女番茄50克。

◆調味料：鹽、味精、鮮湯、太白粉水、植物油各適量。

◆作　法：1.水發百合洗淨；西芹擇洗乾淨，切菱形小片；聖女番茄洗淨，切厚片。

2.將西芹、百合、聖女番茄放入沸水中焯至斷生，撈出瀝乾水份。

3.鍋內倒油燒熱，放入西芹、百合、聖女番茄略炒，加鮮湯燒開，再加入鹽、味精，用太白粉水勾芡，翻炒均勻即可。

胡蘿蔔

性味歸經：胡蘿蔔味甘、性平，入肺、脾經。

功　效：胡蘿蔔含有大量胡蘿蔔素，進入體內會轉變成維生素A，具有補肝明目的作用，可輔助治療夜盲症；植物纖維吸水性強可加強腸道的蠕動，起到利膈寬腸、通便防癌的作用；降糖物質如槲皮素等，可以增加冠狀動脈血流量，降低血脂，促進腎上腺素的合成，還有降壓、強心的作用。

食用宜忌：胡蘿蔔最好不要削皮吃，因爲胡蘿蔔素主要存於皮下。

食用佳餚

【涼拌胡蘿蔔絲】

◆材　料：胡蘿蔔三〇〇克。

◆調味料：白糖、醋、香油、鹽各適量。

◆作　法：1.胡蘿蔔洗淨，切絲，盛盤。

2.在胡蘿蔔絲上加入白糖、醋、香油、鹽拌勻即可。

山藥

性味歸經：山藥味甘、性平，入肺、脾、腎經。

功　效：山藥含有澱粉酶、多酚氧化酶等物質，有利於增強脾胃消化吸收功能；皂苷、黏液質等有強健機體、滋腎益精的作用，能益肺氣、養肺陰，輔助治療肺虛痰少久咳；黏液蛋白、維生素及微量元素能有效阻止血脂在血管壁的沉澱，預防心血管疾病，起到益智安神、延年益壽的作用。

食用宜忌：大便乾燥者不宜食用有收澀作用的山藥。

食用佳餚

【枸杞拌山藥】

◆材　料：山藥三〇〇克、枸杞10克、檸檬1/2個。

◆調味料：鹽、薑末、雞精、香油各適量。

◆作　法：1.枸杞洗淨，入熱水中浸泡10分鐘；檸檬洗淨放入榨汁機中榨汁。

2.山藥去皮洗淨，切條，放入含檸檬汁的冷水中浸泡2至3分鐘。

3.將山藥、枸杞撈出瀝乾水份，盛盤，加鹽、薑末、雞精調味，淋上檸檬汁、香油即可。

茼蒿

性味歸經：味辛、甘，性平，入脾、胃經。

功　效：茼蒿中含有特殊香味的揮發油，可以消食開胃；其中豐富的維生素、胡蘿蔔素及多種氨基酸可以養心安神，降壓補腦，潤肺補肝，防止記憶力減退；粗纖維有助於腸道蠕動，促進排便；茼蒿中的多種氨基酸、脂肪及較高量的鈉、鉀等礦物鹽等能調節體內水液代謝，通利小便，消除水腫。

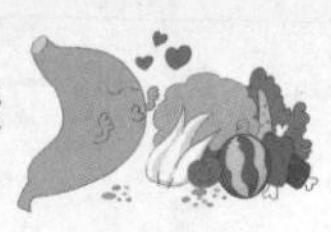

食用宜忌：1. 茼蒿氣濁，能助相火，所以一次不要食用過多。
2. 茼蒿對慢性腸胃病和習慣性便秘有一定的療效。

食用佳餚

【涼拌茼蒿】

◆材　料：茼蒿二五〇克。

◆調味料：香油、醬油、醋、芥末油、鹽、味精、蒜末各適量。

◆作　法：1. 茼蒿擇洗乾淨，切段，焯熟，放入盤中。
2. 將茼蒿加鹽、味精、芥末油、醋、醬油、香油、蒜末拌勻即可。

蘆筍

性味歸經：蘆筍味甘，性寒，入肺、胃經。

功　　效：蘆筍能增進食慾，幫助消化，經常食用對高血壓、心率過快、疲勞症、水腫、膀胱炎、排尿困難等病症有一定的療效。蘆筍的蛋白質組成具有人體所必需的各種氨基酸，營養學家認爲它是健康食品和全面的抗癌食品。

食用宜忌：腫瘤患者，心臟病、高血壓、腎虛、食慾不振、易燥熱者尤其適合食用蘆筍。

食用佳餚

【百合炒蘆筍】

◆材　料：蘆筍五〇〇克、鮮百合一五〇克。

◆調味料：鹽、白糖、雞精、植物油各適量。

◆作　法：1. 蘆筍洗淨，切段，焯熟；百合沖洗乾淨，待用。

2. 炒鍋置火上，倒油燒熱，下鮮百合和蘆筍，大火翻炒幾下，調入鹽、雞精、白糖及適量清水翻炒至熟即可。

馬齒莧

性味歸經：味酸，性寒，入大腸、肝、脾經，質黏滑利。

功　效：馬齒莧具有解毒、消炎、利尿、消腫、清熱涼血的功效，對糖尿病有一定輔助治療作用，多進食可保持血鉀和細胞內的鉀處於正常水準，並且對平滑肌細胞的正常增殖有顯著的促進作用；其中豐富的Ω－3脂肪酸可以降低心血管病的發生。

食用宜忌：脾胃虛寒者、腸滑腹瀉者、便溏者及孕婦忌食。

食用佳餚

【馬齒莧粥】

◆材　料：大米一〇〇克、馬齒莧一五〇克、豬肉50克。

◆調味料：鹽、香油、植物油各適量。

◆作　法：1. 大米洗淨，浸泡，撈出瀝水；馬齒莧擇洗淨，切碎段；豬肉洗淨，剁成肉末。

2. 鍋內倒油燒熱，加肉末煸炒，再放入馬齒莧、大米，加水，大火燒開，轉小火熬煮成粥，下鹽、香油調味即可。

刀豆

性味歸經：性溫，味甘，無毒，入脾、胃、腎經。

功　　效：刀豆具有維持人體正常代謝的功能，可促進人體內多種酶的活性，增強免疫力，提高人的抗病能力，所含的刀豆赤黴素和刀豆血細胞凝集素能刺激淋巴細胞轉變成淋巴母細胞，具有抗腫瘤的作用。

食用宜忌：刀豆適宜氣虛感冒、脾胃虛寒、胃痛及腹脹者；胃熱盛者不宜食用刀豆。

食用佳餚

【刀豆燒馬鈴薯】

◆材　料：刀豆三○○克、馬鈴薯二○○克。

◆調味料：蒜末、豆豉、生抽、鹽、味精、植物油各適量。

◆作　法：1.刀豆洗淨，去筋，折條；馬鈴薯洗淨，去皮，切條。
2.鍋內倒油燒熱，爆香蒜末，炒馬鈴薯條至半透明，下刀豆略炒，加水大火煮 5分鐘，轉小火開鍋，加豆豉、生抽、鹽、味精，翻炒 2分鐘即可。

性味歸經：豬肉味甘鹹，性平，入脾、胃、腎經。

功　效：豬肉有滋陰潤燥的功效，還能提供血紅素和促進鐵吸收的半胱氨酸，能改善缺鐵性貧血，可用於慢性營養不良、軟骨病、小兒遺尿等症。瘦豬肉含脂肪少，是肝病患者的滋補佳品。

食用宜忌：1.豬肉不能與黃豆同食，否則易脹氣，致消化不良。

2.豬肉中所含的不飽和脂肪酸和人體必需脂肪酸，容易吸收，對健康有益。但脂肪、膽固醇含量也高，服降壓藥和降血脂藥時不宜多食，否則會因脂肪而降低藥效。

3.豬肉的熱量和脂肪含量較高，肥胖者和血脂高者不宜多食。

食用佳餚

【青椒肉絲】

◆材　料：豬肉二〇〇克、青椒2個。

◆調味料：鹽、味精、料酒、醬油、植物油、胡椒粉各適量。

◆作　法：1.豬肉洗淨，切絲，用鹽、料酒、醬油醃漬；青椒洗淨，去蒂及籽，切絲。

2.鍋內倒油燒熱，放肉絲煸炒至八成熟，加青椒絲翻炒，加鹽、味精、胡椒粉調味即可。

【蒜香大排】

◆材　料：豬肋骨二〇〇克、蒜蓉30克。

◆調味料：老抽、蠔油、白糖、鹽、味精、乾紅辣椒、植物油各適量。

◆作　法：1.豬肋骨洗淨，切小段，控乾，加鹽、味精、老抽、蠔油、白糖拌勻，醃漬2小時。

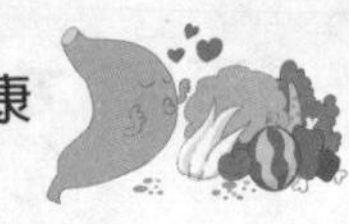

2. 鍋內倒油燒至三成熱，放入豬肋骨，慢慢加熱，炸至豬肋排熟、表面結硬撈出。

3. 鍋底留油，放入蒜蓉、乾紅辣椒炒香，再放入豬肋骨，翻炒均勻即可。

牛肉

性味歸經：味甘，性平，入脾、胃經。

功　效：牛肉有補中益氣、滋養脾胃、強筋健骨、化痰熄風、止渴消痰的功效，其中的蛋白質能提高人體抗病能力，對生長發育及術後、病後調養的人在補充失血、修復組織等方面特別適宜，同時適宜於中氣下隱、氣短體虛、筋骨酸軟、貧血久病及面黃目眩之人食用。

食用宜忌：1. 牛肉爲發物，患瘡瘍濕疹者愼用。內熱盛者忌多食。

2. 牛肉不宜與白酒同食，否則會上火，引起牙齦發炎。

3. 牛肉的最佳用量爲一週一次，每次80克左右。

食用佳餚

【馬鈴薯燒牛肉】

◆材　料：牛肉三〇〇克、馬鈴薯一五〇克。

◆調味料：醬油、鹽、蔥薑末、八角、太白粉水、植物油各適量。

◆作　法：1. 牛肉洗淨，煮熟，撈出切小塊，煮肉原湯留用；馬鈴薯洗淨，去皮，切滾刀塊，用油炸熟。

2. 鍋內放入煮牛肉的原湯，加醬油、八角、蔥薑末、鹽，再放入牛肉塊和炸好的馬鈴薯塊，大火燒開，用太白粉水勾芡即可。

【番茄牛腩】

◆材　料：牛腩肉三〇〇克、番茄一五〇克。

◆調味料：植物油、鮮湯、乾辣椒、花椒、蔥段、薑片、白糖、醬油、鹽、酒釀、料酒各適量。

◆作　法：1.牛腩肉洗淨，切片，加鹽、料酒、薑片、蔥段拌勻，醃漬半小時，揀去蔥段、薑片；乾辣椒切小段；番茄洗淨，去蒂，切小片。

2.鍋內倒油燒至七成熱，放入牛肉片炸至呈棕褐色，撈出瀝油。

3.鍋底留油燒至四成熱，下乾辣椒、花椒炸至棕紅色，下番茄炒香，加鮮湯，放入牛肉、鹽、醬油燒沸，大火收汁，加酒釀、白糖調味即可。

羊肉

性味歸經：味甘，性溫，入脾、胃、腎經。

功　效：羊肉性溫，營養豐富，具有補腎壯陽、補虛溫中的作用，對肺結核、氣管炎、哮喘、貧血、產後氣血兩虛、腹部冷痛、體虛胃寒、營養不良、腰膝酸軟以及一切虛寒病症均有很大裨益。冬季常吃羊肉，不僅可以增加人體熱量，抵禦寒冷，而且還能增加消化酶，保護胃壁，修復胃黏膜，幫助脾胃消化，起到抗衰老的作用。

食用宜忌：1.有外感引起的發熱症或濕熱症以及口乾舌燥、咽喉腫痛、牙痛、口臭、咳嗽痰黃稠、口渴喜冷飲、便乾、便秘、尿黃等症之人，不能食用羊肉。

2.羊肉不宜與南瓜、蕎麥、豆醬、乳醋、竹筍、半夏同食。

3.羊肉燥熱，不宜多吃，建議每次食用50克左右。

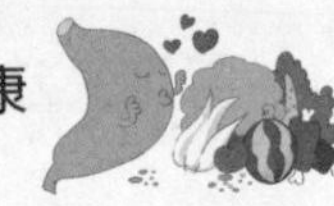

【蔥爆羊肉】

◆材　料：羊肉二五〇克、大蔥一五〇克。

◆調味料：料酒、醬油、鹽、味精、太白粉水、植物油各適量。

◆作　法：1.羊肉洗淨，切大片，加料酒、醬油、鹽、味精、太白粉水漿好；蔥洗淨，切長段。

2.鍋內倒油燒熱，下羊肉片翻炒，隨即放蔥段，烹入料酒、醬油、鹽、味精，炒勻出鍋即可。

【洋蔥炒羊肉】

◆材　料：羊肉二〇〇克、洋蔥一〇〇克。

◆調味料：花椒、薑絲、辣椒、鹽、黃酒、雞精、醋、植物油各適量。

◆作　法：1.羊肉洗淨，切絲；洋蔥洗淨，去老皮，切絲。

2.鍋內倒油燒熱，放入花椒、辣椒炸香，撈出不用，放入羊肉絲、薑絲、洋蔥絲翻炒，加鹽、黃酒、醋、雞精調味，熟透收汁即可。

雞肉

性味歸經：味甘，性溫，入脾、胃經。

功　　效：雞肉有補虛暖胃、溫中益氣、強筋壯骨的功效，含有的較多不飽和脂肪酸能夠降低對人體健康不利的低密度脂蛋白膽固醇，其中的大量膠原蛋白則能補充人體所缺少的水份和彈性，延緩皮膚衰老。

食用宜忌：1.雞肉對營養不良、畏寒怕冷、乏力疲勞、月經不調、貧血、虛弱等症有很好的食療效果，這些人群可經常食用。

2.雞肛門上方的肥肉塊是淋巴最集中處，聚集了很多病毒和致癌物質，應丟棄。

3.雞肉不宜與大蒜、鯉魚、兔肉、芥末同食。

4.雞肉的營養高於雞湯，所以要喝雞湯，也吃雞肉。
5.痛風症患者不宜喝雞湯，因其中有很多能加重病情的嘌呤。

食用佳餚

【清燉雞】

◆**材　料：**淨老母雞1只（約一五〇〇克），冬筍、火腿各50克，水發香菇30克。

◆**調味料：**料酒、鹽、蔥段、味精、薑片各適量。

◆**作　法：**1.淨老母雞去爪，洗淨；冬筍、香菇、火腿分別洗淨切片。
2.將一竹箅子墊在砂鍋底，將雞腹朝下放入鍋內，加入火腿片、料酒、蔥段、薑片，加水沒過雞身，蓋上蓋，用中火燒開，撇去浮沫，轉小火燉約3小時，然後加上冬筍片、香菇片、鹽、味精，燉約5分鐘至熟即可。

【金針菇雞絲】

◆**材　料：**金針菇50克、雞胸脯肉二五〇克、紅辣椒1個。

◆**調味料：**蔥絲、薑末、澱粉、鹽、米酒、香油、植物油各適量。

◆**作　法：**1.雞胸脯肉洗淨，切絲，放入碗中，加米酒、薑末、澱粉抓勻，醃漬10分鐘；紅辣椒洗淨，去蒂及籽，切絲；金針菇洗淨，切除根部備用。
2.鍋內倒油燒熱，放入雞絲、金針菇及適量水炒熟，加鹽調勻，撒上蔥絲及紅辣椒絲，淋上香油即可。

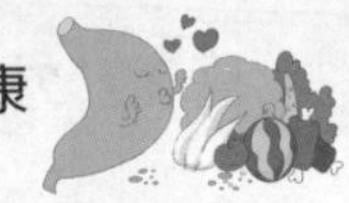

鴨肉

性味歸經：味甘、鹹，性微寒，入脾、胃、肺、腎經。

功　效：鴨肉中含有B群維生素和維生素E較其他肉類多，能有效抵抗腳氣病、神經炎和多種炎症，還能抗衰老；鴨肉中含有豐富的煙酸，是構成人體內兩種重要輔助酶的成份之一，對心肌梗塞等心臟病患者有保護作用。

食用宜忌：1.鴨肉對營養不良、水腫或產後和病後體虛者有很好的食療效果。
2.胃部冷痛、腹瀉清稀、腰痛及寒性痛經之人儘量不要食用。

食用佳餚

【啤酒鴨】

◆材　料：半片鴨六〇〇克、啤酒1瓶。

◆調味料：鹽、味精、醬油、料酒、白糖、乾紅辣椒段、蔥段、薑片、花椒各適量。

◆作　法：1.鴨肉洗淨，切塊，加鹽、味精、白糖、料酒、醬油醃漬15分鐘。
2.鍋內倒油燒熱，炒香蔥段、薑片、乾紅辣椒段和花椒，下鴨塊翻炒，倒入啤酒，加白糖調味，慢燉至熟，大火收汁即可。

【子薑爆鴨】

◆材　料：熟鴨肉二〇〇克、子薑一〇〇克。

◆調味料：豆瓣、雞精、料酒、白糖、醋、植物油各適量。

◆作　法：1.將熟鴨肉切絲；子薑洗淨，切絲。

2.鍋內倒油燒至六成熱，下豆瓣炒香，放入薑絲略炒後，再加入鴨絲炒熟，加入料酒、雞精、白糖、醋調味即可。

鵝肉

性味歸經：味甘，性平，入脾、肺經。

功　效：鵝肉有利人體健康，有益氣補虛、和胃止渴、暖胃開津、祛風濕、防衰老的功效，還能止咳化痰、解鉛毒，尤其適合冬天食補。

食用宜忌：鵝肉膽固醇含量低，對預防高血壓、冠心病、動脈硬化等心血管疾病有幫助；鵝肉適合身體虛弱，氣血不足，營養不良之人食用。

食用佳餚

【炒鵝腿片】

◆材　料：鵝腿2只、雞蛋3個。

◆調味料：植物油、薑末、料酒、鹽、醬油、胡椒粉各適量。

◆作　法：1.鵝腿去骨，腿肉切片；2個蛋煮熟，切片；1個雞蛋取蛋清攪勻。

2.將鵝腿肉放入碗中，加雞蛋液、鹽、料酒拌勻備用。

3.鍋內倒油燒熱，將醃好的鵝腿片放入，快速翻炒，隨後加入雞蛋片、鹽、醬油翻炒均勻，起鍋前放入薑末，撒入胡椒粉即可。

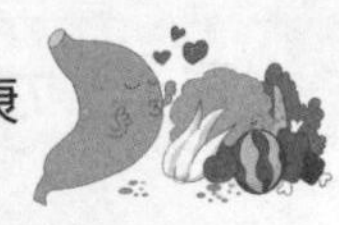

鴿肉

性味歸經：味鹹，性平，入肝、腎經。

功　效：乳鴿含有較多的支鏈氨基酸和精氨酸，可促進體內蛋白質的合成，加快創傷癒合；鴿肝中含有最佳的膽素，可幫助人體利用膽固醇，防治動脈硬化；鴿肉中含有豐富泛酸，對脫髮、白髮和未老先衰等有很好的療效。

食用宜忌：鴿肉營養豐富，易於消化，有恢復體力、增強腦力和視力的作用，是老年人、體虛病弱者及兒童的理想營養食品。

食用佳餚

【雛鴿菊花煲】

◆材　料：雛鴿1只、菊花1朵。

◆調味料：蔥段、薑片、料酒、鹽、胡椒粉、清湯各適量。

◆作　法：1.將雛鴿摘去雜毛，開膛洗淨，從中間劈開，剁成4塊，焯水撈出，洗去血沫；菊花用溫水發好，去除雜質。

2.砂鍋內倒清湯，下鴿肉、薑片、蔥段、料酒，大火燒開後轉小火燜煮2小時，放入菊花略煮片刻，加鹽、胡椒粉調味即可。

水產類

鯉魚

性味歸經：味甘、性平，入脾、腎、肺經。

功　效：鯉魚有健脾益氣、利水消腫、止咳鎮喘、安胎通乳、清熱解毒的功效，可用於脾虛水腫、小便不利、乳汁不通、咳嗽氣逆等。鯉魚的蛋白質不但含量高，而且品質也佳，人體消化吸收率可達96％，並能供給人體必需的氨基酸、礦物質、維生素A和維生素D；鯉魚的脂肪多為不飽和脂肪酸，能很好地降低膽固醇，可以防治動脈硬化、冠心病。

食用宜忌：用活鯉魚和豬蹄燉湯服用，能緩解產婦少乳；吞食生、熟魚膽都會中毒，引起胃腸症狀、肝腎功能衰竭、腦水腫、中毒性休克，嚴重者可致死，所以魚膽一定不能戳破，將其丟棄；魚脊上的兩筋及黑血不可食用，因其含有毒成份。

食用佳餚

【紅燒魚塊】

◆材　料：鯉魚1條（約七〇〇克）。

◆調味料：鹽、澱粉、醬油、白糖、蔥段、薑片、蒜末、植物油各適量。

◆作　法：1.鯉魚去鰓、鱗、內臟，洗淨，切塊，放鹽、澱粉抓勻，醃漬30分鐘。

2.鍋內倒油燒熱，炒香薑片、蒜末，把魚塊放入至兩面煎黃，加醬油、鹽、白糖、半碗清水，蓋上鍋蓋中火燜3至5分鐘，放入蔥段稍煮即可。

【回鍋魚片】

◆材　料：鯉魚1條、蒜苗一〇〇克、雞蛋1個。

◆調味料：植物油、豆豉、鹽、味精、料酒、蔥薑汁、醬油、白糖、甜麵醬、澱粉各適量。

◆作　法：1.將鯉魚去鰓、鱗、內臟，洗淨，切下頭、骨，將魚肉切成魚片，用鹽、料酒、蔥薑汁醃漬入味；豆豉剁碎；用雞蛋和澱粉攪拌成粉糊，掛勻魚片；蒜苗洗淨，切段。

2.鍋內倒油燒至六成熱，放入魚片炸至金黃色，撈出瀝油。

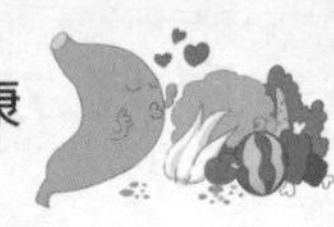

3.鍋底留油燒熱，放入豆豉、甜麵醬煸香，放入炸好的魚片和蒜苗，加鹽、味精、醬油、白糖翻炒至入味即可。

蝦

性味歸經：性溫、濕，味甘、鹹，入腎、脾經。

功　效：1.蝦有補腎壯陽、通乳的功效，蝦皮有鎮靜作用。
2.蝦營養豐富，肉質鬆軟，易消化，對身體虛弱及病後需要調養的人是極好的食物。
3.蝦中含有豐富的鎂，對心臟活動具有重要的調節作用，能很好地保護心血管系統，減少血液中膽固醇的含量，防止動脈硬化，還能擴張冠狀動脈，有利於預防高血壓及心肌梗塞。
4.蝦體內含有蝦青素，有助於消除因時差而產生的「時差症」。

食用宜忌：1.蝦屬於寒涼陰性類食品，食用時最好與薑、醋等佐料共同食用，既能殺菌，又可防止身體不適。
2.蝦肉中含有豐富的鈣質和維生素，準媽媽應經常食用。
3.患有皮膚濕疹、皮炎、瘡毒等皮膚痛癢患者以及陰虛火旺者最好不要食用。
4.蝦黃味道鮮美，但膽固醇含量相對較高，心血管疾病患者和老人不能多食。

食用佳餚

【水晶蝦仁】

◆材　料：鮮牛奶二五〇克、醃蝦仁二五〇克、雞蛋清1個。

◆調味料：植物油、鹽、澱粉、味精各適量。

◆作　法：1.牛奶、雞蛋清、澱粉、鹽、味精和醃蝦仁同放碗中充份拌勻。
2.鍋內倒油燒熱，倒入拌勻的牛奶、蝦仁，用小火翻炒，至牛奶剛熟，凝結成塊，起鍋裝盤即可。

【白灼基圍蝦】

◆材　料：活基圍蝦四〇〇克。

◆調味料：生抽、味精、料酒、清湯、蔥花、薑末、薑片、植物油各適量。

◆作　法：1.基圍蝦洗淨，鍋中放適量水，加料酒、薑片燒開，放入基圍蝦，煮至蝦剛剛熟時撈出裝盤。

2.鍋內倒油燒至八成熱，放入蔥花、薑末、生抽、味精、清湯稍煮，製成味汁以供蘸食。

紫菜

性味歸經：味甘、鹹，性寒，入肺經。

功　效：紫菜富含膽鹼和鈣、鐵，能增強記憶，治療婦幼貧血，促進骨骼、牙齒的生長和保健；紫菜含碘量很高，可用於治療因缺碘引起的「甲狀腺腫大」；紫菜有軟堅散結功能，對其他鬱結積塊也有作用；紫菜含有的多糖具有增強細胞免疫和體液免疫功能，可提高機體的免疫力，顯著降低血清膽固醇的含量。

食用宜忌：胃腸消化功能不好的人宜少食；腹痛便溏者不能食紫菜。

食用佳餚

【紫菜蛋花湯】

◆材　料：紫菜10克、雞蛋1個。

◆調味料：香油、味精、鹽各適量。

◆作　法：1.雞蛋洗淨，磕入碗中，加少許水，攪拌均勻。

2.鍋內倒水燒開，加入紫菜稍煮片刻，倒入蛋液，待蛋花漂起，加鹽、味精，淋上香油即可。

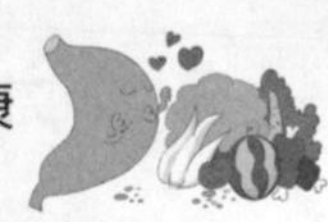

海帶

性味歸經：味鹹，性寒，入肺經。

功　效：海帶中大量的碘可以防治人體因缺碘所導致的甲狀腺腫大；大量的甘露醇，可以防治腎功能衰竭、藥物中毒等；優質蛋白質和不飽和脂肪酸對心臟病、糖尿病、高血壓有一定的防治作用；膠質能促使體內的放射性物質隨同大便排出體外，減少放射性物質在人體的積聚。

食用宜忌：吃海帶後馬上喝茶和吃酸澀的水果的話，會阻礙鐵的吸收；患有甲亢的病人及孕婦和乳母不要吃海帶，其中的碘會起副作用。

食用佳餚

【海帶絲拌白菜】

◆材　料：白菜二五〇克、水發海帶一五〇克。

◆調味料：蒜末、醬油、醋、鹽、味精、辣椒油各適量。

◆作　法：1.白菜洗淨，去心，切絲；海帶洗淨，切絲。

2.白菜絲和海帶絲放盤中，加蒜末、醬油、醋、鹽、味精、辣椒油拌勻。

蛋奶豆類

黃豆（豆腐、豆腐皮、黃豆芽、豆漿）

性味歸經：味甘，性平寒，入脾、大腸經。

功　效：黃豆中含有豐富的蛋白質，含有多種人體必需的氨基酸，可以提高人體免疫力，皂苷有明顯的降血脂作用，還可抑制體重增加；大豆異黃酮能夠減輕女性更年期綜合徵，延遲女性細胞衰老，使皮膚保持彈性，促進骨生長，降低血脂。大豆中的可溶性纖維，既能通便，又能降低膽固醇含量。大豆中的抑制胰酶的物質，對糖尿病有治療作用；黃豆中的卵磷脂可除掉附在血管壁上的膽固醇，防止血管硬化，保護心臟。

食用宜忌：黃豆中的大豆纖維可加快食物通過腸道的時間，有利減肥；黃豆不宜生吃；黃豆在消化過程中易產生氣體，造成腹脹，所以有嚴重肝病、腎病、痛風、消化不良及慢性消化道疾病患者應控制食用量。

食用佳餚

【什錦黃豆】

◆材　料：黃豆一〇〇克、豆腐乾一〇〇克、菜豆仔80克、粉絲50克。

◆調味料：薑末、蔥花、淡色醬油、鹽、香油、醋、味精各適量。

◆作　法：1.黃豆洗淨，煮熟；豆腐乾洗淨，切條；粉絲泡軟，切長段；菜豆仔抽筋，洗淨，切塊，入沸水鍋焯熟，撈出，控淨水份。

2.將黃豆、豆腐乾、粉絲、菜豆仔混合，加淡色醬油、鹽、薑末、蔥花、味精、香油、醋，調勻裝盤即可。

【魚頭豆腐湯】

◆材　料：鰱魚頭2個、豆腐五〇〇克。

◆調味料：豆瓣醬、蒜片、料酒、薑末、醬油、白糖、味精、植物油、清湯、鹽各適量。

◆作　法：1.鰱魚頭去鰓洗淨，在頭部有肉段各深剞兩刀，放在容器裏，在剖面塗上塌碎的豆瓣醬、醬油醃漬片刻；豆腐洗淨，切塊。

2.鍋內倒油燒熱，將魚頭煎黃，烹入料酒和薑末，加蓋稍燜，加醬油、白糖、清湯，燜至八成熟，放入豆腐，小火煮50分鐘，加入蒜片、鹽、味精調味即可。

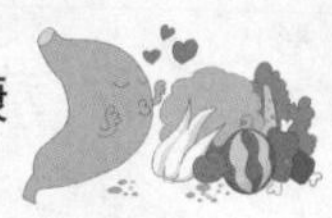

雞蛋

性味歸經：味甘，性平。

功　效：雞蛋含有豐富的蛋白質、脂肪、維生素和鈣、鐵、鉀等人體所需要的礦物質，其中的蛋白質爲優質蛋白，對肝臟組織損傷有修復作用；維生素B和其他微量元素，可以分解和氧化人體的致癌物質，具有防癌的作用；雞蛋富含DHA和卵磷脂、卵黃素，對神經系統和身體發育有利，能健腦益智，改善記憶力，並促進肝細胞的再生。

食用宜忌：1.雞蛋在形成過程中會帶菌，未煮熟的雞蛋不能將細菌殺死，容易引起腹瀉，因此雞蛋要高溫煮熟後再吃，但是也不要煮的過老，煮的時間過長，會使蛋黃表面形成灰綠色碳化亞鐵層，很難被人體吸收，蛋白質老化也會變硬、變韌，影響食慾，也不易消化。

2.炒雞蛋和炸雞蛋含油量高，膽囊炎和膽結石患者千萬不要多吃，最好是不吃。

3.老年高血壓、高血脂、冠心病人，宜少量食用雞蛋，一般每日不要超過1個，不宜多食，這樣限量食用既可補充優質蛋白質，又不影響血脂水平。

食用佳餚

【香椿炒雞蛋】

◆材　料：香椿嫩芽一〇〇克、雞蛋2個。

◆調味料：植物油、蔥花、鹽各適量。

◆作　法：1.雞蛋磕入碗中，加少許鹽攪拌均勻；香椿嫩芽洗淨，備用。

2.鍋內倒油燒熱，下蛋液炒至剛成形時，放入香椿芽再炒片刻，撒上蔥花即可。

【蛋炒飯】

◆材　料：米飯二○○克、雞蛋2個。

◆調味料：蔥花、鹽、雞精、植物油各適量。

◆作　法：1.雞蛋磕入碗內打散，加入一點兒鹽攪勻。

2.鍋置火上，倒油燒熱，倒入雞蛋液炒散成凝固的雞蛋塊，加入蔥花，將米飯倒入鍋內，用鏟子將米飯搗散翻炒，炒至米飯沒有結塊，有少許蒸汽冒出，放入鹽、雞精，充份翻炒拌勻即可。

牛奶

性味歸經：味甘，性平、微寒，入心、肺、胃經。

功　效：牛奶中的維生素A，可以防止皮膚乾燥及暗沉，使皮膚白皙，有光澤；大量的維生素B_2可以促進皮膚的新陳代謝；牛奶中的乳清對黑色素有消除作用，可以防治多種色素沉著引起的瘢痕；牛奶能爲皮膚提供封閉性油脂，形成薄膜以防皮膚水份蒸發，還能暫時提供水份，可保證皮膚的光滑潤澤；牛奶中的一些物質對中老年男子有保護作用，使體力充沛，高血壓的患病率也較低，腦血管疾病的發生率也較低；牛奶中的鈣最容易被吸收，而且鉀、磷、鎂等多種礦物質搭配也十分合理，可以補鈣，減少骨質流失。

食用宜忌：1.脱脂牛奶適合老年人、血壓偏高的人群；高鈣奶適合中等及嚴重缺鈣的人群。

2.煮牛奶時不要加糖，需等煮熟離鍋後再加；加熱時不要煮沸，也不要久煮，否則會破壞營養素，影響人體吸收；科學的方法是用大火煮奶，奶將要開時馬上離火，然後再加熱，如此反復3至4次，既能保持牛奶的養份，又能有效地殺死奶中的細菌。

3.牛奶加蜂蜜是非常好的搭配，有治療貧血和緩解痛經的作用。

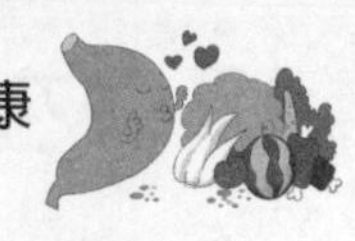

【牛奶蒸蛋】

◆材　料：牛奶五〇〇毫升、雞蛋2個。

◆調味料：白糖適量。

◆作　法：1.將雞蛋磕入碗中，攪勻，兌上牛奶，加白糖攪拌，待糖溶化。
2.將碗放入鍋中蒸10分鐘至牛奶凝固即可。

【地瓜牛奶】

◆材　料：地瓜50克、牛奶一〇〇毫升。

◆作　法：1.地瓜洗淨，去皮，切薄片，放入水中除去澀味。
2.地瓜放入鍋中與適量的水煮開，開鍋後再轉小火熬軟，趁熱磨成泥，加入牛奶略煮即可。

黑豆

性味歸經：性平，味甘，入脾、腎經。

功　　效：黑豆中含有豐富的蛋白質、維生素、礦物質，有活血、利水、祛風、解毒的功效，對人體的生長發育、新陳代謝、內分泌活性、神經結構、免疫功能均有重要的作用。

食用宜忌：患有嚴重肝病、腎病、痛風者不宜食用；消化功能不良、有慢性消化道疾病者應控制食用量；黑豆的嘌呤含量較高，尿酸過高者一次不宜食用太多。

食用佳餚

【醋黑豆】

◆材　料：黑豆一〇〇克、醋三〇〇毫升。

◆作　法：1.黑豆洗淨，浸泡6小時；將黑豆放入平底鍋中，加水，用中火煮至表皮裂開，再用大火慢煮約10分鐘。

2.把黑豆放入密實瓶中，加醋，待涼，封好瓶蓋，放置1天，膨脹即可。

綠豆

性味歸經：綠豆性涼，味甘，入心、胃經。

功　　效：綠豆中所含的蛋白質和磷脂具有興奮神經、增進食慾的功能，爲機體許多重要器官增加營養所必需；綠豆中含有一種球蛋白和多糖能降低小腸對膽固醇的吸收；綠豆中的有效成份具有抗過敏作用，可以治療蕁麻疹等疾病；其中豐富的胰蛋白酶抑制劑，可以保護肝臟，減少蛋白分解，從而保護腎臟。

食用宜忌：體質虛弱、正在吃中藥的人及脾胃虛寒、腎氣不足、腰痛的人不宜多吃。

食用佳餚

【綠豆大米粥】

◆材　料：大米50克、綠豆60克。

◆調味料：白糖適量。

◆作　法：1.大米、綠豆分別淘洗乾淨，綠豆浸泡2小時。

2.將綠豆與適量清水同放鍋內，置大火上煮開，再轉小火煮至將熟時，放入大米，繼續以小火煮至綠豆開花、米爛粥稠，加白糖調味即可。

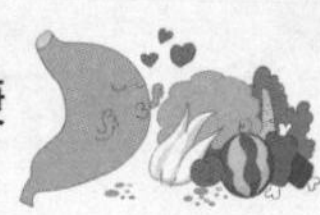

菌藻類

香菇

性味歸經：性味甘平，入胃經。

功　效：香菇中含有高蛋白、低脂肪、多糖、多種氨基酸和多種維生素，可以提高機體免疫功能；香菇的水提取物對體內的過氧化氫有一定的清除作用；香菇菌蓋部份含有雙鏈結構的核糖核酸，進入人體後，會產生具有抗癌作用的干擾素；香菇中含有嘌呤、膽鹼及某些核酸物質，能起到降血壓、降膽固醇、降血脂的作用，又可預防動脈硬化、肝硬化。

食用宜忌：高血壓、高血脂、高膽固醇、心血管疾病、糖尿病及癌症患者可以長期用香菇做輔助食療菜餚，有益身體恢復。

食用佳餚

【香菇青菜】

◆材　料：青菜二〇〇克、香菇6朵。

◆調味料：植物油、蒜末、鹽、米酒、香油各適量。

◆作　法：1.青菜洗淨，切段；香菇洗淨，泡軟去柄。

2.鍋內倒油燒熱，爆香蒜末，放入香菇、青菜及鹽、米酒和香油，炒熟即可。

【香菇燉雞】

◆材　料：雞1只、乾香菇6朵。

◆調味料：薑片、蔥段、蒜片、醬油、米酒、白糖、鹽、味精、清湯各適量。

◆作　法：1.乾香菇用水泡軟，清洗乾淨泥沙，瀝去水份；雞處理乾淨，焯水。

2.把雞放入燉盅裏，加薑片、蔥段、蒜片、米酒、醬油、白糖、鹽、味精和清湯，上籠燉90分鐘至熟取出，撇去雞面油，去掉蔥、薑。

3.將雞放入燉盅內，放入香菇，倒回原湯，蓋上錫紙或保鮮膜，入籠再燉15分鐘即可。

平菇（袖珍菇）

性味歸經：性溫，味甘。

功　效：平菇含有多種維生素及礦物質，可以改善人體新陳代謝，增強體質，調節植物神經性功能；平菇含有抗腫瘤細胞的硒、多糖體等物質，對腫瘤細胞有很強的抑制作用，且具有免疫特性；平菇可以舒筋活絡，調節植物神經，對預防癌症、腰腿疼痛、手足麻木、慢性胃炎、膽結石等有一定療效。

食用宜忌：1.平菇能滋補強壯、利水消腫，對產婦有益。

2.平菇可降低膽固醇，是老年人、心血管疾病與肥胖症患者的食療佳品。

食用佳餚

【大蒜燒平菇】

◆材　料：平菇四五〇克、大蒜40克。

◆調味料：植物油、料酒、醬油、太白粉水、胡椒粉、味精、鹽各適量。

◆作　法：1.平菇洗淨，掰開，放入開水中煮透，撈出控水；大蒜去皮，洗淨，切末。

2.鍋內倒油燒熱，放入蒜末煸炒，烹入料酒、醬油，加水，再放入平菇、鹽、味精、胡椒粉燒開，用水澱粉

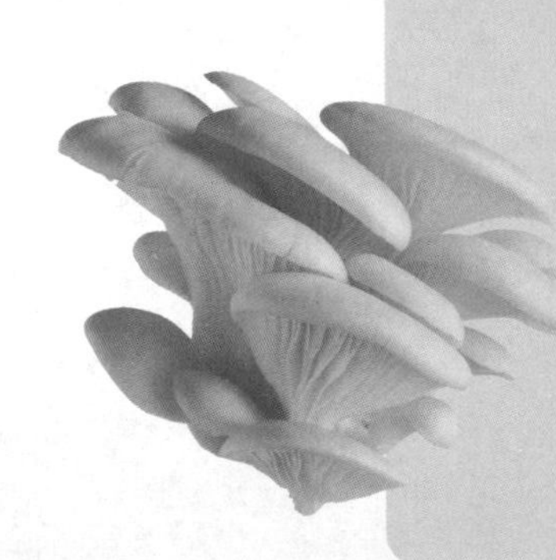

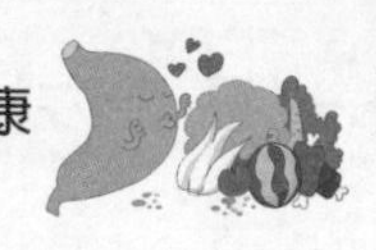

勾芡，收稠湯汁即可。

【平菇豆腐湯】

◆材　料：平菇一五〇克、豆腐二五〇克。

◆調味料：植物油、鹽、味精、蔥花、香菜末各適量。

◆作　法：1.平菇去雜質，洗淨，撕成小塊；豆腐洗淨，切小塊。
2.鍋內倒油燒熱，放入平菇煸炒，加適量清水、豆腐塊、鹽，燒煮到平菇、豆腐入味，加味精，撒上蔥花、香菜末即可。

木耳

性味歸經：味甘，性平，入胃、大腸經。

功　效：木耳中含有豐富的鐵，能養血駐顏，令肌膚紅潤，容光煥發，還可防止缺鐵性貧血；木耳含有維生素K，能減少血液凝塊，預防血栓病的發生，有防治動脈硬化和冠心病的作用；木耳中的膠質可以把殘留在人體消化系統內的灰塵、雜質吸附集中起來，排出體外，起到清胃滌腸的作用。對無意中吃到的難以消化的穀殼、沙子、金屬等有溶解與氧化作用，對膽結石、腎結石等內源性異物有較顯著的化解功能；木耳含有抗腫瘤活性物質，能增強機體免疫力，經常食用可以抗癌防癌。

食用宜忌：1.黑木耳滋潤，易滑腸，慢性腹瀉患者應慎食，否則會使腹瀉加重。
2.嚴禁食用發黴及有腐敗味的黑木耳，以防中毒。

食用佳餚

【木耳萵筍拌雞絲】

◆材　料：雞胸脯肉二〇〇克、水發木耳50克、萵筍（A菜）50克、青椒1個。

◆調味料：鹽、味精、香油各適量。

◆作　法：1.萵筍去皮，洗淨，切絲；青椒洗淨，去蒂及籽，切絲；水發木耳洗淨，切絲；將萵筍、青椒、木耳放入沸水中稍燙一下。

2.雞胸脯肉洗淨，切絲，用沸水焯熟。

3.將萵筍、青椒、木耳、雞胸脯肉放入盤中，用鹽、味精拌勻，淋上少許香油即可。

【木耳炒西芹】

◆材　料：水發木耳一〇〇克、西芹一〇〇克、柿子椒30克。

◆調味料：植物油、鹽、蒜末、味精、白糖、太白粉水各適量。

◆作　法：1.水發木耳洗淨，撕成小塊；西芹去皮，洗淨，切條；柿子椒洗淨，去蒂及籽，切絲；木耳、西芹焯水，撈出。

2.鍋內倒油燒熱，放入蒜末、柿子椒絲煸炒，放入木耳、西芹，加鹽、味精、白糖調味，用中火炒透入味，用太白粉水勾芡，翻勻即可。

金針菇

性味歸經：性寒，味甘、鹹，入肝、胃經。

功　效：金針菇具有抵抗疲勞、抗菌消炎、清除重金屬鹽類物質、抗腫瘤等作用，也能有效地增強機體的生物活性，促進體內新陳代謝，有利於食物中各種營養素的吸收和利用，對抑制血脂升高、降低膽固醇、防治心腦血管疾病有一定功效。金針菇含有人體必需氨基酸，其中賴氨酸和精氨酸的含量很豐富，且含鋅量比較高，對增強智力尤其是對兒童的生長發育和智力發育很有好處；金針菇含有樸菇素，可以增強機體對癌細胞的抗禦能力，常食可以降低膽固醇，預防肝臟細胞和胃腸道潰瘍，增強機體正氣，防病健身。

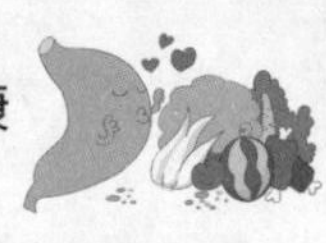

食用宜忌：1.金針菇能使兒童保健增智，老年人延年益壽，成年人增強記憶力，應常食。
2.金針菇能補益氣血，對婦女產後恢復很有幫助。

食用佳餚

【金針菇菠菜】

◆材　料：金針菇罐頭1瓶、菠菜80克、柚子皮50克、白芝麻15克。

◆調味料：醬油、鹽、香油各適量。

◆作　法：1.開罐後，取出金針菇，瀝乾備用；柚子皮去內膜，皮切絲備用。
2.將金針菇和菠菜混合在一起，加鹽、醬油調勻和白芝麻拌勻後，放入微波爐中，用中火加熱1分30秒。
3.取出，盛入容器，放上柚子皮，淋上香油即可。

【彩虹金針菇】

◆材　料：金針菇一○○克、鮮香菇3朵、豆腐乾一○○克、胡蘿蔔20克、西芹30克。

◆調味料：蒜末、醬油、白糖、香油、太白粉水、植物油各適量。

◆作　法：1.金針菇從根部分開，洗淨；香菇洗淨，浸軟，去柄，切絲；豆腐乾洗淨，切絲；胡蘿蔔洗淨，切絲；西芹洗淨，切絲。
2.鍋內倒油燒熱，爆香蒜末，下香菇絲、胡蘿蔔絲、西芹絲及豆腐乾絲煸炒，加少許清水煮沸。
3.金針菇絲略炒，下醬油、白糖調味，用太白粉水勾芡，淋上香油即可。

銀耳

性味歸經：味甘，性平，入肺、胃、腎經。

功　　效：銀耳能提高肝臟的解毒能力，起到保肝作用，對老年慢性支氣管炎、肺原性心臟病有一定療效，還能增強腫瘤患者對放療、化療的耐受力。銀耳中的膳食纖維可幫助胃腸蠕動，減少脂肪吸收，達到減肥的效果；銀耳富含維生素D，能防止鈣的流失，對生長發育十分有益，還富含硒等微量元素，可以增強機體抗腫瘤的免疫力；銀耳富含天然植物性膠質，加上它的滋陰作用，長期服用可以潤膚，並具有驅除臉部黃褐斑、雀斑的功效；銀耳中的有效成份酸性多糖類物質，能增強人體的免疫力，調動淋巴細胞，加強白細胞的吞噬能力，興奮骨髓造血功能。

食用宜忌：1. 銀耳可使機體對外界致病因子的抵抗力提高，使機體對輻射的保護作用增強，也促進骨髓的造血機能，可作爲腫瘤患者在接受放射治療時的食療佳品。

2. 風寒咳嗽或濕熱生痰者最好不要食冰糖銀耳，會使病情加重。

食用佳餚

【銀耳蓮子羹】

◆材　料：銀耳30克、蓮子50克。

◆調味料：冰糖40克。

◆作　法：1. 將蓮子、銀耳分別用清水泡發，撈起，蓮子去心，銀耳去黃蒂。

2. 把蓮子、銀耳、冰糖放入碗中，加適量清水，入蒸籠大火蒸1小時即可。

【熗雙耳】

◆材　料：乾銀耳20克、水發木耳一〇〇克、黃瓜50克。

◆調味料：鹽、味精、料酒、薑末、花椒、植物油各適量。

◆作　法：1.銀耳、木耳擇洗乾淨，撕開，一同放入開水中燙一下，用涼水沖涼，瀝乾水份；黃瓜洗淨，切小片。

2.鍋內倒植物油燒熱，下花椒炸香，撈出不用，即為花椒油。

3.把銀耳、木耳、黃瓜放在碗內，加鹽、味精、料酒、薑末、花椒油拌勻即可。

水果類

奇異果

性味歸經：性寒，味甘、酸，入脾、胃經。

功　效：奇異果中含有良好的膳食纖維，能夠降低膽固醇，促進心臟健康，還能幫助消化，防止便秘，快速清除並預防體內堆積的有害代謝物；奇異果中含有血清促進素，具有穩定情緒、鎮靜心情的作用；奇異果中含有天然肌醇，有助於腦部活動，幫助憂鬱之人走出情緒低谷；其中的維生素C是一種抗氧化劑，能夠抑制硝化反應，防止癌症發生。

食用宜忌：1.情緒低落、常吃燒烤者、經常便秘者適合吃奇異果；癌症患者，高血壓患者，冠心病患者，心血管疾病患者，食慾不振、消化不良者，航空、高原、礦井等特種工作人員尤其適合。

2.脾虛便溏者，風寒感冒、瘧疾、寒濕痢疾、慢性胃炎、痛經、閉經、小兒腹瀉者不宜食用。

食用佳餚

【奇異果蘋果汁】

◆材　料：奇異果2個、蘋果1個。

◆調味料：蜂蜜適量。

◆作　法：1.奇異果去皮，洗淨，切塊；蘋果去皮，去核，切小塊。

2.將奇異果和蘋果放入果汁機中攪拌均勻，調入適量蜂蜜拌勻即可。

【鳳梨奇異果】

◆材　料：鳳梨、蘋果、奇異果、香蕉各50克，小番茄8個，櫻桃若干。

◆調味料：紅葡萄酒、白糖各適量。

◆作　法：1.將鳳梨、蘋果、奇異果、香蕉去皮，洗淨，切丁；小番茄洗淨，去蒂，一切為四。

2.加白糖和紅葡萄酒拌勻，放入冰箱中醃漬1小時。

3.取出，將櫻桃洗淨，去蒂，放入即可。

蘋果

性味歸經：味甘，性涼。

功　　效：蘋果中含有大量的鎂、硫、鐵、銅、碘、錳、鋅等微量元素，可使皮膚細膩、潤滑，有光澤；其特有的香味可以緩解壓力過大造成的不良情緒，能提神醒腦；多吃蘋果可以改善呼吸系統和肺功能，保護肺部免受污染和煙塵的影響。蘋果富含粗纖維，可促進腸胃蠕動，協助人體順利排出廢物，減少有害物質對皮膚的危害；蘋果中的果膠和微量元素鉻能保持血糖的穩定，有效地降低膽固醇；蘋果中的多酚及黃酮類天然化學抗氧化物質，可以減少肺癌的危險，預防鉛中毒。

食用宜忌：1.蘋果有酸有甜，糖尿病人宜吃酸蘋果；防止心血管病和肥胖症，應選甜蘋果吃；治療便秘時應選熟蘋果

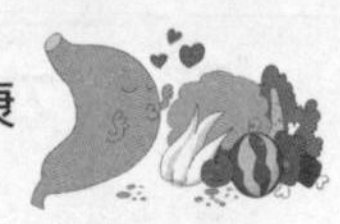

吃；結腸炎引起的腹瀉，宜吃刨成絲的生蘋果；睡前吃蘋果可以消除口腔內的細菌；治咳和治療嗓子沙啞，宜喝榨成汁的生蘋果；治療貧血，無論生吃或燒熟了吃，都有益。

2.蘋果儘量不要削去表皮，因其維生素和果膠等有效成份多在皮和近皮部份，所以把蘋果洗乾淨即可食用。

食用佳餚

【拔絲蘋果】

◆材　料：蘋果2個、雞蛋清1個。

◆調味料：白糖、香油、澱粉、麵粉、植物油各適量。

◆作　法：1.蘋果洗淨，削去皮，去核，洗淨，切大滾刀塊，將麵粉、雞蛋清、澱粉及適量清水調成漿，蘋果塊放入拌勻上漿。

2.鍋內倒油燒熱，將掛好漿的蘋果塊逐塊下鍋，炸至金黃色撈出，原鍋置小火上。

3.另用淨鍋，加少許油滑鍋，加白糖炒至溶化，至淡金黃色時，端鍋離火，手不停地轉動鍋。

4.將蘋果塊放入原鍋中，開大火復炸至表皮鼓起，撈出倒入糖汁，顛鍋翻動，待糖汁包住蘋果塊，盛入事先抹過香油的盤裏即可。

梨

性味歸經：味甘、微酸，性涼。

功　效：梨性涼，能清熱鎮靜，可使血壓恢復正常，改善頭暈目眩等症狀；食梨能防止動脈粥樣硬化，抑制致癌物質亞硝酸鹽的形成，從而防癌抗癌。梨中含有豐富的B群維生素，能保護心臟，減輕疲勞，增強心肌活力，降低血壓；梨中的果膠含量很高，有助於消化，通利大便；梨有較多糖類物質和多種維生素，易被人體吸收，增進食慾，保護肝臟；梨含有配糖體及鞣酸等成份，能祛痰止咳，對咽喉有養護作用。

食用宜忌：1.梨可生食，也可熟食，搗爛飲汁或切片煮粥，煎湯服均可，梨除了鮮食外，還可以製成罐頭、果酒等各類加工品。「梨膏糖」就是用梨加蜂蜜熬製成的。

2.梨性味甘寒，可潤肺止咳，故最適合肺燥及陰虛所致的乾咳無痰或痰少不易咳出的病人食用。身體陽虛、畏寒肢冷者，腹胃虛弱者，孕婦不宜多吃或者最好不吃。

3.生吃梨時，不要削皮，因梨皮的潤肺止咳效果最好。

食用佳餚

【雪梨醬】

◆材　料：雪梨五〇〇克、白糖二五〇克、瓊脂10克、檸檬汁15克。

◆調味料：白糖適量。

◆作　法：1.雪梨洗淨，去皮去核，切小丁；瓊脂用溫水泡軟洗淨。

2.在鍋中放適量清水燒沸，加上梨丁、檸檬汁和白糖煮10分鐘，倒入瓊脂熬至熔化濃稠，撇去浮沫，倒入容器中，待冷卻後放入冰箱中冰鎮即可。

【雪梨銀耳羹】

◆材　料：雪梨2個、銀耳15克。

◆調味料：百合、枸杞、冰糖各適量。

◆作　法：1.雪梨洗淨，去皮去核，切塊；百合、枸杞洗淨；銀耳泡發，撕成小朵。

2.砂鍋中倒入適量清水，放入銀耳，大火燒開，轉小火燉至銀耳軟爛，放入百合、枸杞、梨塊、冰糖，燉至梨熟爛即可。

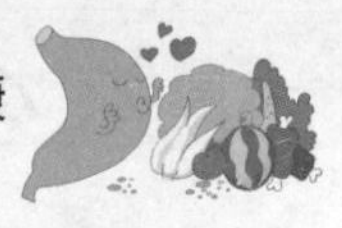

西瓜

性味歸經：味甘，性熱。

功　　效：西瓜能清熱解暑，除煩止渴，還有降低血壓的作用，還能使尿量增加，減少膽色素的含量，通便，對治療黃疸也有一定作用。西瓜中所含的糖和鹽能利尿並消除腎臟炎症，蛋白酶能把不溶性蛋白質轉化爲可溶性蛋白質，增加腎炎病人的營養；新鮮的西瓜汁和鮮嫩的瓜皮可以增加皮膚彈性，減少皺紋，增添皮膚光澤。

食用宜忌：體質虛弱者、月經過多者、消化力弱的慢性胃炎者、年紀老邁者，皆不宜多食；西瓜含有5％的糖份，糖尿病患者吃西瓜過量，會導致血糖升高、尿糖增多等後果，嚴重的還會中毒昏迷。

食用佳餚

【冰糖西瓜】

◆材　料：西瓜瓤一〇〇〇克、冰糖25克。

◆作　法：將西瓜瓤和冰糖一起上鍋隔水蒸1小時左右，待冷卻後即可食用。

桃

性味歸經：味辛、酸、甘，性熱。

功　　效：桃子具有補益氣血、養陰生津的作用，有補心、解渴、消積、潤腸的功效，其含鐵較高，是缺鐵性貧血病人的理想輔助食物，其含鉀高、含鈉較少，也比較適合水腫病人食用。

食用宜忌：夏天食桃，可養陰生津，潤腸燥。但多吃桃子會使人腹脹，因此腸胃功能不良者及老人、小孩均不宜多吃；桃子含糖量高，糖尿病人應控制食用量。

食用佳餚

【蜜桃蘋果汁】

◆材　料：蜜桃1個、蘋果1個。

◆作　法：1.將蜜桃洗淨，去皮，去核；蘋果洗淨，去皮去核。
2.蜜桃和蘋果分別放入榨汁機中榨汁，將兩種果汁攪勻即可。

草莓

性味歸經：味酸、甘，性平。

功　　效：草莓對胃腸道和貧血有一定的滋補調理作用，可以預防壞血病，也可防治動脈硬化、冠心病，其含有合成維生素A的重要物質——胡蘿蔔素，具有明目養肝的作用；鞣酸可以吸附和阻止致癌化學物質的吸收，具有防癌的作用；天冬氨酸可以自然平和地清除體內的重金屬離子。

食用宜忌：草莓中含有維生素和礦物質，具有很好的保健作用，適宜老人和兒童食用；草莓對消化不良、暑熱煩渴、小便頻數等多種病症有一定療效。

食用佳餚

【草莓奶昔】

◆材　料：草莓二五〇克、鮮牛奶1杯、草莓冰淇淋30克、冰凍礦泉水半杯。

◆作　法：草莓洗淨，去蒂，切小塊；將草莓塊、牛奶、草莓冰淇淋、礦泉水一起倒入榨汁機中，攪拌均勻倒入杯中即可。

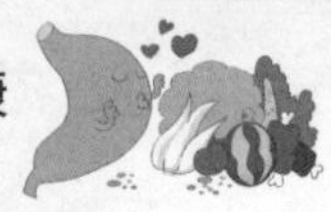

香蕉

性味歸經：味甘，性寒。

功　效：香蕉能清腸熱、潤腸通便，對熱病煩渴等病有療效，還能緩和胃酸的刺激，保護胃黏膜，大量糖類物質及其他營養成份可以補充營養和能量；碳水化合物和膳食纖維可以防癌、抗癌；香蕉果肉中甲醇提取物質對細菌、眞菌有抑制作用，可以消炎解毒。

食用宜忌：香蕉不能空腹吃。

食用佳餚

【蜜汁香蕉】

◆材　料：香蕉五○○克、麵粉50克。

◆調味料：植物油、白糖、蜂蜜各適量。

◆作　法：1.香蕉去皮，切成小段，放入麵粉中拌勻。

2.鍋內倒植物油燒至七成熱，將香蕉段逐個下鍋，炸成淺黃色時取出瀝油。

3.鍋內放入植物油，待油加熱後加白糖，炒至紅色，倒入清水，加入蜂蜜燒炒，倒入香蕉段燒至糖汁濃稠時即可。

櫻桃

性味歸經：味甘，性溫。

功　效：櫻桃營養豐富，具有調中益氣、健脾和胃、祛風濕的功效，可補充體內對鐵元素的需求，促進血紅蛋白的再生，防治缺鐵性貧血，增強體質，健腦益智，對食慾不振、消化不良、風濕身痛等均有益處，經常食用還能養顏駐容、嫩白皮膚、去皺消斑。

食用宜忌：患有喉嚨腫痛者少吃爲宜；櫻桃每天的食用量不能超過二〇〇克。

食用佳餚

【櫻桃香菇】

◆材　料：水發香菇80克、鮮櫻桃50枚。

◆調味料：料酒、味精、鹽、白糖、醬油、薑汁、太白粉水、植物油、香油各適量。

◆作　法：1.水發香菇去雜質，洗淨，切薄片；櫻桃洗淨，去蒂。

2.鍋內倒植物油燒熱，放入香菇煸炒，加薑汁、料酒、醬油、白糖、鹽和水，煮沸，轉小火煨燒，加入味精，用太白粉水勾芡，放櫻桃翻炒均勻，淋上香油即可。

山楂

性味歸經：味酸、甘，性微溫。

功　　效：山楂能開胃消食、幫助消化，有強心作用，對平喘化痰、抑制細菌、治療腹痛腹瀉有一定療效，還能活血化瘀，防治心血管疾病，具有擴張血管、改善心臟活力、降低血壓和膽固醇、軟化血管和鎮靜的作用；所含的黃酮類和維生素C、胡蘿蔔素等物質能阻斷並減少自由基的生成，能增強機體的免疫力，有防衰老、抗癌的作用。

食用宜忌：空腹時不可多吃山楂；任何人食用山楂都不宜過多，食用後要及時漱口，以防傷害牙齒。

食用佳餚

【山楂荷葉飲】

◆材 料：山楂15克、荷葉12克。

◆作 法：1.山楂洗淨，去蒂，去籽，切塊；荷葉洗淨，瀝乾。
2.鍋內加適量水，加山楂、荷葉煎開即可。

雜糧類

玉米

性味歸經：味甘，性平，入脾、胃經。

功 效：玉米含有纖維素，具有刺激胃腸蠕動、加速糞便排泄的特性，可防止便秘、腸炎、腸癌等；玉米中含有維生素E，可以促進細胞分裂，延緩衰老、降低血清膽固醇、防止皮膚病變的功能，還能減輕動脈硬化和腦功能衰退；玉米含有較多的谷氨酸，有健腦作用，能幫助和促進腦細胞進行呼吸，在生理活動的過程中，能清除體內廢物，幫助腦組織裏氨的排除，常食可以健腦。

食用宜忌：1.玉米中的黃體素、玉米黃質，可以預防老年黃斑性病變的發生。
2.玉米中的胡蘿蔔素對防治老年常見的乾眼病、氣管炎、皮膚乾燥等症及白內障等有一定的輔助治療作用。
3.玉米發黴後會產生致癌物質，所以發黴的玉米千萬不能吃。

食用佳餚

【玉米薄餅】

◆材　料：玉米粉三〇〇克、雞蛋2個、牛奶一五〇克。
◆調味料：白糖、植物油各適量。
◆作　法：1.雞蛋打散，加白糖攪勻，與玉米粉混合拌開，加牛奶調成稀糊。
2.煎鍋倒油燒熱，舀一大勺玉米糊倒入平鍋中心，輕輕搖動煎鍋使玉米糊自然攤開成薄圓餅，兩面烙熟即可。

【地瓜玉米粥】

◆材　料：玉米粒一五〇克、地瓜二〇〇克。
◆作　法：1.地瓜洗淨，去皮切塊；玉米粒洗淨，浸泡6小時。
2.鍋置火上，加適量水燒開，放入玉米粒煮沸，加入地瓜塊同煮至熟透即可。

花生

性味歸經：味甘，性平。

功　　效：花生含有維生素E和一定量的鋅，能增強記憶，抗老化，延緩腦功能衰退，滋潤皮膚；花生中含有維生素K，有止血作用；花生中含有不飽和脂肪酸，具有降低膽固醇的作用，可以用於防治動脈硬化、高血壓和冠心病；花生中含有一種生物活性物質——白藜蘆醇，可以防治腫瘤類疾病，同時也是降低血小板聚集，預防和治療動脈粥樣硬化、心腦血管疾病的化學預防劑；花生纖維組織中的可溶性纖維被人體消化吸收時，可降低有害物質在體內的積存和所產生的毒性作用，減少腸癌發生的機率。

食用宜忌：花生不去紅衣，加棗同食，能補虛、止血，最適宜身體虛弱之人；炒花生和油炸花生，性質熱燥，不宜貪吃；花生燉著吃，又營養，也不會上火；患膽道疾病的人不宜食花生，因爲其含較多油脂，消化時要多耗膽汁；患血黏度增高或有血栓的人不宜食用，因花生能增進凝血，促進血栓形成，食用會加重病情。

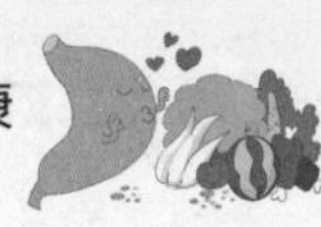

食用佳餚

【花生饅頭】

◆材　料：自發麵粉五〇〇克、花生一五〇克。

◆調味料：植物油、鹽各適量。

◆作　法：1.鍋置火上，倒油燒熱，放入花生炒香，去皮，碾成碎末。

2.將自發麵粉用水揉勻成麵糰，加入花生碎末、鹽，揉勻搓條，下劑子，製成饅頭生坯，放入蒸鍋中略發，蒸熟即可。

【花生芹菜】

◆材　料：芹菜三〇〇克、熟五香花生仁50克。

◆調味料：淡色醬油、白糖、鹽、香油各適量。

◆作　法：1.芹菜去除根、葉，洗淨，切長段。

2.鍋內放水，用大火燒開，把芹菜段放入沸水內焯一下，撈出瀝乾水份，放入盤內。

3.盤內放入五香花生仁，加淡色醬油、鹽、白糖、香油，拌勻即可。

大米

性味歸經：性平，味甘，入脾、胃經。

功　效：大米具有補中益氣、健脾養胃、通血脈、聰耳明目、止煩、止渴、止瀉的功效，能使血管保持柔軟，降低血壓，所含的水溶性食物纖維可預防動脈硬化；含有的維生素E有消融膽固醇的神奇作用。

食用宜忌：1.米湯有益於嬰兒的發育和健康，可以用米湯沖奶粉或作爲輔食，對嬰兒成長很有好處。

2.大米對動脈硬化能起到預防作用，適合老年人食用。

食用佳餚

【紅豆大米飯】

◆材　料：紅豆八〇〇克、大米一〇〇克。

◆調味料：鹽適量。

◆作　法：1.紅豆、大米分別淘洗乾淨，浸泡2小時。

2.鍋置火上，倒入適量水，放鹽，水沸後放大米、紅豆煮成飯即可。

小米

性味歸經：性平，味甘，入脾、胃經。

功　效：小米可防止反胃、嘔吐，減輕皺紋、色斑、色素沉著，還能滋陰養血，幫助恢復體力，小米富含的維生素B1、維生素B12能防止消化不良及口角生瘡。

食用宜忌：小米適宜於失眠、體虛、低熱者食用，還對脾胃虛弱、食不消化、反胃嘔吐、泄瀉等有輔助治療作用；胃部虛寒者忌食小米。

食用佳餚

【小米山藥粥】

◆材　料：小米80克、山藥一〇〇克。

◆調味料：紅糖適量。

◆作　法：1.小米淘洗淨；山藥去皮洗淨，切小丁，入沸水汆燙熟，撈出。

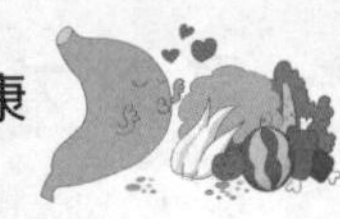

2.將小米與適量清水同放鍋內，加入山藥丁，用大火煮沸後轉用小火熬煮約15分鐘至米爛粥稠，加紅糖調味即可。

蕎麥

性味歸經：性平，味甘，入胃、大腸經。

功　　效：蕎麥中的蘆丁有降低人體血脂和膽固醇，軟化血管，保護視力和預防腦血管出血的作用；煙酸成份能促進機體的新陳代謝，增強解毒能力，擴張小血管和降低血液膽固醇；其中的某些黃酮成份還有抗菌、消炎、止咳、平喘、祛痰的作用。

食用宜忌：適食慾不振、飲食不香、腸胃積滯、慢性泄瀉之人食用；出黃汗的人、糖尿病人適宜多食；消化功能不佳、體質敏感的人不宜食用。

食用佳餚

【桂圓蕎麥粥】

◆材　料：蕎麥米80克、桂圓肉40克。

◆調味料：白糖適量。

◆作　法：1.將蕎麥米淘洗乾淨，泡2小時以上；桂圓肉洗淨，撕碎。

2.鍋內放入適量清水，加入蕎麥米，大火煮沸後轉用小火熬煮約20分鐘，放入桂圓肉碎、白糖，再煮約10分鐘關火，再悶約10分鐘即可。

性味歸經：性溫，味甘，入肝、腎經。

功　　效：黑米有抗菌、降低血壓、降低心肌耗氧量、改善心肌營養、抑制癌細胞生長的功效，還能有效清除自由基，改善缺鐵性貧血、抗應激反應以及進行免疫調節；其中的黃酮類化合物能維持血管正常滲透壓，減輕血管脆性，防止血管破裂和止血。

食用宜忌：多吃黑米食品對孕產婦有益。

食用佳餚

【黑米糕】

◆材　料：黑米三〇〇克。

◆調味料：白糖、植物油各適量。

◆作　法：1.黑米洗乾淨，用水泡3小時，放入鍋中用大火蒸20分鐘左右，取出。

2.取一小碗，碗中抹油，將蒸好的黑米飯拌入白糖、植物油後裝進小碗中，壓實，再放鍋中蒸4至5分鐘，取出，晾涼後倒扣裝盤。

薏米

性味歸經：味甘、淡，性涼，入脾、胃、肺經。

功　　效：薏米中含的維生素E可保持人體皮膚光澤細膩，消除粉刺、色斑，改善膚色，對於由病毒感染引起的贅疣等有一定的治療作用，其中豐富的B群維生素則對防治腳氣病十分有益，含有抗癌的有效成份硒元素，能有效抑制癌細胞的增殖，可用於胃癌、子宮頸癌的輔助治療。薏米含有多種維生素和礦物質，有促進新陳代謝和減少胃腸負擔的作用。薏米能增強腎功能，有清熱利尿作用。經常食用薏米食品對慢性腸炎、消化不良等症也

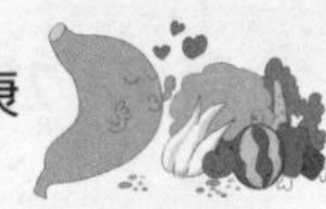

有效果。健康人常吃薏米，能使身體輕捷，減少腫瘤發病機率。

食用宜忌：薏米對抗癌有比較顯著的療效，特別適合癌症患者在放療、化療後食用。

食用佳餚

【山藥薏米粥】

◆材　料：大米60克、薏米50克、山藥一〇〇克。

◆調味料：冰糖適量。

◆作　法：1. 大米淘洗淨，浸泡15分鐘；薏米洗淨，浸泡3小時；山藥去皮，洗淨，切小方塊。

2. 將大米、薏米放鍋中，注入適量清水，大火煮開，改小火煮至粥稠，再加入山藥塊，熬煮約20分鐘至熟，放入冰糖，攪拌至冰糖溶化即可。

高粱

性味歸經：味甘、澀，性溫，入脾、胃經。

功　效：高粱具有和胃、消積、溫中、澀腸胃、止霍亂、涼血解毒的功效，主治脾虛濕困、消化不良及濕熱下痢、小便不利等症。

食用宜忌：高粱適宜於小兒消化不良時服用；糖尿病患者應禁食高粱；大便乾燥及便秘者應少食或不食高粱。

食用佳餚

【花生高粱粥】

◆材　料：去皮高粱米一〇〇克、花生仁75克。
◆作　法：1.高粱米洗淨；將花生仁放入烤箱烤熟，取出碾碎。
2.鍋置火上，放入高粱米，加水煮至米熟粥稠，放入花生碎攪勻即可。

芝麻

性味歸經：味甘，性平，入肝、腎、肺、脾經。
功　效：芝麻的亞油酸有調節膽固醇的作用，維生素E能防止過氧化物對皮膚的危害，中和細胞內有害物質自由基的積聚，可使皮膚白皙潤澤，並能防止各種皮膚炎症；芝麻具有養血的功效，可以治療皮膚乾枯、粗糙，令皮膚細膩光滑、紅潤光澤。
食用宜忌：只有把表面稍硬的膜碾碎之後，人體才能吸收到芝麻的營養，所以整粒的芝麻應該碾碎後再吃；大便溏泄者不宜食用芝麻。

食用佳餚

【芝麻南瓜餅】
◆材　料：南瓜1個、麵粉二五〇克。
◆調味料：植物油、蜂蜜、熟芝麻、麵包糠各適量。
◆作　法：南瓜洗淨，去掉皮和瓤，切塊，蒸熟，搗成泥，加入蜂蜜、麵粉，做成圓餅，再粘上麵包糠；鍋內倒油燒至四成熟，將圓餅投入油中炸至呈金黃色，趁熱撒上芝麻即可。

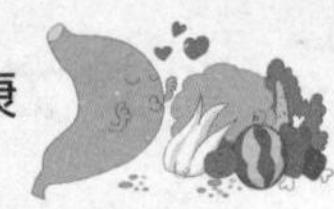

地瓜（紅薯）

性味歸經：味甘，性平，入脾、胃、大腸經。

功　效：紅薯能有效刺激腸道的蠕動，促進排便；大量的黏液蛋白能夠防止肝臟和腎臟結締組織萎縮，提高機體免疫力；礦物質對維持和調節人體功能起著重要的作用；鈣和鎂可預防骨質疏鬆症；綠原酸可抑制肌膚老化，保持肌膚彈性，減緩機體的衰老進程。

食用宜忌：地瓜表面出現了黑褐色斑塊，就不能再食用了；胃癌和腸癌患者可以經常食用地瓜加玉米麵煮成的粥，能幫助治療。

食用佳餚

【地瓜粥】

◆材　料：大米一〇〇克、地瓜一五〇克。

◆調味料：白糖適量。

◆作　法：大米淘洗淨，紅薯去皮洗淨，切塊；鍋中加水，放入大米、地瓜塊用大火煮沸，轉小火熬煮30分鐘左右至粥稠，盛出用白糖調味即可。

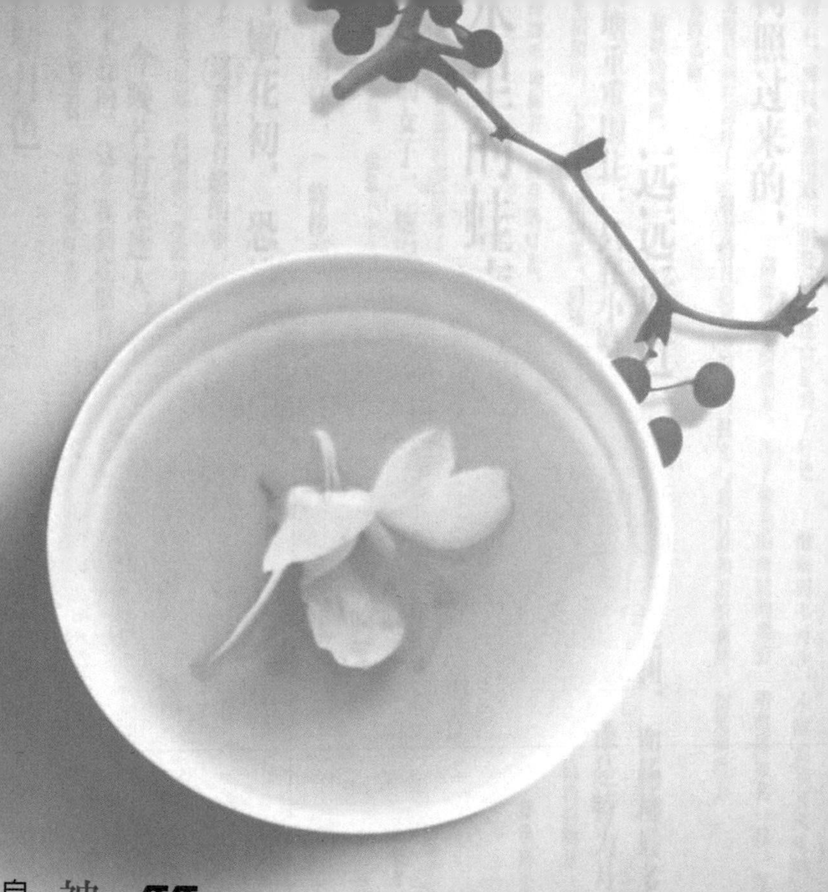

第十章

神奇的中藥

自神農嘗百草至今，中藥的神奇功效讓人們驚歎，用最簡單的方法也能收到神奇的效果。

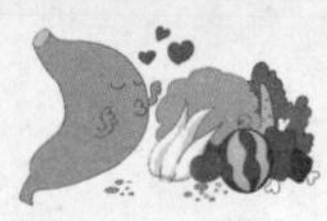

枸杞子

來　　源：茄科植物枸杞的成熟果實。

性味歸經：味甘，性平，歸肝、腎經。

功　　效：有滋補肝腎、潤肺、明目功效，對肝腎虧損、腰膝酸軟、頭暈目眩、虛勞咳嗽、消渴、遺精等症有輔助治療作用。現代研究發現枸杞子能使肝細胞新生，保護肝臟，預防脂肪肝、肝硬化，還有明顯的降血壓和降血糖的作用，長期食用有延年益壽的功效。

食用宜忌：脾虛便溏者不宜食用。

食用佳餚

【潤膚祛斑茶】

◆材　料：蘋果花、枸杞子、紅棗、金銀花、洛神花、金橘皮、貢菊花、桃花、冰糖。

◆作　法：將材料倒入茶杯中，沸水沖泡5分鐘即可。

◆飲用法：可以沖泡數次。

【玫瑰養顏茶】

◆材　料：紅玫瑰、枸杞子、紅棗、千日紅、桔梗片、甘草、金蓮花、冰糖。

◆作　法：將材料倒入茶杯中，沸水沖泡5分鐘即可。

◆飲用法：可以沖泡數次。

【枸杞菊花粥】

◆材　料：枸杞子12克、白菊花4克、糯米一五〇克。
◆作　法：1.將枸杞子、白菊花洗淨，切碎，加水放置30分鐘；糯米洗淨，用水浸泡30分鐘。
2.將枸杞子、白菊花、糯米和浸泡的水一起放入鍋中，添加適量水，大火燒開，再轉小火煮製成粥即可。
◆飲用法：早晚分食。
◆功　效：養陰清熱，補肝明目。

桂圓肉（龍眼肉）

來　源：無患子科植物龍眼樹的成熟果肉。
性味歸經：味甘，性平。
功　效：1.桂圓有補心脾、益氣血功效，可用於治心脾氣血虧虛之心悸、失眠、健忘等症。桂圓既是藥物又是食品。
2.桂圓含多種營養物質，有補血安神、健腦益智、補養心脾的功效。
3.桂圓有補益作用，對病後需要調養及體質虛弱的人有輔助療效。
食用宜忌：吃桂圓易上火，陽盛實熱之人宜少食。

食用佳餚

【桂圓參蜜膏】
◆材　料：黨參二五〇克、沙參一二五克、桂圓肉一二〇克、蜂蜜適量。
◆作　法：1.以適量水浸泡黨參、沙參、桂圓肉，然後加熱煎煮。
2.每20分鐘取煎液一次，加水再煎，共取煎液3次，合併煎液，以小火煎熬濃縮。

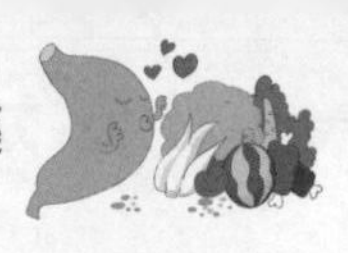

3.至稠黏如膏時，加蜂蜜攪拌，煮沸停火，待冷裝瓶備平時服用。

◆飲用法：每次一湯匙，以沸水沖化，頓飲，每日3次。桂圓甘甜滋膩，內有積火及濕滯停飲者慎用，一次不可大量吃。

【桂圓桑葚粥】

◆材　料：桂圓肉15克、桑葚30克、糯米一〇〇克、蜂蜜適量。

◆作　法：桂圓肉、桑葚、糯米同入鍋，加清水適量煮粥，粥成調入蜂蜜即可服食。

◆飲用法：濕阻中滿或有停飲、痰、火者忌食；孕婦不宜食用，以免生熱助火；小兒不宜多食。

◆功　效：1.本品潤肺補中，養血滋陰，補肝腎。桑葚有補肝益腎、滋陰養血、黑髮明目、祛斑延年的功效。

2.現代醫學對桑葚進行藥理、藥效毒理測試，結果表明，桑葚能提高動物體內酶的活性，抑制有害物質的生成，增強抗寒、耐勞能力，延緩細胞衰老，防止血管硬化，提高肌體免疫力。

菊花

來　源：菊科植物菊的乾燥頭狀花序。

性味歸經：味甘、微苦，性微寒，入肺、肝經。

功　效：1.疏散風熱，平抑肝陽，清肝明目，清熱解毒。

2.菊花對治療眼睛疲勞、視力模糊有很好的療效。

3.菊花對口乾、火旺、目澀，或由風寒、風濕引起的肢體疼痛、麻木等疾病均有一定的療效。

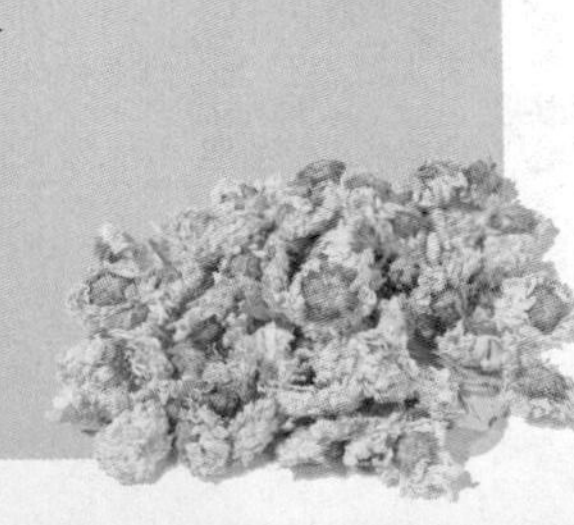

【菊花粥】

◆材　料：菊花（於秋季霜降前採，去蒂）15克，大米一〇〇克。

◆作　法：1.菊花烘乾或陰乾後磨成粉，備用。

2.將大米淘洗乾淨，入鍋加水一〇〇〇毫升，用小火熬煮成稀粥。

3.待粥將成時調入菊花粉10克，稍煮即可。

◆飲用法：日服1劑，分數次食用。

◆功　效：菊花有顯著擴張冠狀動脈、增強冠狀動脈血流量的作用，能抑制肝臟中膽固醇的合成和加快膽固醇的分解代謝，有抗炎解熱的作用。

【火鍋菊花魚片】

◆材　料：鮮菊花一〇〇克、鮮鯉魚五〇〇克、雞蛋2個。

◆調味料：雞湯、鹽、料酒、胡椒粉、香油、薑、醋各適量。

◆作　法：1.將菊花去蒂，摘下花瓣，揀出那些焦黃或粘有雜質的花瓣不用，將留下的花瓣放入冷水內漂洗20分鐘，瀝盡水份；鯉魚處理乾淨，切薄片。

2.將雞湯、調料一起放入鍋內燒開，把魚片投入湯內，待5分鐘後，打開火鍋蓋，再抓一些菊花投入鍋內，立即蓋好，再過5分鐘則可食用。

◆適合族群：適用於頭痛頭暈、目乾澀、視物模糊、心胸煩熱、高血壓等症，脾胃虛寒者少食。

◆功　效：菊花能散風清熱、平肝明目，適用風熱襲人或肝火旺盛等症；鯉魚可健脾益氣、清熱解毒、止嗽下氣，用於脾虛水腫、小便不利、乳汁不通等。

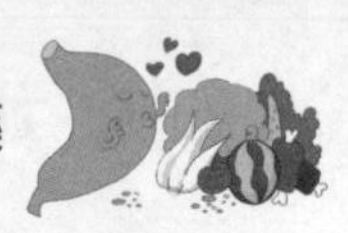

百合

來　源：百合科植物百合或細葉百合的肉質鱗葉。

性味歸經：味甘、微苦，性平，入肺、心、腎經。

功　效：1.百合鮮品含黏液質，具有潤燥清熱作用，中醫用來治療肺燥或肺熱咳嗽等症常能奏效。

2.百合能清心除煩，寧心安神，用於熱病後餘熱未消、神思恍惚、失眠多夢、心情抑鬱、喜悲傷欲哭等病症。

3.百合潔白嬌豔，鮮品富含黏液質及維生素，對皮膚細胞新陳代謝有益，常食百合，有一定美容作用。

4.百合含多種生物鹼，對白細胞減少症有預防作用，能升高血細胞，對化療及放射性治療後細胞減少症有治療作用。

5.百合在體內還能促進和增強單核細胞系統和吞噬功能，提高機體的體液免疫能力，因此百合對多種癌症均有較好的防治效果。

6.百合可以美容養顏、清熱涼血，主治肺燥、肺熱或肺熱咳嗽、熱病後餘熱未清、心煩口渴等病症。油性皮膚的人多吃百合對皮膚很好。

食用宜忌：1.適宜體虛肺弱者、更年期女性、神經衰弱者、睡眠不寧者常食。

2.風寒咳嗽、脾胃虛寒及大便稀溏者不宜多食。

食用佳餚

【百合甘蔗汁】

◆材　料：百合30克、甘蔗汁一〇〇毫升、川貝粉3克。

◆調味料：百合加水煮爛，與甘蔗汁調勻，沖入川貝粉即可。

◆飲用法：睡前服食。

◆功　效：治秋燥咳嗽。

【百合蜂蜜水】

◆材　料：百合一二〇克、蜂蜜30克。
◆作　法：百合和蜂蜜拌和均勻，蒸熟即可。
◆飲用法：經常含數片，咽津液，嚼食。
◆功　效：適用於肺臟壅熱煩悶，燥熱咳嗽，咽喉乾痛等症。

蓮子

來　　源：睡蓮科植物蓮的乾燥成熟果實。
性味歸經：性平，味甘澀，入心、脾、腎經。
功　　效：1.補脾止瀉，益腎澀精，養心安神。用於脾虛久瀉，遺精帶下，心悸失眠。
2.常食蓮子可改善體形，對下腹突出的人很有效。

食用佳餚

【蓮子六一湯】

◆材　料：蓮子60克、生甘草10克。
◆調味料：冰糖適量。
◆作　法：將蓮子和生甘草同煮熟，加冰糖調味即可。
◆功　效：可治療泌尿系統感染，尿頻、尿急、小便赤濁，或兼有虛煩、低燒等症狀。

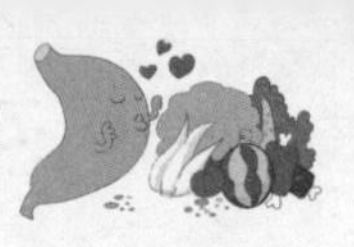

【蓮子百合豬肉湯】

◆材　料：蓮子、乾百合、北沙參各50克，豬瘦肉二〇〇克。

◆調味料：鹽適量。

◆作　法：1.蓮子洗淨，去心；乾百合泡發，撕開；北沙參洗淨；豬瘦肉洗淨切小丁。

2.將蓮子、百合、北沙參和豬肉一同煮湯，加鹽調味即可。

◆功　效：除虛熱，養心神，潤肺益脾。

【蓮子燉豬肚】

◆材　料：蓮子40粒、豬肚1個。

◆調味料：鹽、蔥段、薑片、蒜末各適量。

◆作　法：1.蓮子洗淨，去心；豬肚洗淨，去腥臊味；把蓮子放入豬肚內，用線縫合。

2.鍋內加水，放入豬肚燉熟，撈出，晾涼，切片，加鹽、蔥段、薑片、蒜末調味即可。

◆功　效：健脾益胃，補虛益氣。

金銀花

來　　源：忍冬科植物忍冬、紅腺忍冬、山銀花或毛花柱忍冬的乾燥花蕾或帶初開的花。

性味歸經：性寒，味甘，入肺、心、胃經。

功　　效：清熱解毒，疏散風寒，抑制細菌，抗病毒，消炎，調節免疫力。

食用宜忌：體質寒涼、胃腸不好的人忌食。

【金銀花沖雞蛋】

◆材　料：鮮雞蛋1個、金銀花12克。

◆作　法：1.鮮雞蛋打入碗內。

2.金銀花加水適量，煮沸2分鐘，取其汁沖蛋，攪勻即可。

◆飲用法：趁熱1次服完，每天早晨服1次。

◆功　效：金銀花甘寒，有清熱解毒之功效。

黃蓮

來　源：毛茛科植物黃連、三角葉黃連或雲連的乾燥根莖。

性味歸經：性寒，味苦，入心、脾、胃、膽、大腸經。

功　效：清熱燥濕，瀉火解毒。

食用宜忌：1.脾胃虛寒者忌用。

2.苦燥傷津、陰虛浸傷者慎用。

食用佳餚

【黃蓮茶】

◆材　料：黃蓮5克。

◆作　法：將黃蓮加水，混合煎汁茶飲。

◆飲用法：性苦寒，不宜久服。

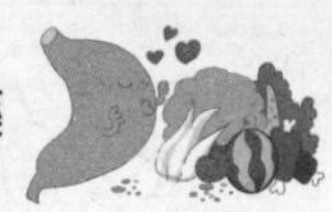

◆功　效：泄心火、解熱毒。

人參

來　　源：五加科植物人參的根。
性味歸經：味甘、微苦，性微溫。
功　　效：人參可以大補元氣，生津止渴，安神益智，用於治療冷汗肢涼及大失血後的虛脫症，能調節神經系統，促性激素作用，降低血糖，增強造血機能，提高免疫功能，能促進蛋白質的合成，抑制高膽固醇血症的發生。
食用宜忌：體壯無虛症者不宜；人參與藜蘆、五靈脂、皂莢相忌，不宜同用。

食用佳餚

【人參扁豆粥】

◆材　料：白扁豆5克、人參3克、大米50克。
◆作　法：扁豆洗淨，放入鍋中先煮，將熟時加入大米同煮成粥；同時單煎人參取汁；粥熟時將人參汁兌入，調勻即可。
◆飲用法：每日2次，空腹服。
◆功　效：人參補肺健脾；白扁豆健脾養胃。兩者合用能健脾止瀉，益精補肺。

黃芪

來　源：豆科植物黃芪的根。
性味歸經：味甘，性微溫。
功　效：黃芪有補氣升陽、固表止汗、利尿退腫、生津止渴的功效，可用於氣虛神倦、少食、自汗、便溏、小便不利、浮腫、瘡口不斂等症。
食用宜忌：高熱、便秘等實熱症忌用。

食用佳餚

【黃芪燉烏雞】

◆材　料：黃芪30克、白朮20克、蓮子50克、烏骨雞1只。
◆作　法：將烏骨雞宰殺去毛及內臟後洗淨；蓮子洗淨，去心；黃芪、白朮用布包好，塞入雞腹內，放入燉鍋中；再下蓮子及調味品，加水適量，用小火燉至雞肉爛熟；揀去藥包，吃雞肉、蓮子，喝湯，隨量食用。
◆飲用法：吃雞肉、蓮米，喝湯，隨量食用。
◆功　效：有補虛、益氣、健脾、固腎之功，體質虛弱的婦女及白帶過多宜常食。

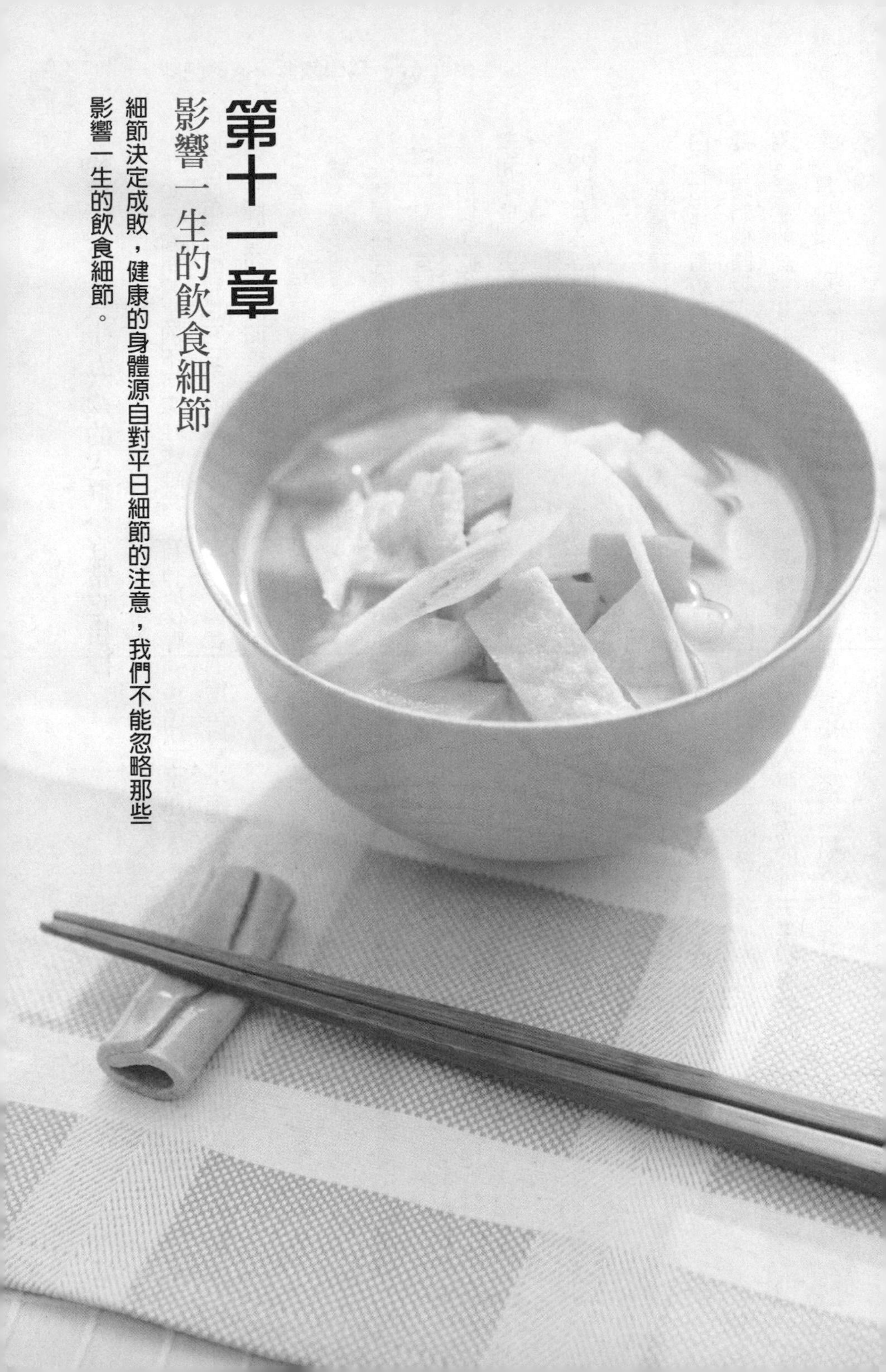

第十一章

影響一生的飲食細節

細節決定成敗，健康的身體源自對平日細節的注意，我們不能忽略那些影響一生的飲食細節。

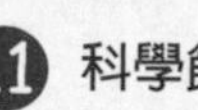

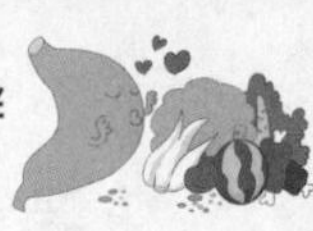

二十五～三十五歲的人群不宜常吃粗糧

粗糧含有豐富的不可溶性纖維素，有利於保障消化系統正常運轉。它與可溶性纖維協同工作，可降低血液中低密度膽固醇和甘油三酯的濃度；延長食物在胃裏的停留時間，延遲飯後葡萄糖吸收的速度，降低高血壓、糖尿病、肥胖症和心腦血管疾病的風險。

有些人對過精食物產生了畏懼，過度追求吃粗糧，以至於出現粗糧的價格高於細糧的態勢。其實，若是不分年齡、過多地食「粗」對健康也是不利的。

醫學研究表明，纖維素有助於抵抗胃癌、腸癌、乳腺癌、潰瘍性腸炎等多種疾病。但是對於粗糧，我們既要常吃，又不宜吃多，因為過食粗糧也有壞處。

所以，吃粗糧也需要講年齡段。二十五～三十五歲這個年齡段的人，常吃粗糧就會影響人體對蛋白質、維生素和某些微量元素的吸收。

每天一個雞蛋身體好

雞蛋營養豐富，從兒童到老人，日常飲食都離不開它。一個雞蛋重約五〇克，含蛋白質七克、脂肪六克，產生熱能八二千卡。雞蛋蛋白質的氨基酸比例很適合人體生理需要，易為機體吸收，利用率高達九八%以上，營養價值較高。雞蛋中鈣、磷、鐵和維生素A含量較高，B群維生素也很豐富，還含有其他許多種人體必需的維生素和微量元素，是小兒、老人、產婦以及肝炎、結核、貧血患者，手術後恢復期病人的良好補品。

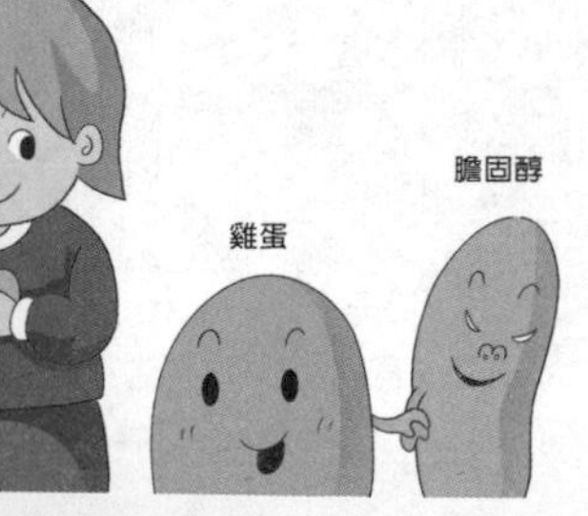

雞蛋雖好，但在吃的數量上還應講究科學。吃得太多，反而會給身體帶來一些不良影響。吃雞蛋過多，會使膽固醇的攝入量大大增加，造成血膽固醇含量過高，引起動脈粥樣硬化和心腦血管疾病的發生。

從營養學的觀點看，為了保證平衡膳食，又不致營養過剩，在一般情況下，老年人每天吃一～二個。對於青年和中年人，從事腦力勞動或輕體力勞動的人，每天宜吃二個雞蛋；從事重體力勞動，消耗營養多的每天可吃二～三個雞蛋；少年和兒童，由於長身體，代謝快，每天也可吃二～三個。

長期便秘的人應常吃梨

梨鮮甜可口，香脆多汁，是一種許多人喜愛吃的水果。梨富含果糖、葡萄糖、蘋果酸和有機酸，並含脂肪、蛋白質、鈣、磷、鐵，還有維生素A、B群維生素、維生素C、維生素D和維生素E。此外還有胡蘿蔔素、煙酸等營養物質。

長期便秘的人應常吃梨。每一〇〇克梨中含有三克非可溶性纖維素，能幫助預防便秘及消化性疾病，可以淨化腎臟，清潔腸道。吃梨還有助於預防結腸和直腸癌。

經常食用梨還對腸炎、甲狀腺腫大、厭食、消化不良、貧血、尿道紅腫、尿道結石、痛風、缺乏維生素A引起的疾病有一定療效。

常吃燒烤者應多吃奇異果

燒烤食物是當下很流行的食物，對於常吃燒烤食物的人，需要瞭解燒烤食物能使癌症的發病率升高，因為燒

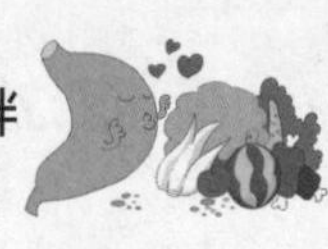

烤食物下肚後會在體內進行硝化反應，產生出致癌物，而奇異果中的維生素C含量頗高，維生素C作為一種抗氧化劑，能夠有效抑制這種硝化反應，防止癌症發生。

所以，常吃燒烤的人可以選擇奇異果來搭配。

喝茶不喝頭道茶

有些人不可一日無酒，有些人是不可一日無茶，然而飲用茶的時候，也有很多的禁忌和注意事項，首先要注意忌飲頭道茶。因為現代茶葉在種植、加工、包裝的過程中難免會受到農藥、化肥、塵土等物質的污染。在茶文化中，頭道茶其實是洗茶的水，應儘快倒出，然後再沖入開水，這樣泡出的茶水才是最衛生的茶。

有些人出於愛茶或節約，當拿到新鮮名貴的好茶時，不捨得丟棄頭一次沖泡的茶水，或者有時嫌麻煩，不願意再次沖泡，這都是不正確的飲茶習慣。

空腹喝茶，容易傷胃

很多人喜歡飲茶，但是空腹飲茶卻不可取。因為空腹飲茶會沖淡胃酸，抑制胃液分泌，妨礙消化，甚至會引起心悸、頭痛、眼花、心煩、胃部不適等「茶醉」的現象，影響對蛋白質的吸收，還可能引起胃黏膜炎。這時不妨喝一些糖水或者在嘴裏含顆糖果加以緩解這種不適症狀。

糧食不能太精白

「白領」階層工作節奏快，壓力大，緊張度高；以腦力勞動為主，平時又缺乏體育鍛煉，對飲食營養無暇顧及，工作忙起來常吃快餐，大多都是精米白麵，容易造成營養不平衡。

膳食中糧食不能太精白。精米白麵使維生素B_1、維生素B_2、煙酸和膳食纖維的攝入不足。而維生素和礦物質是維持生理功能的重要營養素，雖然本身不能產生熱量，但是與腦和神經代謝有關的維生素，如維生素B_1、維生素B_6等，這些維生素在糙米、全麥、黃豆中含量較豐富，因此，日常膳食中糧食不能太精白。

常吃冷飲秀髮損

在夏天，很多愛美的女士為保持美麗的身姿，常常不吃飯，只吃些冷飲，以為這樣既可以解暑，又能解餓，卻發現秀髮漸漸開始脫落。其實這是由於蛋白質的供給不足的緣故。

因為蛋白質是生成和營養頭髮所必需的重要物質，通常以肉類的食物含量較多，但由於夏天天氣悶熱，人們喜歡吃清淡的食物，肉類食物攝取會相對減少。如果人體的蛋白質得不到及時的補充，頭髮就容易脫落。

所以，夏天要注意蛋白質的攝取量，常吃些對頭髮有滋補作用的食物，比如含鐵、鈣、維生素A等的食物，生活中常見的有牛奶、雞蛋、瘦肉、魚類、豆製品、芝麻等。

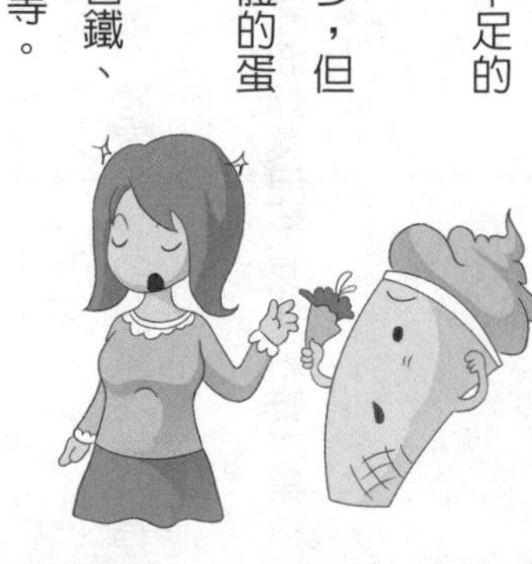

常吃油炸食品易引發心血管疾病

油炸食品是我國傳統的食品之一，因其酥脆可口、香氣撲鼻，能增進食慾，所以深受許多成人和兒童的喜

愛，但經常食用油炸食品對身體健康不利。

首先，油炸食品在油炸的過程中會浸入太多的油，容易讓人發胖，並誘發很多疾病，如糖尿病、高血壓、冠心病和腦血管疾病。

其次，油炸食品經過高溫油炸後，其中的大部份維生素A、維生素E、胡蘿蔔素等遭到破壞，長期食用會使人體內缺乏這些營養素而導致疾病。

另外，油脂中的不飽和脂肪酸會在高溫下產生各種聚合物，並被人體吸收一部份，危害人體的肝臟功能，甚至會致癌。

如果喜歡吃油炸食品，一次不要吃太多，不要同時吃多種油炸食品。可以在吃完油炸食品後吃些新鮮水果、蔬菜，保證身體營養素的平衡，同時維生素有排出油脂的功能，纖維素有一定的排毒功效。

維生素C片不能當飯吃

有的上班族工作特別忙，甚至忙到無暇吃飯，但是又怕身體缺乏營養，就吃一把維生素C片來解決。其實這是十分錯誤的做法。

美國在二〇〇五年曾公佈了一個觀察結果，從一九九一年開始，從八千個嬰兒中發現在一歲半以前，大量地補維生素的孩子，三歲以後，白種人的孩子會有食物過敏症狀，黑種人的孩子會有哮喘等症狀，也說明藥片永遠代替不了完整的食物。

實際上我們完全能夠從日常的和平衡膳食中獲得足夠的維生素，而維生素藥片和食物裏的元素，是兩個不同的概念。例如說維生素C和胡蘿蔔素，由於是強還原劑，從合成的這一天開始它不停地被氧化，等到藥物到了保存期，便會產生毒素。而從蔬菜、水果中獲得的維生素C和胡蘿蔔素則是非常穩定的。

如果覺得特別疲勞，而又不能獲得足夠的蔬菜、水果時，可以吃維生素，但是不能每天把維生素當飯吃。

宵夜不宜過多、過油

有的人晚上餓了，就會選擇吃些燒烤、羊肉串等過於油膩的食物，或者肉、蛋等高蛋白食物。其實，想擁有健康的身體，最好的方法是不吃宵夜或少吃宵夜。但如果晚上確實需要補充營養，最好選擇些清淡、鬆軟、易消化的食物，如餛飩、粥、麵條、點心等。

宵夜吃大量的肉、蛋等高蛋白食品，會使尿中的鈣量增加，一方面降低了體內的鈣儲存，易誘發兒童佝僂病、青少年近視和中老年骨質疏鬆症；另一方面，尿中鈣濃度高，罹患尿路結石病的可能性就會大大提高。

此外，如果宵夜中含有大量的脂肪、蛋白質和碳水化合物，由於夜間活動量少，會使脂肪的合成變得更加容易。這些脂肪堆積在腹部和皮下，就會造成肥胖。

因此，吃宵夜並不像我們想的那麼簡單，隨便吃可能危害健康。

常吃蘋果能保健養生

在眾多水果中，蘋果是最普遍的一種，但它的營養價值卻不容小覷。中醫認為它可以生津潤肺、健脾開胃；蘋果富含果糖，並含有多種有機酸、果膠及微量元素。

蘋果營養豐富，熱量不高，很受減肥者的歡迎。蘋果果膠屬於可溶性纖維，不但能促進膽固醇代謝，有效降低膽固醇水平，更可促進脂肪排出體外。據實驗顯示，讓一組身體健康的中年男女每日進食兩三個蘋果，一個月

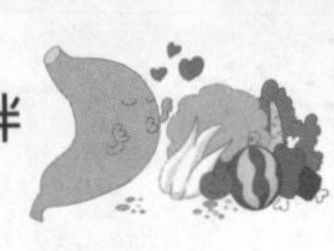

後，測量他們體內膽固醇水平，發現八〇%的人血中低密度脂蛋白膽固醇（LDL，又叫壞膽固醇）都降低了；同時，高密度脂蛋白膽固醇（HDL，即好膽固醇）卻有所增加。可見，蘋果對於心血管健康有好處。

蘋果所含的微量元素鉀能擴張血管，可以改善引起高血壓的鈉離子攝取量，能預防高血壓的發生，對高血壓患者也有一定的療效。據國外專家指出，一天吃三個蘋果，能幫助排出因為吃東西而攝取的過量的鈉離子，從而改善高血壓病。

而蘋果所含的微量元素鋅也是人體所必需，缺乏時會出現血糖代謝紊亂與性功能下降。

生吃蘋果，還能調理腸胃，因為它的纖維質豐富，有助排泄。同時，因為蘋果酸具收斂作用，泄瀉的人吃它也有好處，脾胃虛寒型的人群需將蘋果用錫紙包裹，先煨熟再吃。

在日常生活中，陽光、化學物質、放射性物質等因素會破壞人體細胞的合成，常吃蘋果，能夠及時補充營養，提高機體的抗病能力，保護細胞不受傷害。

儘量少吃反季節水果

人們品嘗各色瓜果香甜美味的同時，有時會出現一些怪異的現象，例如市面上出售的一些外觀黃亮、個頭又大的香蕉，吃起來卻是生的；碩大的草莓吃起來卻沒有草莓味，這就是我們常說的反季節水果。

反季節水果原本是指在溫室裏利用高科技手段栽培出來的品種。果農們為了便於水果的儲藏和運輸，使用催熟劑使水果提前上市賣個好價。過量非法使用催熟劑，對人體，特別是兒童的身體有較大的損害，如果劑量掌握不好，有可能危及兒童的生命。因此，這種水果一定要少吃。在無法辨別時，吃水果前一定要清洗乾淨。

建議最好少買反季節水果，應當多買時令水果。時令水果在自然環境中長熟，不用催熟劑，儲存時也不用過多防腐劑，食用時相對放心一些。如果需要購買反季節水果，可以通過看水果的外形、顏色，或者聞水果的氣味來辨別。自然成熟的水果，大多在表皮上能聞到一種果香味。

同時瞭解時令水果的成熟期，使我們能夠更加理智地挑選水果。每年的五月到七月是櫻桃、草莓、杏成熟的季節，這個時候草莓的酸甜味道才濃厚，杏才成熟。桃從六月中旬到十月初都有成熟的；九、十月份上市的水果有李子、大棗、蘋果、柿子、梨等。

未熟透的香蕉易致便秘

香蕉屬於熱帶、亞熱帶的水果，為了便於保存和運輸，採摘香蕉的時候，不能等它熟了，而是在香蕉皮青綠時就得摘下入庫，所以有些香蕉是生香蕉催熟的。

生香蕉的澀味來自於香蕉中含有的大量鞣酸。當香蕉成熟之後，雖然已嘗不出澀味了，但鞣酸的成份仍然存在。鞣酸具有非常強的收斂作用，可使大便乾燥，從而造成便秘。

吃未熟透的香蕉，不僅不能幫助排便，反而容易發生明顯的便秘，挑選時一定要注意。具體挑選的方法如下。

首先看顏色。皮色鮮黃光亮，兩端帶青的為成熟適度果；果皮全青的為過生果；果皮變黑的為過熟果。

其次用手捏。用兩指輕輕捏果身，富有彈性的為成熟適度果；果肉硬結的為過生；易剝離的為過生果；剝皮粘帶果肉的為過熟果。

最後用口嘗。入口柔軟糯滑，甜香俱全的為成熟適度果；肉質硬實，缺少甜香的為過生果；澀味未脫的為夾生果；肉質軟爛的為過熟果。

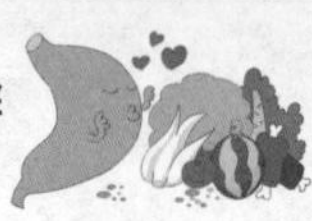

海帶清洗很重要

海帶中含有二十碳五烯酸，屬於不飽和脂肪酸。科學家曾在漁民中調查發現，這種物質能使血液的黏度降低，減少血管硬化的可能，預防心血管方面的疾病。但是清洗海帶很重要。

清洗海帶的時候，浸泡的時間不宜過長。因為海帶中的碘乙酸和甘露醇都能溶於水，如果將海帶在水中浸泡數小時以上，碘乙酸就要損失九〇%左右，甘露醇也大都會被溶解，從而降低海帶的營養價值。因此，不要將海帶在水中浸泡的時間過長，一般洗海帶只需隨手輕輕洗去一些細沙粒即可。

牛奶並非越稠越好

許多消費者認為牛奶越稠越好，以為濃牛奶裏蛋白質豐富。其實市面上的許多牛奶之所以香濃，是因為加入了香精和增稠劑。

牛奶是一種乾物質比較恒定的乳濁液，過「稀」或過「稠」都是不正常的。天然牛奶的濃度類似於人奶，市面上有些牛奶加入了香精、增稠劑使牛奶喝上去又香又濃，其營養價值遠不如相對味淡的原味牛奶，長期飲用還會對人體有害。

鑒別牛奶品質的好壞，不要光看它的濃稠度，而要看它的凝聚力。將一滴牛奶滴在一個玻璃片上，上下左右輕晃，如果這滴牛奶一晃就流了出去，說明它加水較多，品質很差；如果輕晃之後，這滴牛奶依然保持凝聚，則說明它的蛋白質含量很高，是品質較好的牛奶。

飲特鮮牛奶要慎重

有些老人擔心在外面買的牛奶營養成份不夠好，所以一大早去買剛擠出來的鮮牛奶。認為這樣的鮮牛奶銷售環節少，奶質新鮮。然而飲用特鮮牛奶時要慎重。

奶牛在產奶之前應經過有關部門的衛生檢疫。有些奶牛的奶是不宜飲用的。如剛生過牛犢的奶牛，初乳含有特殊的生物因子，對人體健康會產生不良影響。身患疾病的奶牛所產的鮮奶含有病原菌，一般情況下難以覺察。此外，牛的體表會附著大量的灰塵和微生物，特別是牛的乳房，如果不注意衛生，附著在皮毛、乳頭上的微生物更容易進入牛奶中。擠奶用的工具，如擠奶桶、過濾紗布、清洗奶牛乳房的毛巾等，如果不及時進行清洗、消毒，常常會成為微生物的滋生地。

直接購買奶農的鮮牛奶，避開了衛生檢疫和加工處理這兩道工序，從而帶來嚴重的衛生隱患。所以，從衛生和健康的角度出發，不宜購買奶農的生鮮牛奶，而應選用正規牛奶公司生產的、已經衛生檢疫和殺菌消毒的牛奶。

喝牛奶後要馬上喝杯溫水

很多人喜歡喝牛奶，但是有時候喝完牛奶會覺得喉嚨發乾，其實是因為奶類製品中所含的某種酶，讓喉嚨黏膜變得乾燥，導致喉嚨產生不適感。

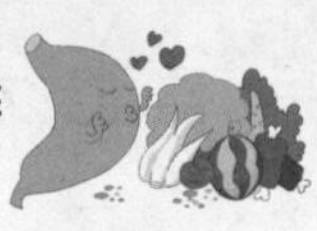

如果長此以往，乾燥的口腔會為厭氧菌提供生存環境，細菌分解乳製品中的蛋白，產生含有硫化物臭味的氣體，容易出現口臭等現象。殘留的細菌還會破壞口腔內的酸鹼平衡，生成牙菌斑，導致蛀牙、牙齦炎等口腔疾病。

所以，喝完牛奶後，不妨馬上喝一小杯溫水，清水能清除口腔內殘餘的牛奶和沖掉附著在喉嚨上的牛奶，可以保護牙齒、清潔口腔。

飲用優酪乳要注意細節

優酪乳一般是指以新鮮的牛奶為原料，經過巴氏殺菌後再向牛奶中添加有益菌（發酵劑），經發酵後再冷卻灌裝的一種牛乳製品。它能促進腸道蠕動及菌體大量生長、改變滲透壓而防止便秘，老少皆宜。但是飲用優酪乳時，要注意空腹時不宜喝。

通常人的胃液酸鹼度在pH一～三之間，空腹時的pH值在二以下，而優酪乳中活性乳酸菌生長的酸鹼度值在pH五．四以上，如果在空腹時喝優酪乳，乳酸菌就會很容易被胃酸殺死，其營養價值和保健功效就會大大降低。而在飯後喝優酪乳，這時胃液被稀釋，pH值上升到三～五，這種環境很適合乳酸菌的生長，特別是在飯後二小時內飲用優酪乳，效果最佳。

優酪乳中的某些菌種及所含的酸性物質對牙齒有一定的危害。對於兒童來說，喝完優酪乳後如不進行漱口，特別容易出現齲齒。

常喝果汁益處多

喝果汁的益處多，但不同果汁對身體有不同的益處。如果您想調理腸胃，促進腎機能，預防高血壓，可以選擇蘋果汁；如果您想降低膽固醇，預防感冒及牙齦出血，可以選擇西柚汁；如果您想幫助消化，防止暈船嘔吐、喉嚨疼，可以選擇芒果汁。

夏季裏，可以選擇木瓜汁消暑潤肺，幫助消化蛋白質；可以選擇西瓜汁消暑利尿，降血壓；用西芹汁補充體力，舒緩焦慮、壓力。

另外，香蕉汁有提高精力、強健肌肉、滋潤肺腸、血脈暢通的作用；葡萄汁可以調節心跳，補血安神，加強腎、肝功能，幫助消化；而檸檬汁則含豐富的維生素C，止咳化痰，能夠有助排除體內毒素。

如果覺得身體不適，可以選擇不同的果汁幫助緩解症狀。比如可以選擇鳳梨汁消腫，幫助消化，舒緩喉痛；橙汁能滋潤健胃，強化血管，可預防心臟病、中風、傷風、感冒和瘀傷；梨汁能維持心臟、血管正常運作，去除體內毒素；椰子汁能預防心臟病、關節炎和癌症，強健肌膚，滋潤止咳；奇異果汁含豐富的維生素C，可清熱生津、止吐止瀉。

不同的果汁有不同的食療功效，可以經常選擇應季的水果榨汁，為自己的身體增加一份健康的籌碼。

夏天不宜總喝冰飲料

在夏日裏，酷暑難耐，年輕人都喜歡喝一杯冰飲料解渴。冰飲料雖然可以帶來暫時的舒適感，若大量飲用，則容易導致汗毛孔宣洩不暢，機體散熱困難，餘熱蓄積，極易引發中暑。

而且，諸如冰飲料、冰水、冷飲等的溫度，一般要比胃內溫度低二〇~三〇℃，大量冷飲進入體內，很容易刺激胃腸道引起血管收縮、黏膜缺血，從而減弱胃腸消化功能和殺菌力，造成痙攣性疼痛，甚至導致腹痛、腹瀉。

正常人喝的飲料以八～一四℃為宜，炎炎的夏天，可以在冰箱裏放一些白開水或者飲料稍微冷藏，只要以手感覺不冰時即可飲用，不要冷藏時間過久。

女性常飲咖啡易患不孕症

咖啡文化已成為一種時尚，許多上班女性因工作和社交的需要，也熱衷於飲用咖啡。但是，如果您準備生寶寶，就不宜多飲咖啡了。

因為多飲咖啡易患不孕症。美國科學家研究發現，每天飲一杯咖啡的婦女比不飲咖啡的婦女更易患不孕症。有關專家曾調查有飲用咖啡習慣的一〇四名婦女，其中約有五〇名婦女不易受孕。因此可以看出，不育症與咖啡因有關。

易開罐飲料中鋁含量高

易開罐飲料攜帶方便，保存期較長，深受大衆喜歡。但是經常喝也不利於健康。

衆所周知，易開罐以鋁合金作材料，其內壁塗有一些有機塗料，使鋁合金和飲料隔離。在加工過程中，難免有的地方保護性塗料沒塗上，或塗得過薄，以致使罐內壁鋁合金與飲料接觸。

久而久之，鋁元素逐漸滲透其中，特別是罐中裝有酸性或鹼性飲料時危害更大。兒童生長發育旺盛，身體的各種排毒功能還沒有發育完全，如果長期飲用此類飲料會導致體內的毒素滯留，不容易排出，最好少飲為佳。而老人的排泄功能較差也不宜常飲或多飲易開罐飲料。

細嚼慢嚥有益減肥

根據有關調查發現，同樣的食物、同樣的食量，體形肥胖的人食用的時間大約是體形消瘦者的一半。由此可見，減緩進食的速度可以收到良好的減肥效果。

當食物進入人體後，體內的血糖會逐漸升高，當血糖升高到一定水準時，大腦的食慾中樞就會發出停止進食的信號。如果飲食過快，血糖還沒升高，大腦還來不及反應，而當大腦發出停止信號時，體內已經吃進去不少食物。

細嚼慢嚥有利於身體更好地消化吸收食物，當食物經過細嚼慢嚥進入體內後，血糖已經開始升高，並刺激大腦做出飽腹感的反應，有效地降低食慾，避免進食過多，從而達到減肥的目的。所以如果您想減肥的話，可以嘗試從細嚼慢嚥開始。

儘量不吃剩菜剩飯

在我們日常生活中，吃剩菜剩飯在所難免。但有關報導顯示，不當的飲食習慣，如經常吃隔夜菜、回鍋菜等會導致胃癌發病率上升。

所謂的剩菜剩飯有兩種，一種是吃剩的，有可能被唾液污染，如打包的食物；另外一種是多做出的一份，以便於下一頓吃的，如便當。

從營養學角度說，剩飯剩菜必須徹底加熱後才能吃。然而食物經過再加熱，其色、香、味會降低，會流失很

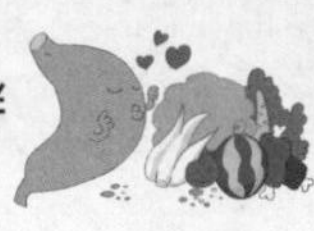

多營養成份，如維生素C、維生素B1、胡蘿蔔素等。

從衛生學角度說，剩飯剩菜不衛生，剩菜很容易被唾液污染，很容易滋生細菌。即使是煮熟未吃過的菜，較長時間暴露在空氣中，也會增加細菌污染的機會。如果在夏季，環境溫度較高，細菌容易繁殖使得食物腐敗變質，易導致急性胃腸炎、細菌性食物中毒。

所以，剩飯的保存時間，以不隔餐為宜，儘量在六小時內吃完，最好不吃隔夜菜。如果將蔬菜放在冰箱中冷藏（二~六℃），則其亞硝酸鹽的增加量較少。最好能現做現吃，吃多少就做多少。如果在飯店就餐最好吃多少就點多少，一次吃完。

飲食先冷後熱不可取

有些人剛剛飲用了冷飲，馬上又飲用熱牛奶，這樣的冷熱變化不僅使牙齒受到刺激而易患牙病，而且對胃腸道也不利，容易引起消化道功能紊亂。

所以，為了保證身體的健康，要養成良好的飲食習慣。冷飲、熱飲要分開飲用，至少應間隔三〇分鐘。這樣能夠保證牙齒和胃的功能不受損傷。

吃對食物，吃出健康 / 李寧編著 .-- 一版 .-- 新北市：優品文化，2021.10；368 面；15x21 公分 .--（Health；09）
ISBN 978-986-5481-14-8（平裝）

1. 健康飲食 2. 食療

411.3　　110015200

Health 09

吃對食物，吃出健康

編　　著　李寧
總 編 輯　薛永年
美術總監　馬慧琪
責任編輯　溫建斌、蔡紅
文字編輯　向東
美術編輯　黃頌哲

出 版 者　優品文化事業有限公司
地址：新北市新莊區化成路 293 巷 32 號
電話：(02) 8521-2523
傳真：(02) 8521-6206
信箱：8521service@gmail.com
（如有任何疑問請聯絡此信箱洽詢）

印　　刷　鴻嘉彩藝印刷股份有限公司

業務副總　林啟瑞 0988-558-575

總 經 銷　大和書報圖書股份有限公司
地址：新北市新莊區五工五路 2 號
電話：(02) 8990-2588
傳真：(02) 2299-7900

出版日期　2021 年 10 月
版　　次　一版一刷
定　　價　250 元

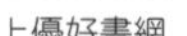
上優好書網

FB 粉絲專頁

LINE 官方帳號

Youtube 頻道